Felix Longolius
Charlotte Krüger

Ich mag mich irren

FELIX LONGOLIUS
CHARLOTTE KRÜGER

Ich mag mich irren

Mein Leben zwischen Wahn und Wirklichkeit

Lübbe

MIX
Papier aus verantwortungsvollen Quellen
FSC® C014496

Dieser Titel ist auch als E-Book erschienen

Originalausgabe

Textredaktion: Christof Blome, Hamburg
Umschlaggestaltung: ZERO Werbeagentur, München
Einband-/Umschlagmotiv: © FinePic/shutterstock
Satz: hanseatenSatz-bremen, Bremen
Gesetzt aus der Berling
Druck und Einband: GGP Media GmbH, Pößneck

Printed in Germany
ISBN 978-3-7857-2605-1

5 4 3 2 1

Sie finden uns im Internet unter: www.luebbe.de
Bitte beachten Sie auch: www.lesejury.de

Inhalt

Prolog

Der Weltfrieden ist nur eine Fantasie entfernt. Aber der Weg von der Fantasie in die Welt ist weit.

Sie waren hinter mir her, doch sie wussten gar nicht, mit wem sie es zu tun hatten. Mit einem kleinen Rucksack und zwei Umhängetaschen hatte ich mich 2010, nach der richterlichen Anordnung einer gesetzlichen Betreuung, von meiner Heimatstadt Hamburg aus auf die Flucht begeben – und auf Weltreise. Ich floh vor den Behörden und den drohenden Zwangsmaßnahmen.

Zuvor hatte ich einiges versucht, um gegen das Betreuungsverfahren anzugehen. Einen Anwalt aufzusuchen, hielt ich allerdings für ein Unding. Schließlich sollte man, so redete ich mir ein, in Deutschland keinen Anwalt brauchen, um eine nicht gewollte Betreuung abzuwenden. Ich will mich nicht aufregen, aber für mich war es bald eindeutig, dass dies eine Kette von Fehlentscheidungen war und keine der beteiligten Instanzen die jeweils anderen belasten wollte. Es war wie bei einer Verschwörung. Aber ich will mich nicht aufregen.

Damals hoffte ich, das würde alles bald hinter mir liegen, wenn ich erst beim Bundesgerichtshof gegen die Behörden gewonnen hätte. Dann würde ich rehabilitiert und für die Strapazen entschädigt, die mir entstanden waren, weil man mich für verrückt erklärt hatte. Mit dem Geld wollte ich die Weltreise finanzieren, denn Knöpfe werden, wie ich später feststellen sollte, momentan nicht als Zahlungsmittel akzeptiert. Verdient hatte ich mir die Reise durch mein erfolgreiches Engagement für den Weltfrieden ohnehin. Der Plan war also klar, rational und durchdacht.

Eine gewisse chaotische Ruhe umgab mich. Daraus schöpfte ich die Kraft, die ich für meine Flucht brauchte. Ich stopfte die unhandliche Kartusche meines Laserdruckers in mein überschaubares Gepäck. Mit ihr hatte ich Briefpapier und Umschläge von höchster Relevanz bedruckt. Einer ging nach Tokio, an das Hauptquartier von Canon. Ich besaß einen Scanner der Firma, zu dessen Lieferumfang auch ein Standfuß gehörte. Mit dem ließ sich meiner Meinung nach überhaupt nichts anfangen, und die Konzernleitung von Canon sollte sich überlegen, wie viel Müll man sparen könnte, wenn man das Plastikteil wegließe.

Ein anderer Umschlag ging nach Myanmar, an die erstbeste öffentliche Adresse, die ich auf den steinzeitlichen Webseiten der Regierung finden konnte: das Tourismusministerium. Darin steckten eine Goetheabhandlung aus der Feder meines Urgroßvaters, eine Karl-Marx-Briefmarke der Deutschen Bundespost und meine letzten drei Fünf-Euro-Scheine. Ich hatte diese Utensilien, insbesondere die westdeutsche Marx-Ehrung, mit Bedacht, aber doch auch sehr intuitiv zusammengestellt. Auf diese Weise wollte ich den Nachrichtendienst von Myanmar mit dem deutschen BND ins Gespräch bringen. Solche Fährten für Geheimdienste, Politiker oder auch Freunde legte ich häufig. Dabei war ich mir stets ganz sicher, dass sie meine Nachrichten schon richtig verstehen würden.

An Familie Obama schickte ich die komplizierten Unterlagen der Hamburg-Wahl, damit sich die Töchter – die mich im Übrigen für meine unglaublichen Taten sehr bewunderten – einen besseren Wahlmodus überlegten. Als Anschrift hatte ich den Bundesstaat Washington angegeben, obwohl die Hauptstadt Washington DC natürlich auf der anderen Seite der USA liegt. Den Umschlag einfach ans Weiße Haus zu adressieren, hielt ich für unnötig. Wenn ich richtiglag, hatte Barack Obama ein derartiges Interesse daran, von mir Post zu erhalten, dass sie auf jeden Fall ankommen würde.

Die Druckerkartusche war eine dieser billigeren Nachbauten, von denen immer nur die Hälfte funktioniert. Doch diese eine hatte wirklich gute Dienste geleistet, und ich war überzeugt, dass sie mit ihrer ganz eigenen Toner-Mischung aus der Nachfüllfabrik eine Art Fingerabdruck auf den bisherigen Briefen hinterlassen hatte. Auf der Reise und schließlich von »den Osterinseln« aus, dem Ziel meiner Flucht, wollte ich mit ihr Nachrichten in die Welt verschicken, die eindeutig von mir stammten. Der neu entstandene internationale Geheimdienst unter dem Dach der Vereinten Nationen würde diesen Toner-Fingerabdruck zuordnen können, da war ich mir sicher. Die UNO würde erkennen, dass der Brief mit dem Teilabschnitt eines Rätsels für Nachwuchs-Geheimdienstagenten (dessen Lösung übrigens war, dass Rassismus und Waffen doof sind), der ungefragt in Uganda in der Post eines Krankenhauses landete, mit dem gleichen Toner gedruckt war wie meine sagenhaften anderen

Sendungen, deren Empfänger allesamt auf wundersame Weise zu Helden des Weltfriedens wurden. Ein passender Canon LBP 2900 ließe sich auf der Reise sicherlich auftreiben, denn den Laserdrucker konnte ich unmöglich auch noch mitschleppen.

Ein knappes Jahr lang schlug ich mich abseits der Konventionen durch. Ich war halb und ganz obdachlos und dabei immer bemüht, meinen Laptop und meine Webseiten einsatzbereit zu halten, als wäre ich Hacker im Auftrag des Herren. Beziehungsweise im Auftrag der Damen und Herren, und welche Geschlechter es bei den Außerirdischen noch geben mag. Zwischenzeitlich strandete ich auf dem Weg zum Bundesgerichtshof in einem Krankenhaus in Essen – sie wussten wohl wirklich nicht, mit wem sie es zu tun hatten –, aus dem ich jedoch auf unwahrscheinliche Weise nach sieben Wochen wieder entlassen wurde.

Leider endete meine Reise nicht wie geplant auf dem grün bewachsenen Vulkangestein der Osterinsel und damit auf der anderen Seite des Erdballs, sondern wieder auf dem quietschenden PVC-Boden einer Psychiatrie. Ich war wahrscheinlich nicht nur dünn, sondern abgemagert und besaß außer meinem Rucksack und den Umhängetaschen, den Unterlagen vom Betreuungsverfahren, meiner Druckerpatrone, zwei Tackern und allerlei weiteren Büroutensilien und meiner überbordenden Vorstellungskraft nicht mehr viel.

Später kam ich für insgesamt 21 Monate ins betreute Wohnen nach Hannover. Als mein Freund Simon Ende Januar 2013 mit seinem alten VW Polo extra kam, um mich zurück nach Hamburg zu holen, hatte sich mein Kram von den drei kleinen Taschen zu einer vollen Wagenladung vermehrt. Simons Idee, mein Klapprad den anderen Bewohnern des Hauses zu überlassen, hatte seine Berechtigung. Am Ende bekamen wir aber auch das noch ganz knapp ins Auto. Dann flogen wir scheppernd über die Autobahn, um den Einzugstermin mit dem Hausmeister meiner neuen, eigenen Bleibe nicht zu verpassen.

Mein erstes Facebookposting von dort, ein Foto, das mich lächelnd vor einer auf dem Boden liegenden Matratze in einer ansonsten gähnend leeren Wohnung zeigte, bekam vier Likes und ein halbes Dutzend Kommentare mit Willkommensgrüßen – keine schlechte Quote bei unter dreißig Kontakten und, wenn man gut dreißig Monate lang als weit von der Realität verrückt galt. In der geschlossenen Station der Psychiatrie hatte ich öfters die Hoffnung, sogar die konkrete Vorstellung, meine Freunde würden draußen vor dem Gebäude für meine Freilassung demonstrieren. Und es macht mich beim Erinnern eigentlich gerade wütend, dass sie es nicht taten. Andererseits: Ich habe zwar dauerhafte Freundschaften, davon jedoch wenige. Die Demonstration wäre also ohnehin klein ausgefallen. Zumindest am Anfang.

In einer psychotischen Phase schien mein Hirn Funktionen der Außenwelt übernommen zu haben: Es beantwortete sich viel zu viele Fragen selbst. Aus Einsamkeit, wegen traumatischen Zeiten in der Vergangenheit, weil es aktuell sehr schwierig war, die Drogen, warum auch immer. Ich dachte dann anders, oder Seltsames mehr, als die Leute um mich herum. Und für die anderen war ich dann scheinbar unerreichbar, sofern ich nicht gerade etwas von ihnen wollte. Wenn man lange gesponnen hat, dann kommt ein ziemlich großes Netz dabei heraus. Außenstehende haben den Eindruck, dass ich mich in diesem Netz verheddere, für mich ist es aber eher wie ein Trampolin, das mich in ungeheuerliche

Höhen katapultiert. Man denke an die viel beschworene Nähe von Wahnsinn und Genie: Eine Psychose kann auch wahnsinnig interessant sein! Und zwar, wenn die Unabhängigkeit von der Realität Wunschvorstellungen in Erfüllung zu gehen lassen scheint. Auch deshalb kann es unerwartet schwer sein, davon loszukommen.

Jetzt, nach der Behandlung in der Psychiatrie, die über weite Strecken eher ein Verwahren gewesen war, wollte oder musste ich bereits zum zweiten Mal in meinem Leben neu beginnen.

Zunächst ging es gut damit voran, mir ein Leben in »Freiheit« aufzubauen. Die Flucht war vorbei, die weißen Kittel waren weit weg, und die Tür würde nur noch dann verschlossen sein, wenn ich selbst den Schlüssel drehte. Meine Höhle war 21 Quadratmeter groß und lag in einem Hochhaus. Aber immerhin, ein Anfang. Ich versuchte, mich in diesem »normalen« Leben einzurichten. Viel brauchte es dafür nicht, und meine Freunde halfen mir. Kumpel Ruby fuhr mit mir gleich nach dem Einzug zum Baumarkt, um Teppich zu besorgen. Mit Freundin Naomi kaufte ich Bretter und Winkel für ein Wandregal und einen Badezimmerschrank. Da uns für den Transport nur ihr Smart zur Verfügung stand, besteht das Regal jetzt aus mehreren kleinen Teilen. Aber es hält. Von meiner Freundin Mona bekam ich fürs Erste eine Herdplatte, die ich einige Wochen später durch einen richtigen Herd und insbesondere einen Backofen (für Lasagne) ersetzte. Irgendwann, nachdem ich mir lange Gedanken über die Konstruktion gemacht hatte, fuhr ich noch mit meinem Onkel Gert los, um Material für ein halbhohes Bett zu kaufen, unter dem es noch etwas Stauraum gab.

Mir war inzwischen klar geworden, dass die Leute, vor

denen ich so lange geflohen war, vielleicht doch ganz gut wussten, mit wem sie es zu tun hatten. In gewisser Hinsicht – wenn auch bestimmt nicht in jeder – wussten sie es sogar besser als ich selbst. Mit dieser Erkenntnis nahm ich wieder Kontakt zu der psychiatrischen Tagesklinik auf, in der ich sechs Jahre lang bei einem Arzt in Behandlung gewesen war. Allerdings landete mein Spruch auf dem Anrufbeantworter offenbar im Nirgendwo, jedenfalls rief mich niemand zurück, was so frustrierend war, dass ich es nicht noch einmal versuchte. Zweieinhalb Jahre zuvor hatte ich den Kontakt zum Doc dort schlicht deshalb abgebrochen, weil er logischerweise nicht bestätigen konnte, dass die Stimmen, die ich wieder begonnen hatte zu hören, auf Telepathie zurückzuführen seien.

Nun meldete ich mich stattdessen in der Praxis eines niedergelassenen Psychiaters. Den hatte ich nach meiner allerersten Landung im Krankenhaus 2003 bereits einige Monate aufgesucht, bis er und mein damaliger Betreuer mich überzeugen konnten, in die Tagesklinik zu gehen. Jetzt konnte er jedoch beim besten Willen nicht so viel Zeit für mich freimachen, wie es in der Tagesklinik möglich gewesen wäre. Dort waren es luxuriöse dreißig Minuten im Monat – wenn es mir gut ging –, und dreißig Minuten pro Woche, wenn es mir schlechter ging. Zudem gab es die Option, in die tägliche Therapie aufgenommen zu werden. So ging ich bald auch zu einer offenen Psychose-Sprechstunde in die Höhle des Löwen, nämlich ins Universitätsklinikum Eppendorf (UKE), in dessen Einzugsgebiet ich nach all der Zeit wieder gelandet war. Obwohl ich während der fünf Monate auf der geschlossenen Station dort uneinsichtig gewesen war und alle juristischen Register gezogen hatte, durfte ich von jetzt ab regelmäßig, etwa ein Mal die Woche, mit einer Psychotherapeutin in Ausbildung sprechen.

Weil es jedoch einen gehörigen Restbedarf gab, herauszufinden, was eigentlich los gewesen war mit mir und der Welt – und mit der Welt und mir –, fing ich an, ein Buch zu schreiben. Denn das, was in den diversen Krankenakten über mich steht, ist schwer zu vereinbaren mit dem, wie ich mich und die Welt damals erlebt habe. Um eine Brücke zwischen beidem zu schlagen, stellte ich mir vor, mich Psychiatrie-Studenten als Unterrichtsgegenstand zur Verfügung zu stellen. In einem ausgedachten Hörsaal, kaum größer als ein Seminarraum, hielt ich Vorträge über meine Wahn-Erfahrungen und formulierte meine Gedanken über das Verhältnis von Wahn und Wirklichkeit. Ich schuf dieses Szenario auf der einen Seite, weil ich »meinen Fall« ganz klar für wert hielt, wissenschaftlich erforscht zu werden. Echte Studenten würden aus meinem Buch vieles lernen können. Vielleicht trügen sie ja sogar noch Neues zum Verständnis bei, mit wem man es in meinem Fall zu tun hatte. Auf der anderen Seite strukturierte die Idee mein Schreiben. Und schreiben wollte ich sowieso. Von einem literarischen Versuch nach meiner ersten Psychose – »Mr. T-Cup und der (große) Abstimmungsapparat«, von dem noch die Rede sein wird – hatte ich bereits etwas Übung und war dann auch ziemlich überzeugt, dass mir da gerade etwas gelingt.

Ich wollte all das aufschreiben, was ich erlebt hatte. Um es aufzubewahren, und vielleicht auch, um die Grenze zwischen der Realität und der Fantasie auszuloten. Mit dem Manuskript, dessen Abfassung vom Wahn unterbrochen wurde, feierte ich später angenehme Erfolge. Im Februar 2016 durfte ich die »Welt am Sonntag« mit dem Wissen kaufen, dass darin ein vierseitiger Artikel mit Ausschnitten meines Schreibens enthalten sein würde. Sechs Wochen danach saß ich spät an einem Mittwochabend im Studio von »Stern TV« und wurde live zu meinen Erinnerungen und meinem Umgang damit befragt. Das war beides aufregend, auch heilsam.

Es gab in dem Manuskript neben dem Seminar noch einen zweiten Erzählstrang, der mit dem Universitätsseminar verwoben war. Ich hatte ihn gleichzeitig erschaffen und erzählte ihn aus meinen Erinnerungen nach. Es ging darin um ein Geheimdienst-Team, das beim Bundesnachrichtendienst den Auftrag bekommt, mich mit ziemlich fantastisch anmutenden technischen Möglichkeiten zu überwachen. Das sollte ein wichtiges Element meines nächsten Wahns werden.

Dieses Gefühl, ständig unter Beobachtung zu stehen, ist eines der Teile, aus denen sich meine Schizophrenie zusammensetzt. Die anderen Teile sind vielleicht Gene, Drogen, Einsamkeit, Neugierde und Fantasie. Ein Puzzle, das immer wieder auseinanderfällt und neu zusammenzupassen scheint, je genauer ich die einzelnen Teile betrachte. Bei der Beschäftigung mit meinen wahnhaften Phasen und ihren Ursachen habe ich bislang jedenfalls keine einfachen Wahrheiten gefunden, sondern empfinde die Suche nach Erklärungen als sehr dynamische Angelegenheit. Irgendwie auch wie den Versuch, ein Stück Seife unter der Dusche trocken zu bekommen, nur sinnvoller.

Selbst wenn ich den einen Satz finden sollte, der meine Schizophrenie beschreibt, würde mich das nicht heilen. Dafür scheint es in meiner Psyche zu viele physiologische, gehirnimmanente Sonderbarkeiten zu geben, wie ein

Sprachzentrum, das ohne die Medikamente so laut werden kann, dass ich Stimmen höre, die nicht von mir zu stammen scheinen. »Ich mag mich irren« bringt es schön auf den Punkt, denn ich *mochte* meinen Wahn. Meine Sympathie fürs Irren ist auch ein verzweifeltes Aufbäumen gegen die biografischen Altlasten und die Scham, die die Psychosen hinterlassen haben. Aber sie ist vor allem der Tatsache geschuldet, dass ich seit meinem ersten Wahn den Verdacht habe, mein Leben könne nur noch in diesem Zustand aufregend und emotional sein.

Aber warum irre ich mich? Die genetische Disposition und physiologische Anomalien mögen wichtige Faktoren sein. Doch ich weigere mich unwillkürlich, die Ursachen für die Welt der Stimmen und anderer magischer Wahrnehmungen fernab meines Verantwortungsbereichs zu suchen. So standen einmal zwei Dutzend Außerirdische als eine Art Hologramm vor mir, und die waren sehr nett und sahen ausgesprochen gesund aus. So gesund, dass es unangebracht gewesen wäre, ihnen zu sagen, dass sie nur einem kranken Hirn entsprungen sind.

Die Drogen mögen dafür herhalten, zu erklären, wie ich die Psychosen hätte vermeiden können. Und dafür, dass es mir bisher nicht gelungen ist, eine Familie aufzubauen. Und dafür, dass ich keine Tätigkeit gefunden habe, mit der ich die Welt etwas dauerhafter mitgerettet hätte, als nur für die Zeit des Wahns. O.k., an den Drogen ist was dran! Aber es gibt genügend kluge Leute, die ohne Drogen eine Schizophrenie entwickeln. Und mit denen will ich mich viel lieber identifizieren.

Etwa ein halbes Jahr lang ging es übrigens gut, nach so langer Zeit in der Psychiatrie in einer eigenen Wohnung zu leben. Dann sandte mir der Bundesgerichtshof einen Beschluss zu. Er besagte, dass der BGH in Bezug auf das von mir angefochtene Betreuungsverfahren keinen weiteren Beschluss fassen werde. Dabei hatte ich dem BGH gar nicht geschrieben. Zwar hatte ich mich Hilfe suchend an die meisten der rund vierzig Anwälte, die beim Bundesgerichtshof zugelassen sind, gewandt – aber nicht an das Gericht selbst. Und dieses teilte mir nun mit, dass mein Fall endgültig erledigt sei.

Mit diesem Brief begann ein neuer Wahn. Ich nahm telepathisch Kontakt zu den Geheimdiensten auf – die verstanden meine Sorgen und die Zusammenhänge, in denen ich dachte. Dann wollte ich die Agenten vom Guten überzeugen. Ich dachte mir vieles aus, um die Welt zu verbessern. Ich wollte mehr Demokratie und überall Frieden. Und ich suchte nach einem Weg, wie ich diese Strahlenkanonen wieder loswerden konnte, mit denen sie mich unentwegt beschossen und die allem Anschein nach auf Drohnen gesattelt werden konnten. Also versuchte ich die Agenten zu überzeugen, die Strahlenkanonen anders einzusetzen – etwa im Rettungsdienst, um Menschen nach Unfällen auf abgelegenen Landstraßen wiederzubeleben, bevor ein Krankenwagen zu ihnen gelangen konnte. Die Medikamente waren da schon seit ein paar Wochen ausgeschlichen.

Das war, je nach Betrachtung, meine dritte oder vierte, aber jedenfalls die letzte Psychose, die in einer Behandlung endete.

Jetzt, drei Jahre später, sind mir die Medikamente ein willkommenes Werkzeug. Das damit bearbeitete Material, die Welt, scheint zwar noch Geheimnisse zu bergen, die sich mir nur psychotisch auftun würden. Aber das ist nicht mehr als eine Ahnung. Die Dosis stimmt. Die vielen

Katzengoldschätze, die ich krank entdeckte und dachte, mir damit die Welt kaufen zu können, lasse ich nur noch in der Erinnerung strahlen, es sei denn, ich will mich an meiner Fantasie erfreuen. Nun, eigentlich halte ich auch heute nicht alles Erlebte für Fantasie und nicht alles vermeintlich Psychotische für krank. Die richtige Dosis bedeutet für mich auch, Stimmen hören zu können, die mir lieb sind. Für ein Leben, in dem ich sagen könnte: »Nehmt mir bitte alle meine Stimmen weg, ich halte sie für Halluzinationen!«, ist der Zug abgefahren und auch noch der Bahnhof abgerissen.

Nun schreibe ich meine Geschichte nochmal ganz von vorne auf und hoffe, sie zu lesen ist unterhaltsam und birgt Neuigkeiten über den Menschen im Weltall und das Denken darin. Dieser neue Anlauf steht unter besonders guten Voraussetzungen. Denn mit auf die Reise durch die Irrungen des Wahns und die Wirrungen der Wirklichkeit begibt sich Charlotte Krüger, die sich bereits für die Arbeit an dem Zeitungsartikel mit mir in die Kommentatorenkabine für das, wie ich finde, spektakuläre Spiel meiner Vergangenheit gegen die Realität gesetzt hat. Sie wird das Herauszeichnen von Faszinationen, dem Witz und den Abgründen, die entstehen, wenn meine entgrenzte Fantasie auf die Leute und Dinge dieser Welt trifft, wortgewaltig fördern und beraten. Wenn es möglich ist, beim Lesen meiner Geschichte in eine andere Realität einzutauchen – und dann beim Aufblicken klarer zu sehen als vorher –, wäre einiges erreicht.

Mein Vorwort, begonnen am Sommeranfang 2016
Felix Longolius

Mama, was passiert?

Eine Psychose ist, wie zu weit aufs Meer hinauszuschwimmen, nur dass die Kraft nicht nachlässt. Mit den bewusstseinserweiternden Drogen ist es auch oft, als überlasse man sich den Gewalten des Ozeans – ich habe dabei mal besser, mal schlechter vorausberechnet, wie einen die Strömung wieder an die Küste schwemmt. Während ich später im Wahn versuchte, auf abenteuerliche Weise andere Ufer zu erreichen, ging ich in der Schulzeit noch mit den anderen baden – und kehrte vorerst auch immer wieder ans Land zurück.

Es war nicht »alles gut«, und es war auch nicht »alles klar« – ganz im Gegenteil! Den Gitarrengurt über den hageren Schultern blickte ich stirnrunzelnd unter meinen dichten Augenbrauen hervor ins Publikum, während ich den Kopf mit den selbst geschnittenen, blonden Haaren über das Mikrofon neigte und sang. Das Licht blendete tierisch, nein, Tiere würden sich nicht freiwillig so blenden lassen.

Alles klang etwas komisch, nicht nur, weil Karl im

zweiten Song eine Saite gerissen war und er sich backstage eine andere Gitarre hatte leihen müssen. Wie immer hatten wir auch kurz vor dem Auftritt noch etwas Gras geraucht. So mussten wir uns nicht mit Fragen beschäftigen, die einen normalerweise nervös gemacht hätten. Etwa, ob wir in der Lage wären, ein gutes Konzert zu spielen.

Es war gewiss keine sorglose Zeit damals. Aber an Abenden wie diesem, wenn ich mit meinen Freunden aus der Schule Musik machte, war ich glücklich. Von der Krankheit, die später mein Leben bestimmen sollte, wusste ich noch nichts, und die ersten Warnzeichen blieben unerkannt. Ob ein Spezialist für Schizophrenie damals schon eine Diagnose hätte stellen können, werde ich nie herausfinden. Sorgen, Nervosität, Konzentrationsschwäche, unruhiger Schlaf – hey, wer hatte das nicht in der Pubertät? Typisch wären auch sozialer Rückzug und Energieverlust gewesen. Davon war ich jedoch, wenn ich auf der Bühne stand, weit entfernt. Depressive Verstimmungen kannte ich bereits, aber wer hätte ahnen können, dass das nur der Anfang war?

Ich war in den letzten Jahren ziemlich schnell in die Höhe geschossen, und das karierte Hemd, das ich an diesem Abend als Bühnenoutfit trug, war mir eigentlich ein bisschen zu weit. Diese Hemden trug ich später sogar ganz bewusst, seit ich die Studenten in Nicaragua auch bei der größten Hitze mit weißen Krägen herumlaufen gesehen hatte. Daran wollte ich mir ein Beispiel nehmen.

Ich hatte eine überbordende Attitüde entwickelt, mich um die Welt zu sorgen. Auf die Fragen »Alles gut?« und »Alles klar?« war meine Standard-Antwort: »In Afrika verhungern gerade Kinder.« Es gab die selbst gespannte Richtschnur, mich bei Unterhaltungen politisch zu geben oder zumindest anders, als man es erwarten würde. Damit feierte ich auch Erfolge, etwa insofern ich – wenn es nicht gerade um die Ungerechtigkeit der Welt ging – überwiegend gewollt als besonders lustig wahrgenommen wurde. Es bedeutete auch ein Stück Freiheit von den Konditionierungen des Alltags. Allerdings brachte ich es aus einem wie auch immer entstandenen Zwang zur Kreativität in vielen Situationen nicht über mich, einfach zur Begrüßung »Hallo« zu sagen. Damit handelte ich mir oft die Aufforderung ein, nicht so viel nachzudenken. Was damit gemeint war oder was ich gegen das Nachdenken hätte tun sollen, ist mir hingegen heute noch nicht klar.

Ich trat ans Mikrofon und sang: »Mama, was passiert?«, unser, glaube ich, heimlicher Hit, in dem ich fragte, warum im Fernsehen die weißen Männer dick sind und die schwarzen Kinder, wegen ihrer Hungerbäuche, ebenfalls dick sind, obwohl die Weißen alles fressen, und warum man Schifffahrt nach der neuen Rechtschreibung mit drei »f« schreiben sollte – »wer soll das raffen?«. Meine Texte schrieb ich einfach so runter. Mit ein bisschen mehr Arbeit wäre eine gewisse Verwirrung wohl nicht so stark zum Ausdruck gekommen, aber das war uns egal. Wir kokettierten sogar damit.

Das »Logo« im Hamburger Uni-Viertel war gut besucht. Vorn in der ersten Reihe sah ich die üblichen Verdächtigen aus meiner Oberstufe. Mein Lieblingsfreund Simon stand bestimmt auch irgendwo im Publikum. Wir waren ein typisches Schul-Duo. Eines Tages hatte ich in der großen Pause auf der Schultreppe geraucht und, wie zu der Zeit wohl meistens, ziemlich besorgt dreingeblickt. Da hörte ich plötzlich neben mir seine Stimme: »Guck doch mal, wie schön die Sonne scheint!« Im Nachhinein hätte ich mir manchmal gern den Ernst bewahrt, mit dem ich damals auf den Boden, und zwar sprichwörtlich den der Tatsachen geguckt habe. Aber ich will diese Freundschaft auf keinen Fall missen.

Schräg hinter mir, am Keyboard, stand meine Freundin Isabell. Während die meisten Frauen in ihrem Alter nur Prinzessinnen sein wollten, hätte sie eine Regentschaft wohl genutzt, um die Monarchie abzuschaffen, und wäre auch sonst darauf vorbereitet gewesen, sich politisch einzumischen. Sie war mit einem kreativen Humor gesegnet, oft angriffslustig, aber selten bis nie verletzend. Isabell prägte den Satz, dass man sich irgendwann eine Musikrichtung aussuchen müsse. Sie selbst entschied sich für Reggae.

Über sie lernte ich Noah kennen, den man mit seiner sinnlichen Art und den gewaltigen schwarzen Dreadlocks einfach lieben musste. Eines Tages dachten wir uns zusammen den Bandnamen aus. Wir saßen in seinem Zimmer, rauchten das »Doppelte Lottchen«, wie Noahs Bong mit den zwei Wasserkammern hieß, und tauften uns nach einem Kinderbuch von »Dr. Seuss« die »Itch-a-pods«. Dabei handelt es sich um Tiere, die auf einem sehr hohen Fußweg irgendwo zwischen hier und dort vor- und zurückrennen, weil »hier« zu nah und »dort« zu weit ist. Ein Name, in dem zumindest phonetisch ein englisches Wort für Marihuana vorkam, passte sowieso.

Wir komponierten alles selbst, waren aber, wie alte Aufnahmen beweisen, nicht sonderlich an musikalischer Perfektion interessiert. Im Gegenteil, man kann sich wohl, wenn man dazu geneigt ist, in unserer Abwesenheit über unsere Performances von damals lustig machen. In den vielleicht knapp zwei Jahren, in denen es unsere Band gab, spielten wir aber recht viele Konzerte und zogen das mit der Musik, und eben auch das mit dem vielen Gras, voll durch.

Den Abend spulten wir inzwischen fast routiniert ab, es war unser drittes Mal in diesem Laden. Während wir beinahe vergaßen, unsere Gurkentruppe selbst lustig zu finden, sieht man auf dem Video von dem Auftritt, wie das Publikum erstaunlich ausgiebig zu unserer Musik tanzt. Auch sind Leute zu sehen, die sich in den Arm nehmen, und man hört Gespräche darüber, wie das Leben in Berlin so ist.

Wenn ich mir heute die alten Aufnahmen ansehe, frage ich mich, ob man den weiteren Verlauf der Dinge noch hätte stoppen können. Hätte es ein Leben geben können, in dem ich nicht in den Wahn abgedriftet wäre? Vielleicht wurde mir die Veranlagung dazu schon in die Wiege gelegt, und die Krankheit hätte so oder so eine Gelegenheit gefunden, sich zu entwickeln. Am häufigsten bricht sie im Alter von sechzehn bis fünfundzwanzig aus. Lebenskrisen, Liebeskummer, Leistungsdruck – selbst eine durchschnittlich schwierige Pubertät bietet eine Menge Stoff, um zu verzweifeln, doch die meisten Menschen überstehen sie, ohne psychisch krank zu werden. Bei mir kam noch eine schwierige Familiensituation hinzu, aber auch damit bin ich ja nicht allein. Ärzte warnen ziemlich unisono vor dem Risikofaktor Cannabis, und davon konsumierte ich reichlich. Hätte ich den Verlauf bremsen können?

Zweifelsohne gab es in dieser Zeit ein paar Weichenstellungen. Wenn ich ein magisches Schienenfahrzeug hätte, könnte ich in der Zeit zurückfahren und die Stelle suchen, an der ich auf ein anderes Gleis hätte wechseln müssen. War Alice der Anfang? Oder war es der Biss in die Pilze? Ja, die Pilze waren wohl ein Fehler. Vielleicht müsste ich aber noch weiter zurück. Hatte es nicht damals in der noblen Isestraße begonnen?

Dort war ich ungefähr zwei Jahre vor dem Auftritt im »Logo« auf einer Privatparty. Obwohl ich Zigaretten rauchte, hatte ich mit meinen 15 Jahren noch keine Ahnung, was Kiffen überhaupt war. Unten vor der Haustür machte ein Joint die Runde. Mein erster von Tausenden.

Es endete damit, dass ich eines von diesen mit Teppich ausgelegten Treppenhäusern vermutlich sehr schlimm versaute, indem ich mich aus dem ersten Stock über das Geländer erbrach. Das ist mir eindeutig heute noch peinlich – ein bisschen ist es mir auch heute erst peinlich.

Und trotzdem: Ich muss den Rausch sehr genossen haben. Schon am nächsten Abend fuhr ich mit einem Mitschüler zum Hauptbahnhof, um Haschisch zu kaufen. Eine ganz besonders unseriöse Weise, sich etwas zu rauchen zu besorgen. Aber zumindest fällt mir auf, dass ich meine Interessen damals anzupacken und durchzusetzen vermochte. Vor Ort liefen wir ein bisschen rum, wurden angesprochen, fragten nach was zu kiffen, der Dealer verschwand ein paar Minuten und brachte das Gewünschte. Illegal, dreckig, auch gefährlich, aber mir war es egal.

Der Biss in die Pilze folgte zwei Sommer später, als ich mit Isabell und Noah von den »Itch-a-pods« per Interrail durch Europa reiste. Die beiden waren einen Tick älter, ich wurde während des Urlaubs siebzehn, und Isabell und ich hatten gerade begonnen, ein Paar zu sein. Dass Noah auch in sie verknallt war, war definitiv besser zu überstehen, weil wir die kleine Bong »Betty« und immer genügend Gras dabeihatten.

Abgesehen von Noahs Liebeskummer waren wir ein super Trio. Wir gaben unseren Rucksäcken Namen: Isabells hieß die »Schnecke«, Noahs war der »Red Tank« oder so ähnlich und meiner die »Peace Machine«, weil ich irgendwann ein Friedenszeichen draufgesprüht hatte. Außerdem hatten wir ein Zelt dabei und eine oder sogar zwei Gitarren. Dass ich die genaue Anzahl nicht mehr erinnere, spricht für mich Bände. Aber wir kamen gut rum.

Am vorletzten Tag erreichten wir Amsterdam und waren wild entschlossen, »magic mushrooms« auszuprobieren, also psychogene Pilze. In einem der »Headshops« empfahl man uns, 25 Gramm frische, saftige Pilze zu nehmen. Jeder. Das kam uns viel vor, aber die Frau aus dem Geschäft war beinahe in unserem Alter und erklärte, dass man frische Pilze viel höher dosieren müsse als getrocknete. Also kauften wir uns Baguette und bereiteten uns jeder ein, in meiner Erinnerung dreißig Zentimeter langes, unvorstellbare Halluzinationen bringendes Abendbrot zu.

Wir hatten unser Zelt auf dem Campingplatz »Vliegenbos« aufgeschlagen, wo es trotz der Nähe zur Stadt schön ruhig war. Nach dem Essen liefen wir erst mal herum. Der Anfang des Rauschs war ultralustig. Allerdings lief mir der Rotz dermaßen aus der Nase, dass mein Stofftuch bald durch war – wohl die ersten Zeichen einer Überdosis. Auf einem kleinen Wanderweg genossen wir gespannt, wie sich die Welt um uns herum zu verändern schien, und staunten buchstäblich bis zum Umfallen. Zunächst konnte ich auch wieder aufstehen. Noah unterhielt sich die ganze Nacht mit anderen Leuten vom Campingplatz, und Isabell ging es auch eher gut. Aber ich lag allein im Zelt und durchlebte den blanken Horror. Ich habe gelitten und geschrien oder zumindest versucht zu schreien. Glücklicherweise schlief ich in den Morgenstunden ein.

Am nächsten Tag herrschte bei mir ein Gefühl vor, als

hätte ich die Nacht mit dem Teufel höchstpersönlich verbracht. Sie überstanden zu haben war nur ein schwacher Trost. Später sank ich in die türkisen Sitze des 90er Jahre ICs, der uns zurück nach Hamburg brachte, wo wir abends, äußerlich unversehrt, ankamen.

Wenn ich zu Hause die Tür aufschloss, war oft niemand da. Wir lebten im sehr vorzeigbaren Eppendorf in der Hochallee in einer superschönen Viereinhalb-Zimmer-Altbau-Wohnung, die ich unter der Woche ganz für mich allein hatte. Mein Vater war vor sieben Jahren gestorben, und meine Mutter arbeitete, seit ich fünfzehn war, in Schwerin, hundert Kilometer von Hamburg entfernt. Mein drei Jahre älterer Bruder war mit achtzehn ausgezogen.

Meine Mutter blickte auf andere Menschen wie auf eine andere Spezies – mit einem klaren, analytischen Verstand. Das machte sie sicher zu einer guten Anwältin. Jedenfalls war sie in der Lage, Streitigkeiten anderer zu schlichten oder überhaupt erst ans Licht zu bringen. Und sie hatte früh gelernt, sich durchzusetzen.

Meinen Bruder und mich zog sie allein auf. Später kämpfte sie auch noch gegen die verhasste letzte Freundin meines Vaters um unseren Pflichtteil am Erbe. Doch war sie oft sentimental, oder eher tieftraurig, was wir Kinder, unter Verlust der eigenen Sorglosigkeit, aufzuhellen versuchten.

Eines Tages, sie war gerade von der Arbeit gekommen, standen wir in der Küche, und sie sagte, eines ihrer Beine mache nicht mehr, was sie wolle, und auch, dass sie auf dem einen Auge nicht mehr richtig sehe. Es war das erste Mal, dass sie mir gegenüber über ihre Symptome für eine Multiple Sklerose sprach, auch wenn sie die Diagnose da noch gar nicht hatte.

Bald war ich angeblich schuld daran. Ich nahm das ernst und wollte es wiedergutmachen. Gerne hätte ich ihr geholfen! Ich konnte aber keine Stellschraube finden, an der ich hätte drehen können, um ihren Zustand zu verändern. Dennoch sollte ich mich immer wieder bei ihr entschuldigen. Einmal für alles, als wäre das ein Wundermittel. Aber wenn ich »Entschuldigung« sagte, dann hatte es für sie den falschen Tonfall, und sie äffte mich zeitlebens damit nach.

Wir lebten mehr oder weniger nebeneinanderher. Jeden Montag lagen 50 oder meist 100 Mark in dem Bonbonglas im Küchenregal – ich hatte also Geld für das Betäubungsmittel, das ich da schon zu jeder Tageszeit wollte und hatte. Ein Beutel Gras für 50 Mark, ein »Fuffibeutel«, hielt etwa drei bis vier Tage. Ich war nicht der Einzige, der das Zeug besorgte, aber definitiv eine solide Bank, was die Frage »Hast du was zu rauchen dabei?« betraf. Die meiste Zeit kifften wir, wo es uns gefiel, auf dem Schulweg, in Kneipen und auch allein. Wenn Isabells Eltern oder meine Mutter da waren, wurden die Dope-Tabak-»Köpfe« der »Bong« formvollendet in einem Zug »geflutscht« und aus dem Fensterspalt gepustet.

Mit sechzehn war ich Dauerkiffer und brauchte den Stoff auch, um über die Vorwürfe meiner Mutter hinwegzukommen. Es war ein Teufelskreis. Ein Mal, genau ein Mal, versuchte ich ernsthaft, mir von anderen Erwachsenen helfen zu lassen, und sprach bei der sogenannten Verbindungslehrerin vor. Ich weinte aus vollem Herzen. Sie gab mir die Nummer eines Psychologen. Als sie sich später erkundigte, ob ich Kontakt zu ihm aufgenommen hätte, musste ich jedoch verneinen und behauptete, es gehe gerade wieder zu Hause. Bei einem Psychologen Hilfe suchen – auch darüber hätte sich meine Mutter lustig gemacht.

Wenn sie am Wochenende da war, wurde die Situation ziemlich toxisch. Sie kam rein, und ich versuchte, ihr die Wohnung als ordentlich zu verkaufen, woraufhin wir uns stritten. Am Ende sollte ich ihr dann eine Flasche Wein kaufen. Mein Versteckspiel mit der Kifferei war insoweit erfolgreich, als sie sie verdrängte oder wirklich nicht erkannte, was für ein Geruch in der Luft lag. Auch die Erkrankung meiner Mutter wurde von beiden Seiten, so gut es ging, verdrängt, von mir mit illegalen Drogen, von ihr mit Alkohol und mit der verzweifelten Suche nach anderen Schuldigen als dem verdammten eigenen Körper.

Oft spielte ich mit dem Gedanken, vor der markerschütternd keifenden und oft betrunkenen Mutter zu fliehen, blieb aber bis zu meinem vorletzten Schuljahr bei ihr wohnen. Dann bezog ich eine kleine Wohnung in einem stadtauswärts gelegenen Stadtteil. Ich hatte mir Stoffe für einen rot-gelb-grünen Vorhang gekauft, den ich an eine goldene Gardinenstange aus Plastik hängte. Das machte bei Sonnenschein ein wirklich schönes Licht. Aber meine Gefühle folgten wohl dem Rhythmus der Drogen. Jede halbe oder ganze Stunde rauchte ich eine blaue Gauloises, sie gaben sozusagen den Takt. Alle drei, vier Stunden frischte ein Joint die Melodie auf, unter der die meisten Sorgen, aber auch die Welt um mich herum, so erfolgreich verdrängt wurden. Kamen Freunde zusammen, spielte ein ganzes Orchester auf, denn dann soffen wir auch.

Alle zwei Monate gaben wir uns, trotz meiner Horrornacht in Amsterdam, den Halluzinationen hin, dem großen Finale. Das Runterkommen danach war wie ein Neustart für alles, die Musik kam zu einem Ende, die Schallplatte eines Lebensabschnitts war durchgelaufen, und der Tonabnehmer kratzte stundenlang an der Endrille dieses wirklichkeitsscheuen Gefühlskreislaufs entlang. Am Morgen nach einer durchtrippten Nacht schnitt ich mir immer die Haare. Dabei war ich recht geschickt, selbst am Hinterkopf. Und es kam immer gut was runter, weshalb diese Nächte vielleicht auch seltener waren.

Auch damals, als ich im »Logo« auf der Bühne stand, waren meine Haare recht kurz. Das war zwar noch vor meinem Auszug, aber ich steckte an diesem Abend wohl schon recht tief drin im Schlamassel. Das lag aber nicht nur an den Drogen – nein, es hatte mit Sicherheit auch etwas mit Alice zu tun.

Fall in den Kaninchenbau

»Woher weißt du, dass ich verrückt bin?«, fragte Alice.
»Musst du ja sein«, sagte die Grinsekatze,
»sonst wärst du nicht hier.«

Das Wunderland lag vor mir. Unten im Zuschauerraum war der Garten, ausstaffiert mit allerlei Resten von »Schaumstoff Lübke«, die wir in den letzten Tagen herbeigeschafft hatten. Humpty Dumpty war da, gespielt von einem meiner Mitschüler aus dem Darstellenden-Spiel-Kurs, und das weiße Kaninchen huschte auch irgendwo herum. Ich stand auf der Bühne und hatte, wie schon im letzten Jahr, eine der Hauptrollen.

Unsere Lehrerin hatte das Skript ausgesucht. In der elften Klasse hatten wir mit ihr bereits einen Mix aus »Romeo und Julia« und »Der Widerspenstigen Zähmung« vorgeführt, arrangiert mit Beatles- und psychedelischen 70er-Songs. Meine Rolle war der Petruccio gewesen, und meine Aufgabe bestand darin, Kate, gespielt von Tanja, zu zähmen. Die Lehrerin hatte sich das prima ausgedacht. Tanja war schon im richtigen Leben nicht für mich zu gewinnen.

Jetzt, in der zwölften Klasse, war die Lehrerin mit »Alice im Wunderland« auf uns zugekommen. Ein Roman wie ein

Drogentrip. Ein Mädchen springt aus reiner Langeweile einem nervös vor sich hinbrabbelnden weißen Kaninchen hinterher, als dieses in einem Loch im Garten verschwindet. Sie landet in einem kleinen Raum mit einer noch kleineren Tür, hinter der ein seltsamer, schöner Garten liegt: das »Wunderland«. Dort spielt sie mit einer durchgeknallten Herzdame Krocket, sagt mit einer sprechenden Raupe Verse auf und isst von einem Pilz, um größer oder kleiner zu werden, je nachdem, ob sie ihn von links oder von rechts annagt.

Als wäre das alles nicht schon abgefahren genug, hatte sich unsere Lehrerin eine ganz besondere Theaterfassung des Romans ausgesucht – eine, die den Stoff mit der Entstehung des Buches verwob. Ich sollte den Autor Lewis Carroll spielen und zwar vor dem Hintergrund, dass manche Literaturhistoriker bei ihm von pädophilen Neigungen ausgehen, weil er mit Vorliebe junge Mädchen fotografierte, manchmal auch nackt. Zu seiner Erzählung soll ihn die zehnjährige Tochter eines Dekans inspiriert haben, die er bei einem Picknick an der Themse kennengelernt hatte. Diese »echte« Alice tauchte in dem Stück ebenso auf wie die »fantastische«. Zu allem Überfluss hatte sich die Theaterlehrerin aber noch überlegt, ein Bild mit einer dritten »Alice« auf die Bühne zu hängen. Die Lehrerin erlaubte sich, ein Foto einer Mitschülerin für das Stück zu verwenden. Was um alles in der Welt. Wie mir erklärt wurde, war sie als Mannequin entdeckt worden. Die Modebranche nahm sich das Recht, Schulmädchen halb oder ganz nackt abzubilden, gleichzeitig wurden die Fotos von Lewis Carroll als Anzeichen pädophiler Neigungen gedeutet. Ich als Felix Longolius und als Lewis Carroll stand nun auf der Bühne und musste »Alice« anhimmeln. Oder sollte da eine Verbindung hergestellt werden?

Es dauerte nicht lang, bis ich davon ausging, dass mir Lehrerin und Mitschülerinnen mitteilen wollten, das Mädchen passe zu mir und ich zu ihr. Die Angel, die ich im Sumpf dieses ganzen Quatschs stehend ausgeworfen hatte, um Sinn zu finden, hatte sich ganz offensichtlich in meinem Schritt verhakt. Alice war in den Kaninchenbau gesprungen, und ich fiel taumelnd hinterher.

Die Grenze zwischen Realität und Fantasie war erstmals porös geworden. Ich nahm das, was auf der Bühne stattfand, in gewisser Weise zu ernst, als wäre das Ganze für mich inszeniert worden. Das Foto war wie eine Botschaft, die ich gern entgegennahm. Dass der Absender meine eigene Psyche gewesen sein könnte, kam mir nicht in den Sinn.

Schon immer hatte ich Fehlzeiten von mindestens 20 Tagen im Halbjahr gehabt, weshalb ich zumindest an meiner Fähigkeit gefeilt hatte, Wissenslücken selbständig zu schließen oder zu überspielen. In den ersten Schuljahren schaffte ich trotz der Fehlzeiten alles mit links. »Dem fliegt alles zu«, hieß es in der Familie. Gute Noten waren zudem sehr lukrativ für mich, da es dafür relativ horrende Geldgeschenke von den Verwandten gab. Mittlerweile hatte ich längst den Grundstein, ja, das ganze Fundament für die Wahl zum am meisten Verspäteten oder »biggest late-comer« gelegt. Ich gewann den Titel im Abibuch übrigens zwei Mal in Folge, da ich beim ersten Abitur-Versuch wegen null Punkten in Rudern durchfiel. Insgesamt hatte ich wohl keine 50 Prozent Anwesenheit aufs Parkett gezaubert.

Oft flüchtete ich vor der Situation daheim zu Isabell. Sie war ein Jahr älter als ich. Nachdem sie mit der Schule fertig war, wollte sie sich auf ihr eigenes Leben konzentrieren. Sie trennte sich von mir, was mich psychisch betrachtet in den Grundfesten erschütterte, in die ich aus den kaputten Mauern meiner Familie kommend umgezogen war.

Die letzten Sommer vor dem Abitur waren geprägt von Mädchen, Melancholie, Marihuana und einer matschigen Birne. Ich hing viel in Jean-Pauls Keller ab. Bei meiner Clique dort fühlte ich mich geborgen. Da war Jojo, der heute Lehrer ist, aber natürlich auch Tim, der Soziologe wurde, und später auch Rumpel, den in seinem Darstellendes-Spiel-Kurs einmal die Mädels für Shakespeares »Wie es Euch gefällt« mit kleinen Pinseln als goldener, fast nackter Adonis anmalten. San war oft die einzige Dame in diesem Club, in dem viel geredet, mal ein Gesellschaftsspiel gespielt und viele Platten gehört wurden.

Oft zogen wir am Wochenende los, um der wichtigsten Beschäftigung der Nächte zu frönen: den Reggaepartys. Wir hingen bei Mate-Limo zu dem ab, was die DJs aus ihren Plattenkisten zauberten, und lauschten den Songtexten, die von universeller Liebe, Beziehungen, Gerechtigkeit und der Legalisierung von Marihuana handelten, bis um 22 Uhr Schluss war. Beim Tanzen nahm ich ganz besondere Dinge wahr, die Menge als ein großes Wesen, an dem ich nicht nur mit meinen Bewegungen teilhaben konnte, sondern auch mit einer scheinbar materiellen Kraft meiner Gedanken.

Wir trafen dort auf ein weibliches Pendant zu unserer Clique, das wir heimlich die »1,50 Front« nannten. In Wirklichkeit waren die meisten von ihnen wohl größer, insbesondere Tine, das Mädchen, das ich seit seinem Foto-Auftritt in dem Theaterstück insgeheim, oder auch leicht erkennbar, ziemlich anhimmelte. Wenn ich mir einen Moment meines Lebens als Endlosschleife aussuchen müsste, würde meine

Wahl vielleicht auf eine der Reggae-Partys treffen, bei der wir uns aus sicherer Distanz über die anderen tanzenden Kinder hinweg ansahen. Oder ich sie anglotzte, dann würde ich einen anderen Moment wählen.

Selbst wenn mein Interesse jemals erwidert worden sein sollte, fallen mir heute fast quadrillionen Gründe ein, warum ich eigentlich nicht mehr für sie schwärmen darf. Etwa, weil ich mich nicht zu knapp freute, durchs Abitur zu fliegen, denn so konnte ich noch ein Jahr mit ihr zur Schule gehen, oder weil ich in Anspielung auf ihr Aussehen und auf ein Kinderpuppenpaar von »Mattel« ab und zu mit einem »Ken«-Hemd in der Schule erschien, welches es irgendwie in meinen Kleiderschrank geschafft hatte. Vor allem aber wegen des jahrelangen Liebeswahns, der über Strecken zweifelsfrei pathologisch war.

Doch ich ging das Risiko nicht ein, dass sie meine Bewunderung am Ende nicht teilte. Stattdessen sprach mich eine andere, nicht weniger tolle junge Frau von der Schule auf einer Party an. Zinnia und ich fuhren erst mal an die Elbe, wo wir bei laufendem Radio bis zum Sonnenaufgang knutschten, sodass wir vorm Zurückfahren eine Starthilfe brauchten. Wenig später reisten wir in den Schulferien gemeinsam last minute in die Türkei.

Bei den Reisevorbereitungen wollte ich etwa vier Gramm Gras in einer Flasche Duschgel verstecken, um sie ins Land zu schmuggeln. Zum Glück hielt Zinnia mich davon ab. Sonst wäre ich vielleicht vom Flughafen direkt in den Knast gewandert, da die Koffer durchleuchtet werden. Zudem brachten die Straßen Antalyas mich als Fahranfänger im Mietwagen schon nüchtern zur Verzweiflung, auch wenn ich die Führerscheinprüfung erst bestanden hatte, nachdem ich vorm zweiten Versuch noch einen durchgezogen hatte. Ich genoss die Reise auch ohne Joints, wenngleich mir der Entzug ein wenig zu schaffen machte.

Leider verwechselte ich wohl am Tag der Landung zurück in Hamburg den Suchtdruck mit dem Gefühl, dass mit Zinnia und mir irgendwas nicht richtig wäre. Eigentlich war die Zeit mit ihr wundervoll, schön und romantisch gewesen. Später dachte ich einmal, und es fühlte sich wie die Wahrheit an, dass das Zusammensein so perfekt war, dass ich nicht glauben konnte, es sei echt. Ich schreibe das jetzt als Warnung an andere, die davorstehen, in einer ähnlichen Situation eine tolle Beziehung an die Wand zu schmeißen: Auch wenn eure Oma euch beim Abholen vom Flughafen so etwas fragt wie: »Was willst du denn mit der?«, hört noch nicht einmal unbewusst auf sie und macht auf keinen Fall an der Haustür eurer Freundin Schluss. Denn wenn ihr dann mit den Kumpels den ersten Joint raucht, ist nicht alles wieder gut, sondern ihr habt vielleicht gerade euer Leben maßgeblich zum Schlechten verändert und eine Familie verhindert, die es so kein zweites Mal, noch nicht einmal ein erstes Mal geben wird. Und wenn euch eure Freundin im Urlaub gesagt hat, dass sie sich freut, mit euch zusammen zu sein, weil »so viele andere« von der Schule auch in euch verliebt seien, denkt mindestens eine Quadrillion Mal darüber nach, ob die Richtige nicht schon vor euch steht, bevor ihr gedenkt, den Schürzenjäger zu mimen.

Es ist eine verhängnisvolle Eigenart meiner Psyche, realen, schönen Momenten auszuweichen und an ihre Stelle eine Fantasie zu setzen. Nach der Trennung verfiel ich der Idee, Raum für etwas anderes gewonnen zu haben. Für jemanden anderes. Eine Liebesbeziehung mit Tine schien wieder derart verheißungsvoll, dass ich mich schon an Kleinigkeiten festhielt. An einem Augenzwinkern im Treppenhaus oder dem Kommentar am ersten Schultag nach den Ferien, dass sie auch gern dabei gewesen wäre bei diesem Urlaub. Ich war wie jedes Mal übertrieben aufgeregt, wenn ich mich mit ihr unterhielt. Ihr Kommentar klang in meinen Ohren, als hätte sie gerade angedeutet, auch gern mit mir zusammen zu sein. Ich legte ihn in die Schatulle für die ganz besonderen Erinnerungen und versteckte sie an einem sicheren Ort, wo sie niemand kaputtmachen konnte.

Die kleinen Begegnungen mit Tine kamen mir dennoch immer wieder sehr bedeutend vor. Nur manchmal machte ich mir bewusst, dass die intensive Beziehung, die ich zu ihr aufgebaut hatte, nur in meinem Kopf existierte. Die echte Person war die Inspiration für einen Fantasie-Menschen, dem ich mit Unterstützung durch die Schizophrenie Leben einhauchte. Auch in den Jahren später, als die Stimmen sich in meinem Kopf meldeten, suchte ich Kontakt zu ihr. Ich dachte damals, ich könnte mit anderen Menschen telepathieren. Es war meine Art, das plötzliche Auftauchen der Stimmen zu erklären. Die Telepathie war für mich die schönste aller vorstellbaren Kommunikationsarten. Schließlich setzte ich sie ein, um mich mit meiner Projektion zu unterhalten.

Vor Kurzem ergriff mich die US-Serie »Perception« so sehr, dass ich die drei Staffeln in gefühlten drei Tagen durchguckte. Es geht darin um einen schizophrenen Neurologie-Professor, der ebenfalls eine imaginierte Beziehung zu einer Frau hat. Begonnen hat es damit, dass er auf einer College-Party-Reise der realen Frau begegnet ist – sich aber nicht getraut hat, sie anzusprechen. Mein Abdriften in die Fantasie begann ähnlich. Ich hatte die reale Person zwar schon gesprochen, verhielt mich dabei aber stets so bescheuert, als sei ich vorauseilend bemüht, eine echte Freundschaft so unwahrscheinlich zu machen wie einen Lottogewinn. Bloß baute ich darauf, die Lottofee würde irgendwann eine Ziehung annullieren und zugeben, dass meine Zahlen doch die richtigen seien.

Ich bewahrte die Idee von einer Beziehung und pflegte sie schließlich wie eine Topfpflanze auf dem Fensterbrett meiner Fantasie, bis ich die Welt da draußen nicht mehr sehen konnte.

Am Anfang war der Hypertext

Ich stand in der Aula des Gymnasiums und wartete, dass mein Name aufgerufen wurde, damit ich das Abiturzeugnis in Empfang nehmen konnte. Als ich dran war, gab es einen kurzen Szenenapplaus. Ein bisschen wunderte ich mich selbst, dass ich es doch noch geschafft hatte.

Wie wahrscheinlich das war, kann ich beim besten Willen nicht ausrechnen. Dabei war Stochastik sogar ein Thema der Mathematik-Prüfung gewesen. Die nötigen fünf Punkte schaffte ich, obwohl ich in der Klausur einige Zeit darauf verwandte, die Aufgaben mit dem Kommentar zu versehen, es sei genauso wahrscheinlich, hundert Mal eine Sechs zu würfeln wie ein Mal – nämlich eins zu fünf.

Ich fand wohl, dass ein Lauf mit Sechsen genauso wahrscheinlich sei wie ein Lauf mit den anderen fünf Zahlen – und übersah, dass es beim Würfeln nicht nur Glückssträhnen gibt, sondern eine Vielzahl anderer möglicher Kombinationen. Aber eigentlich pochte ich darauf, dass es doch einfach jederzeit möglich wäre, hundert Mal eine Sechs zu würfeln, und deshalb die tausenden Jahre Wahrscheinlichkeitsrechnung der Menschheitsgeschichte Hokuspokus seien.

Übrigens kann man lesen, dass Schizophrene allgemein dazu tendieren, verhältnismäßig unwahrscheinliche Annahmen als gleichberechtigt zu wahrscheinlicheren zu sehen. Später, in meinen psychotischen Phasen, hielt etwa mein Glaube an das Gute im Menschen allen entgegengesetzten Erfahrungen stand. Dafür nahm mein Gehirn auch manch einen Umweg in Kauf. Als mich einmal Pfleger und Ärzte gewaltsam durch einen Krankenhausflur zerrten, um mir ein Antipsychotikum zu spritzen, glaubte ich selbst da noch, dass ich dies nur durchlebte, damit mein Fall später öffentlich für Empörung sorgen und zu einer Änderung dieser Praxis führen würde. Selbst wenn ich bewusst gefoltert worden wäre, hätte ich da noch einen Plan hineingedeutet, den ich im Nachhinein gut gefunden hätte.

Aber so weit war ich noch nicht. Damals bestand ich also trotz oder auch wegen meiner optimistischen Weltsicht – mit Drall zu Naivität – das Abitur. Als Lebenskünstler war ich wie ein bunter, leicht giftiger Fisch durch das soziale Biotop der großen Oberstufe geschwommen, doch nach der Schule lagen diese Qualitäten ziemlich auf dem Trockenen. Dafür hatte ich plötzlich eine Idee, die mein Denken und den Rest meines Lebens nachhaltig prägen sollte. Und trotz all der Probleme, die sich aus dieser Idee ergaben, finde ich sie bis heute spannend.

Es war der 3. Juni 2000, und ich saß so aufgeregt neben meinem Bruder Niko am Computertisch, als hätte ich eine Formel entwickelt, um aus Blei Gold zu machen, und wir würden sie das erste Mal ausprobieren.

»Weltpolizei.«

Ich sprach das alles verändernde Wort erstmals aus. Niko hob wahrscheinlich die Augenbrauen. Die Idee leuchtete ihm nicht so auf Anhieb ein wie mir, ich muss aber ziemlich überzeugt geklungen haben. Mein Bruder war, seit er rausgefunden hatte, wie man eigene Internetseiten macht, begeistert von der Vorstellung, etwas ins Netz zu stellen, das von überall abgerufen werden konnte. Mir meine Wunschadresse einzurichten war zumindest ein Jux für ihn. Er tippte die Buchstaben in das Online-Formular, um zu sehen, ob die Adresse noch frei war.

W-E-L-T-P-O-L-I-Z-E-I – aus dieser Buchstabenfolge sollte meine erste Internetseite bestehen. Es schien mir extrem unwahrscheinlich, dass die Adresse noch frei war. In den gut dreizehn Jahren, in denen sie bereits hätte registriert werden können, war sicher jemand auf die Idee gekommen. Das Internetzeitalter war angebrochen, und alle wollten ihre Claims in der digitalen Welt abstecken. Niko hatte die Zeichen der Zeit erkannt und mir am Vortag, mitten in meinen Abiturfeierlichkeiten, mit leicht diebischer Freude vorgeschlagen, meine eigene Domain zu sichern. Ich müsse mir nur einen Namen ausdenken.

Mein Bruder lebte in den Falkenried-Terrassen, einer mehr oder weniger demokratisch selbstverwalteten Genossenschaft für alte kleine Arbeiterwohnungen, die in einem Block mit autofreien Gassen in Hamburg-Hoheluft liegen. In seiner Erdgeschosswohnung, in der auch der dreibeinige Kater Haddock aus der Nachbarschaft eine zweite Heimat hatte, produzierte er auch sein »Lionradio«, mit dem er sich heute unwidersprochen einen Vorreiter des Podcastings nennen kann. Ich habe die Sendung, deren Folgen er jeweils mit einem Kumpel live-on-tape produzierte und auf seine

Webseite stellte, allerdings nie wirklich hören können. Überhaupt hatte ich erst eine Handvoll E-Mails geschrieben, war ansonsten aber offline. Dabei wurden wir schon in den 80er Jahren von einem Onkel mit Computern versorgt. Während meine Wenigkeit jedoch nicht darüber hinauskam, ein Spiel vom Kassettenlaufwerk des ZX Spectrum zu starten, später auch eine Diskette in den Atari 1040 STE zu schieben, programmierte mein Bruder schon als Kind.

Nun hatte er vorgeschlagen, dass ich eine .de-Internetadresse registrierte. Das ging damals kostenlos, wenn man mit eingeblendeter Werbung leben konnte. Ich hatte natürlich auch davon keine Ahnung, aber die Vorgabe, ich müsse mir lediglich ausdenken, welche Adresse ich möchte, war verlockend.

Nachts im Bett gelangten meine Überlegungen zu einem Ergebnis. Eigentlich dachte ich über einen neuen Bandnamen nach. Mir gefiel schon damals »The Police« mit Songs wie »Walking on the moon« oder »So lonely«. Irgendwann kam mir dann der Einfall. Ich sah keine Engel, und die Lichter in meinem Zimmer gingen auch nicht unheimlich an und aus. Die Internetdomain, die ich mir ausgedacht hatte, war an sich schon aufregend genug.

Am nächsten Tag flog ich, wahrscheinlich daumendrückend, mit dem Fahrrad zu meinem Bruder, wo wir nun an seinem Rechner saßen. Ich will nicht wissen, aus welchen Buchstabenabfolgen die anderen rund drei Millionen bis zum 3. Juni 2000 registrierten .de-Domains jeweils bestanden, denn »weltpolizei.de« war tatsächlich noch frei. Dass der Begriff ein Nischendasein führte, war mir bewusst, aber unverständlich.

Der erste Inhalt, den mir mein Bruder gleich an Ort und

Stelle auf meine Anweisungen hin auf die Seite zauberte, war mehr als schlicht. Auf schwarzem Hintergrund stand dort in großen, stylischen grünen Buchstaben »WELTPOLIZEI« und darunter in Weiß der philosophische Satz: »Sie sind verhaftet!«, sowie meine neue E-Mail-Adresse felix@weltpolizei.de, für den Fall, dass mir jemand schreiben wollte.

Knapp drei Jahre später, im März 2003, würde ich meinen Bruder fast täglich anrufen und ihn anflehen, die Webseite ganzseitig in Orange, Rot, Grün, Weiß oder Schwarz einzufärben, um den am Irakkrieg beteiligten Menschen Hinweise auf das telepathische Weltgeschehen zu geben und es zu beeinflussen. Aber zunächst hatte die Webseite andere, wenn auch nicht minder große Bedeutungen – zumindest für mich.

Mit fast 20 Jahren Lotterleben auf dem Buckel kam ich nun also zu der Ehre, der »Weltpolizei« eine neue Bedeutung zu geben. Vor allem aber gab das Wort mir eine neue Bedeutung. Ich war jetzt die »Weltpolizei« – und ich nahm die Rolle ziemlich ernst. Zwar wusste ich noch immer nicht, wie die Welt zu retten war, aber immerhin hatte ich mir selbst das Mandat dazu verschafft. Der Rest würde sich ergeben. Dass die Internetseite noch verfügbar war, musste etwas zu bedeuten haben. Es war eine Botschaft. An mich. Jede andere mögliche Erklärung erschien mir unwahrscheinlich.

Von den Reaktionen der anderen ließ ich mich nicht beirren. »Die war noch frei?«, fragten die Leute und lächelten mich ein wenig beeindruckt an, wenn ich ihnen von der Seite erzählte. »Ja«, sagte ich dann und wurde mit jedem Mal weniger neugierig auf die Antwort darauf, ob das überhaupt irgendetwas zu bedeuten hatte.

Schnell ging ich davon aus, dass ich mich mit »weltpolizei.

de« in die Weltgeschichte gehackt hätte. Die Polizei und die Bundespolizei hatten ihre Internetadressen längst in Anspruch genommen. Genauso Europol und Interpol. Die »Weltpolizei« fehlte in dieser Reihe, doch merkwürdigerweise schien es mir fast wahrscheinlicher, damit gegen ein interstellares Copyright zu verstoßen, als dass andere Menschen oder Staaten Namensrechte dafür geltend machen würden.

Ich wollte mit dem Internet die Welt verändern und war neugierig, was mit meiner Seite passieren würde. Etwas zu schaffen, das theoretisch überall auf dem Planeten abgerufen werden konnte, war spannend und neu. Ich fragte mich, ob ich mir da ein Werkzeug oder gar eine Waffe angelacht hatte.

Da die Weltgeschichte von mir beeinflusst werden würde, ich aber ein Dauerkiffer war, wäre die erste Politik, die meinetwegen gemacht würde, eine Legalisierung von Marihuana. In meiner Vorstellung war die Freigabe des Kiffens geradezu unausweichlich. Man musste gar nichts weiter dafür tun. Ungefähr so, wie die katholische Kirche plötzlich Homosexualität predigen würde, wenn sie in ihren Archiven feststellte, dass Jesus schwul war, käme die Menschheit nicht drum herum, Cannabis als die Pflanze zu würdigen, die dem Erfinder der Weltpolizei Kraft und Verstand gab.

Schon als Kind jonglierte ich gern mit Sprache. Für mein Alter etwa auf dem Niveau von vier Bällen mit Tricks oder sogar fünfen ohne. Daran hatten der meist ironische Ton und die vielen Witze und Sprüche in der Familie ihren Anteil. Außerdem unterhielt ich mich mit Sprache einfach sehr gut selbst. So zählte ich bald, nachdem ich lesen konnte (nun, vielleicht ein paar Jahre später), mit Vorliebe die Buchstaben in Sätzen. War das Ergebnis keine Primzahl, musste eine Zahl gesucht werden, durch die das Ergebnis teilbar war, und die Buchstaben wurden nochmal in Schritten, so groß wie der Teiler, abgezählt. Ging das Spiel auf, löste das ein wohliges Gefühl in mir aus. Aber auch, wenn ein Buchstabe übrigblieb. Irgendwann führte ich die Regel ein, dass jeder i-Punkt und die Punkte über den Umlauten und jedes Satzzeichen einzeln zählten. Es war geradezu eine Obsession. Der Begriff »Weltpolizei« (elf Buchstaben, Primzahl) wurde auch zu einer solchen Obsession und gewann in meinem Kopf mehr und mehr an Bedeutung, je länger ich damit spielte.

Davon abgesehen hatte ich schon immer eine kreative Gedankenwelt, mit der ich mir die Zeit vertrieb. Als kleiner Junge erzählte ich mir abends Geschichten. Eine Weile, als mein Vater gerade gestorben war, war es jene von meiner eigenen Beerdigung. Wer da wohl kommen und wohl auch, ob ich danach noch weiterleben würde – was ich in der Vorstellung offensichtlich tat, da ich die Beerdigung sonst nicht hätte sehen können. Und ich fuhr mit dem sprechenden Superauto K.I.T.T. wie der Knight Rider durch die Gegend und rettete Leute. Allerdings hatte meine Version des Autos nur einen Sitz in der Mitte. Ich nahm offenbar selten jemanden mit. Eine solche Selbstversunkenheit, sagen Psychologen, kann das Frühsymptom einer Schizophrenie sein. Dazu kommen häufig Grübeleien über wirklichkeitsfremde Fragen. Manche haben dabei einen Hang zum Religiösen und Mystischen, andere eher zu gesellschaftspolitischen und philosophischen Themen. Mir ging es vor allem darum, wie man die Welt verbessern könnte.

Auf meine Weltpolizei-Idee stieg außer mir niemand so

richtig ein. »Weltpolizei«, das war für die meisten einfach ein Schmähbegriff für das internationale Auftreten der USA. Für mich war es bald der verheißungsvollste Begriff seit der »Allgemeinen Erklärung der Menschenrechte«. Ich fühlte mich bedeutsam. Wenn Simon und ich mit dem Auto unterwegs waren, ging ich davon aus, dass die Polizei uns nie anhalten würde, da unser Leben als schützenswerte Mission angesehen wurde.

Dieses Gefühl, unangreifbar, gar unverwundbar zu sein, konnte sich aber auch rasch in sein Gegenteil verkehren: Ich sah mein Leben ungewöhnlichen Gefahren ausgesetzt. Aus Angst, einem Anschlag zum Opfer zu fallen, verhielt ich mich im Straßenverkehr besonders achtsam, als könnte jederzeit ein Formel-1-Rennauto um die Ecke kommen, mich umfahren und davonbrausen, ohne dass irgendjemand daran dachte, dass gerade mein Hack der Weltgeschichte mit einem Mord glattgebügelt worden war.

Der Gedanke an die Weltpolizei begleitete mich bald jeden Tag. Meine Freunde hielten das vielleicht für einen harmlosen Spleen. Niemand kam auf die Idee, dass dies der Beginn eines Wahns sein konnte – am allerwenigsten ich selbst. Im Gegenteil: Mir behagte der Gedanke, im Dienste einer Weltpolizei unterwegs zu sein, *der* Weltpolizei, die vielleicht erst in zwanzig, dreißig Jahren als solche erkennbar sein würde. Er spendete Trost.

Die Domain war für mich bald wie der Ring in Tolkiens »Herr der Ringe«. Mal war ich Bilbo Beutlin und der Macht unfreiwillig verfallen. Dann war ich ein sich der Verantwortung gegenüber aufopfernder Frodo Beutlin. Und in schwachen Momenten war ich ein Gollum mit seinen bekannten gruseligen Ausrufen »Mein Schatz! Mein Schatz!«.

Endstation Lübeck-Travemünde, Strand

Sie lag da, schlief und dämmerte, von der Pumpe betäubt, dahin. Meine Großmutter war 79 und ich 21 Jahre alt, als sie zum letzten Mal ins Krankenhaus kam. Die Tage und Stunden bis zu ihrem Tod hielt ich mich ziemlich dauerhaft im AK Altona auf, wo sie auf der Onkologie lag. Ich trieb mich auf den Gängen und dem Klinikgelände herum, rauchte, wartete und setzte mich darüber hinweg, dass sie mich in einem ihrer letzten wachen Momente weggeschickt hatte.

Irgendwann begann ich, bei den Fahrstühlen sitzend, mich in Gedanken mit ihr zu unterhalten. Über den Tod und auch über ihr alles in allem schönes Leben. Das ging eine ganze Weile so, bis wir uns nach meinem Eindruck voneinander verabschiedeten. Für mich war das absolut real. Schließlich schienen wir zu scherzen, und ein telepathisches »Hau ab!« von mir sollte ihr zu verstehen geben, dass sie meinetwegen nicht mehr leiden müsse. Vor ihrem Krankenzimmer traf ich die anderen Verwandten. Ich erklärte ihnen, sie würde nun sterben, wenn wir sie ließen. Die gingen dann nochmal hinein zu ihr. Wenig später, so wurde mir berichtet, atmete sie ein letztes Mal aus. Im Nachhinein betrachtet fiel ihr Tod mit dem Beginn meiner Symptome zusammen. Mit Sicherheit hat die Trauer um sie dazu beigetragen. Andererseits möchte ich bis heute nicht ganz ausschließen, dass wir wirklich noch telepathisch gequatscht haben.

Als ich abends im »Molotow« auf dem Kiez saß und einen Joint rauchte, verflüchtigte sich der Eindruck, dass sie noch da wäre. Vielmehr schien sie in Richtung der Sterne davonzugleiten, und mich beschlich das Gefühl, sie durch mein Kiffen verloren zu haben.

Meine Oma fehlte mir. Mit ihr habe ich mich immer richtig gut verstanden, auch wenn ich später vom Kiffen und dem ganzen anderen Zeug etwas verblödet war. Sie hat nicht alles gutgeheißen, was ich tat. Hat mich auch mal ermahnt, nicht den »Graf Koks« zu spielen. Aber sie hat mich immer unterstützt. In der Schulzeit, als ich unter der Woche allein zu Hause war, versuchte sie, mich morgens telefonisch zu wecken. Das begann etwa 1996, nachdem ihr Mann gestorben und meine Mutter nach Schwerin gezogen war. Mal steckte sie mir 50, mal 100 Mark zu. Sie war einfach eine, die mir Sicherheit gab. Und Identität: Wegen ihr definierte ich mich als Künstler und Schauspieler in spe.

Meine Großeltern waren nämlich nach dem Krieg Schauspieler am Berliner Ensemble bei Bertolt Brecht gewesen. Das konnte ich in der Schule recht oft erzählen, wenn auch nie lange, weil ich gar nicht viel darüber wusste. Das Nachkriegstheater stelle ich mir so vor wie die Wohnungseinrichtung meiner Großeltern: ausgewählte Zitate der Vergangenheit, keine Opulenz, lebendig, viel zu entdecken. Auch nach all den Jahren waren ihre Erinnerungsstücke an diese Zeit die prominentesten. Etwa das Theaterplakat von »Mutter

Courage«, auf dem ich immer wieder den Namen meiner Oma suchte.

Es klingt vielleicht psychopathisch, aber in meiner Kindheit kam das Unglück so sanft, dass ich Gelegenheit hatte, selbst darin etwas Schönes zu entdecken: »Es geht mir richtig gut, wenn es mir schlecht geht«, war so ein Satz von mir. Wichtige Denker von Goethe bis Freud haben geschrieben, dass Glück nur im Kontrast zum Unglücklichsein zu genießen sei. Sie verwechselten Glück da wohl mit Euphorie, obwohl ich beides schon fast als Dauerzustand erlebt habe.

Wenn ich als kleiner Junge mit meiner Großmutter im Zugabteil saß und sie mir nicht gerade mit Spucke und einem Taschentuch irgendwas aus dem Gesicht wischte, war ich einfach glücklich, ohne das Gegenteil vom Guten gut finden zu müssen. Es ist eine meiner frühesten Erinnerungen. Wir fuhren oft von Hamburg nach Travemünde an der Ostsee, wo sie mit meinem Opa wohnte. Im Abteil der 1. Klasse zogen meine Großmutter und ich immer gleich die Vorhänge zu und schoben dann die Sitze in der Mitte zusammen. Die Füße auf dem Polster ausgestreckt, blieben wir unter uns, spielten Mau-Mau, sprachen über die Schule oder Gott weiß was. »Sie sind doch die Schauspielerin!«, riefen meist ältere Frauen meiner Großmutter ins Gesicht. Sie reagierte dann routiniert und ein wenig amüsiert.

Die Zug-Nummer zog sie offenbar auch allein ab. Es gibt die Geschichte, wie sie ihr Gepäck im Abteil verteilt hatte, auf einem Sitz auch eine Schachtel Pralinen, und eingeschlafen war. Als sie aufwachte, saß da ein Mann, der gerade ihre Pralinen aß. Anscheinend klappte der Trick nicht immer.

Später in meinem Leben besaß ich kaum die Dreistigkeit – ich bin ja kein bekannter Schauspieler –, anderen

Fahrgästen ein volles Abteil vorzuspielen oder eines, in dem gerade alle schliefen. Aber ich sperrte häufig die Außenwelt aus und begab mich auf Reisen. In der Psychose stellte ich mir schließlich Dinge vor, die darauf schließen lassen, dass ich meiner Großmutter in Sachen Berühmtsein in nichts nachstehen wollte.

Von der Endstation »Lübeck-Travemünde Strand« waren es noch circa 1500 Meter bis zu ihrem Haus, das fast direkt an der Küste lag. Meine Weihnachtserinnerungen mit »der Familie«, dem zwölfköpfigen Haufen mütterlicherseits, kommen von dort. Es war herzlich, sinnlich und anregend. Auch wenn die Erwachsenen wohl viel Zeit damit verbrachten, sich gegenseitig fertigzumachen und jeder jederzeit auf dem »heißen Stuhl« landen konnte. Das war bei uns so ein Brauch: Wer auf dem heißen Stuhl saß, über den hielt der selten tagende und deshalb umso schärfer urteilende Familienrat Gericht. Es war wohl wie eine Stückkritik im Theater.

Die Trauerfeier rückte näher, und meine Verwirrung, die mit dem Tod meiner Großmutter eingesetzt hatte, wurde immer stärker. Ich wollte meine damalige Freundin mitnehmen, damit sie den letzten Theater-Regisseur meiner Oma kennenlernte. Ich hatte die abstruse Vorstellung, dass er uns beide groß rausbringen würde. Vernünftigerweise lehnte meine Freundin ab.

Am Morgen der Seebestattung war ich zu Hause so durcheinander und traurig, dass ich mich übergeben musste. Erst gegen Mittag kam ich mit meinem Auto in Travemünde an und damit viel zu spät für den Leichenschmaus, der in der alten Wohnung abgehalten wurde. Ich stand vollkommen neben mir. Mir kam ein bisschen Verärgerung entgegen, aber auch Verständnis. Ich wurde erst mal in der Küche platziert.

Während der Beisetzung hatte ich nur Augen für den Regisseur. Bei aller Schwierigkeit, solche Zustände in psychisch gesund oder krank einzuteilen, dürfte letzte Kategorie auf mich zugetroffen haben. Das war gegen Ende des Frühlings 2002.

Vom Erbe meiner Großeltern nahm ich mir, was ich, an ihren ein wenig wegwerfwilligen Kindern vorbei, kriegen konnte. Mit jeder Tour von Travemünde nach Hamburg füllte sich meine Wohnung. Beim Fahren zu kiffen, hatte ich eigentlich nie als Problem empfunden. Das Gras war damals auch noch nicht so heftig. Aber zusammen mit dem Stress war es alles ein bisschen viel. Eines Tages verlor ich ganz allein und unbedrängt auf der Autobahn fast die Kontrolle. Ich war mit einem geliehenen Citroën-Schiff unterwegs, mit dem ich das Bettgestell aus der großelterlichen Wohnung in meine Bude transportierte. Dort baute ich ein Regal über die ganze Wand des Schlafzimmers auf, wie einen Altar der Erinnerungen: Kleinkram, Figürchen, kleine Geschicklichkeitsspiele, die ich seit meiner Kindheit kannte. Und ich stellte mir die zwei Ablagen meines Opas hin, die seit seinem Tod 1996 unangetastet waren, darin alte Büroutensilien, DDR-Orden, Luftpost-Aufkleber und eine ganze Rolle Karl-Marx-Briefmarken aus den 60ern von der Bundespost. Ich guckte mir das alles gar nicht richtig an, aber irgendwas würde ich einmal damit machen.

Das Märchen vom Weltpolizisten

Spätestens seit der telepathischen Verabschiedung von meiner Oma lebte ich in einer ziemlich fantastischen Welt. Sobald ich zu Hause meine Ruhe hatte, öffnete sich mein Bewusstsein, den 3001. Joint hin oder her, für sonst versteckte Sphären und geheime Kommunikationswege.

Die letzte Beziehung war zerbrochen. Die Trennungsphase führte zum ersten handfesten Wahn mit richtigen Halluzinationen. Wahrscheinlich führte auch der Wahn zur Trennung, das ist nicht ganz eindeutig. Jedenfalls war ich danach erneut in die auf herkömmlichen Wegen unerreichbare Tine alias »Alice« verliebt, obwohl das dem Begriff Liebe eigentlich Unrecht tut. Es war wohl eher eine Flucht in die Fantasiewelt. Ich suchte meinen Lieblingsmenschen, der nur ein paar Straßen weiter wohnte, immer mehr in Gedanken, und schien ihn zu finden.

Doch ich fand noch mehr. Laut Landkarte 2640 Meter von meiner Wohnung entfernt lag an der Alster das Konsulat der Vereinigten Staaten von Amerika. Es stellte sich mir als das wichtigste telepathische Zentrum der Stadt dar. Mit meinen unsichtbaren Armen konnte ich danach greifen, als würde es als Modell vor mir stehen. Ich klinkte mich in das telepathische Netzwerk ein, dessen Verbindungslinien von der Botschaft in alle Welt hinausreichten. Ich hatte den Autor von »Alice im Wunderland« in einem Theaterstück verkörpert, jetzt verkörperte Hamburg mein Wunderland.

Endlich hatte ich eine Geschichte für Alice, endlich war die Welt gestaltbar. Es war wie in einem Marvel-Comic: Ich war der mit telepathischen Superkräften ausgestattete Weltpolizist und unterwegs im Auftrag des Guten. Ähnlich wie bei Spiderman nahm meine Geliebte mich im richtigen Leben kaum wahr.

Wohl über Monate trieb ich mich nachts in Hamburgs telepathischem Netz herum. Die rätselhafte Energie, die aus dem US-Konsulat, aber auch aus anderen Gebäuden der Stadt wie eine Fontäne in den Himmel zu steigen schien, strömte in ein noch größeres Netz und nach Paris, London, Warschau, ja, über den Atlantik und in die ganze Welt. Ich war offenbar so etwas wie ein Naturtalent, denn mit dieser durch alles hindurchfließenden, wie aus unsichtbarem Licht bestehenden Energie konnte ich im Grunde machen, was ich wollte. Erst wenn ich mich nicht mehr konzentrierte, kehrte alles wieder in seinen Ursprungszustand zurück.

Später lief ich lange durch die Stadt, bevor ich zu Hause in die Welt eintauchte. Sammelte das, was ich nicht zu benennen wusste, von dem aber jeder Mensch mindestens ein wenig zu produzieren schien – eine besondere Kraft. Diese Kraft entfaltete sich vor meinem inneren Auge in der ganzen Stadt. Sie war wunderschön. Ich brauchte immer erst selbst eine ganze Menge davon, um an den großen

Zusammenhängen teilnehmen zu können. Anfangs hatte ich sie nachts in meiner Wohnung liegend von den Nachbarn gesammelt, bis ich genug zusammenhatte, um mich ins Netz einzuklinken.

Ich baute mir ein eigenes Netz, indem ich die Energie aus den Wohnungen miteinander verknüpfte, dieses Haus mit jenem, die linke Straßenseite mit der rechten, schließlich ganze Straßenzüge. Ich kam nach Hause und sah das Viertel vor mir, als hätte ich es unterwandert, als hätte ich es mit mir infiziert. Damals gab es den Begriff noch nicht wie heute, aber eigentlich lebte ich in einer »augmented reality«. Die Realität war durch dieses Netz, dieses nur mit dem inneren Auge sichtbare Netz, angereichert, ohne deformiert zu werden. Und wenn ich dann abends zu Hause herumlag, war mir, als hätte ich, durch das Ziehen telepathischer Strippen bei meinen Wanderungen, mehr Energie als die einzelnen telepathischen Zentren.

Da ich es als zutiefst unfair empfand, dass ich mich selbst in dieses Netzwerk hatte einladen müssen und dass die allermeisten Menschen überhaupt keinen Zutritt hatten, verhielt ich mich ein wenig wie ein Gast, der ausnutzt, dass er nicht rausgeschmissen werden kann, um den anderen Gästen vor Augen zu führen, wie dekadent sie sich verhielten.

Ich spielte mit der Energie herum, als könnte ich die Zentren davon abhalten, mit anderen Knotenpunkten in Kontakt zu treten. Denn das schienen sie ja zu sein: Knotenpunkte eines globalen telepathischen Netzwerks. Mit ein bisschen Willen konnte ich aus der Fontäne eine Kuppel für Hamburg formen und die Stadt vom Netz nehmen.

Der andere Teil der Realität, der durch den Fernseher ins Haus kam, handelte von den USA, die einen quasi chirurgischen Krieg im Irak propagierten, aber Streubomben über Afghanistan abwarfen. Im WDR hatte ich bereits vor dem Anschlag auf das World Trade Center einen Beitrag über die Herrschaft der Taliban gesehen, über die Vollverschleierung und das Verbot, die Musik zu hören, die einem Spaß macht. Auch erfuhr ich von den brutalen Methoden, mit denen diese Gesetze durchgesetzt wurden. Ein Eingreifen der Vereinten Nationen hätte ich richtig gefunden. Heute kann man sich gar nicht mehr vorstellen, was man sich vor dem eigenmächtigen Einmarsch der »Koalition der Willigen« in den Irak noch von den Vereinten Nationen erhofft hat. Die sind ziemlich in der Versenkung verschwunden, zumindest die Blauhelm-Idee.

Nun also sollte Saddam Hussein gestürzt werden. Die Bundesregierung mit Gerhard Schröder als Kanzler und Joschka Fischer als Außenminister lehnte die Pläne der US-Regierung ab. Das trug wohl dazu bei, dass die Stimmung, die ich bei den Antikriegsdemonstrationen aufnahm, weniger *für* etwas war – für Frieden ließ sich auch nur umständlich argumentieren, da die Entfernung der Diktatur im Irak erst mal ein hehres Ziel war – als *gegen* die USA.

In dem telepathischen Netz, in dem ich mich Nacht für Nacht herumtrieb, schien ich mit der Entstehung politischer Entscheidungen verbunden zu sein, mit »der Macht«, und diese kam mir erst mal schön vor. Interessanterweise hatte ich aber nicht die volle Kontrolle. So verfolgte ich die Bahnen des telepathischen Netzes als fast unsichtbarer Underdog auch hin zu Personen und Gedanken, die mir überhaupt nicht gefielen. Was sich mir auftat, war aber mindestens ein Bild dafür, wie ich mir die Weltpolitik vorstellte. Das Menschenvolk hing durch ein in Städte, Länder, Sprachen und

Kontinente gegliedertes, unerklärliches Gedankennetz zusammen. Also, das war schon ziemlich abgefahren.

Anfang Februar 2003 saß ich in meiner Wohnung auf dem Sofa, Augen und Ohren an den Fernseher geheftet, aber bestimmt gleichzeitig in Gedanken mit meinem telepathischen Netz verbunden. Die USA riefen die Vereinten Nationen an, hatten aber auch erklärt, im Zweifel ohne die anderen Mächte des UN-Sicherheitsrats im Irak einzumarschieren. Nur Großbritannien stimmte nach dem Vortrag des US-Außenministers Colin Powell für einen Angriff. Wie man heute weiß, fußte dessen Argumentation auf Unwahrheiten. Er hatte falsche Behauptungen eines BND-Informanten über angebliche irakische Massenvernichtungswaffen als Begründung für einen Angriff dramatisch in Szene gesetzt. Hans Blix, der oberste Waffeninspekteur der Vereinten Nationen im Irak, wurde als Niete hingestellt, was er nicht war.

Es ist ziemlich frevelhaft, in diesem Zusammenhang von mir zu schreiben – es ist einfach die Erzählung über *einen* Menschen, der sich eine Beteiligung am Konflikt anmaßte: So wie ich in meiner Fantasie die Machtverhältnisse beeinflussen konnte, hoffte ich es auch in der dinglichen Welt zu können.

Vielleicht am 5. Februar 2003, nachdem der Sicherheitsrat mehrheitlich gegen ein gemeinsames Vorgehen entschieden hatte, drehten sich meine Gedanken um die Frage, wie ich die Situation verbessern könnte. Die Optionen waren, den Krieg zu verhindern oder doch noch eine Operation der Vereinten Nationen daraus zu machen. Wenn ich die Aufmerksamkeit auf einen positiv besetzten Weltpolizei-Begriff lenken könnte, wäre das ein Schritt zu einer friedlichen Lösung, dachte ich. Dafür bräuchte ich die Medien. Aber wie konnte ich ihr Interesse wecken?

Die Kriegsgegner behaupteten, in Wahrheit gehe es den USA nur ums Erdöl. Das fand ich zu einfach. Aber es brachte mich auf eine Idee. Fuhren die Deutschen nicht auch Auto und regten sich über hohe Spritpreise auf? Bei dem Thema konnte ich vielleicht ansetzen. Wenn ich einfach losginge. Das hatte was. Ich würde immer weitergehen, bis in den Irak. Irgendwann würden die Leute auf mich aufmerksam werden. Nach einigen Wochen würden sich mir andere anschließen – und die Medien davon berichten. Von der Weltpolizei, die zu Fuß unterwegs ist, um zu zeigen, dass man auch ohne Öl sehr weit kommen konnte. Die Leute würden ihre oberflächlichen Argumente für oder gegen einen Krieg nicht mehr ohne einen guten Schuss Lächerlichkeit vortragen können. Mein Onkel und meine Tante arbeiteten beide beim Fernsehen, sie würden vielleicht nicht selbst darüber berichten wollen, aber es schien meine Chancen zu erhöhen, dass zumindest ihre Kollegen es wohlwollend taten. Ich sah mich irgendwo in Süddeutschland, nachts zwischen TV-Übertragungswagen am Lagerfeuer sitzen. Das Hauptproblem schien zu sein, wo ich auf der Reise was zu rauchen herbekäme.

In dem Maße, in dem meine Eindrücke, mein Wissen und meine Vorstellungen von der Weltgesellschaft in die Fantasiewelt drangen, war ich auch empfänglich für die damals kursierenden Verschwörungsstorys. Insbesondere Geschichten, die in Filmen erzählt wurden, nahm ich viel zu ernst. Ich machte mir nicht die Aussage, den tieferen Sinn, sondern eher einzelne Bestandteile zu eigen und integrierte sie in mein Weltbild. Ein wichtiges Beispiel dafür ist »23 – Nichts ist so, wie es scheint«. Der Film erzählt die Geschichte des Hackers »Tron«, für den es ein reales Vorbild gab, dessen

Verwicklungen mit dem KGB bis zu seinem unaufgeklärten Tod. Womöglich hatte ich den Film nicht einmal ganz gesehen, aber die Vorstellung, dass alle möglichen Phänomene mit der Zahl 23 zu tun hatten, war faszinierend, auch wenn meine Lieblingszahl seit Kindheitstagen die 67 ist. Die konkreten Mythen, die »Tron« um die Zahl aufbaute, waren mir weder wichtig noch wirklich bekannt. Wie in der Schulzeit, wenn ich mir wegen der hohen Fehlzeiten und dem Zuspätkommen schnell ein Thema draufschaffen musste und den Rest aus mir selbst schöpfte, reichte die nackte Zahl, um mir den Stoff für eine eigene Fantasie zu liefern.

Als Tag des Aufbruchs hatte ich den 24. Februar festgelegt. Die 24 ist einen weiter als die ominöse 23. »Was glaubt ihr alle an Verschwörungstheorien? Lasst uns etwas Eigenes machen!« Das wollte ich damit sagen. Außerdem denkt man bei der 24 an Weihnachten. Ich kündigte meine Wohnung zum nächstmöglichen Termin. Nur Paula aus meiner alten Clique erzählte ich von meinem Plan, sonst machte ich ein Geheimnis daraus. Paula erzählte es vielleicht Tim, aber erzählte sie es auch ihrem Stiefvater, der irgendein hohes Tier war? Ich ging davon aus. Und dass mein Vorhaben bei den Lenkern der Stadt und der Republik nicht nur bekannt war, sondern auch ernst genommen wurde. Heute weiß ich, sie hat es nicht so weitererzählt, wie ich mir das vorstellte. Die Spannung, die ich über die ganze Sache aufbaute, war großes Kopfkino.

Meine Wohnung räumte ich nicht leer. In der Welt, in der ich mich zu befinden glaubte, spielte das keine Rolle. Ich würde losziehen und den Krieg verhindern, da waren irgendwelche Möbel in irgendeiner Wohnung zweitrangig. Vielleicht dachte ich sogar, man würde irgendwann ein Museum aus der Wohnung machen. Zwei Mal sollte ich in späteren Psychosen diese konkrete Vorstellung haben.

Der Morgen des 24. Februar 2003 war gekommen. Ich schlief so gut wie gar nicht mehr, hatte wohl auch in dieser Nacht kein Auge zugemacht. In Gedanken mit anderen Leuten in Verbindung zu stehen kam mir da schon seit Monaten so natürlich vor, dass ich kaum vom »Stimmenhören« sprechen kann. Für mich war es einfach eine andere Art, die Welt zu sehen. Ich nahm Gedanken wahr, deren Ursprung außerhalb von mir zu sein schien, aber vorerst noch nicht so stark – nicht so, als würde ich sie mit den Ohren hören. Das kam erst kurze Zeit später.

Eigentlich hätte zu meinem Plan gehört, mir einfach ein paar Sachen zu packen und aufzubrechen. Zu Fuß oder mit dem Fahrrad, egal. Aber dann drängte sich mir noch einiges auf, das meinen Aufbruch verzögerte. Ich stand in meinem Wohnzimmer, als ein Licht vor mir erschien. Es sollte mir vielleicht Mut machen, aber es verwirrte mich. Anscheinend kam es von irgendwelchen Betbrüdern. Ich war mir plötzlich sicher, dass mich der Papst unterstützen wollte. Jedenfalls ging ich davon aus, dass es sein Licht war. Vielleicht war er auch gestorben, es sah schon lange nicht gut aus mit Johannes Paul II., auch wenn er noch zwei Jahre leben sollte. Das war nicht cool. Wenn die Religionen, der Glaube, so etwas wie dieses Licht vollbringen konnten, warum musste ich dann den Krieg verhindern?

Vielleicht war ich in dem Moment auch erstaunt, ein bisschen stolz und nervös, so viel Aufmerksamkeit für meinen Marsch zu erhalten, aber vor allem war ich skeptisch. Das Licht ging in mich über und wurde ein ziemlich großer Teil von mir, schien gleichsam zu verdrängen, was ich eigentlich war. Irgendetwas Mächtiges war dabei, ein Stück weit die Kontrolle über mich zu übernehmen. Ich hatte mich freiwillig für die Rolle gemeldet, deshalb durfte ich mich eigentlich nicht beschweren. Viele, vielleicht alle Menschen sind ein Rad im Getriebe der Welt, aber an bestimmten Stellen im Getriebe, »am großen Rad« drehend, kann man so einiges bewirken. Oder die Kräfte sind so gewaltig, dass das Getriebe plötzlich mit einem macht, was es will.

Irgendetwas bewirkte, dass ich vor dem großen Flügelfenster in den Schneidersitz ging. Mein Kopf begann zu glühen. Kreissägenartig schlug eine Energie ihre Bahnen durch und um meinen Kopf. Ich hatte so etwas noch nicht erlebt. Das helle Feuer, das meinen Kopf übernahm, ließ erst nach, als es fertig war, und fertig war es, nachdem irgendwas in meinem Hirn umprogrammiert war.

Gerhard Schröder schwebte als Walross vor mir, was ich in den Tagen darauf in einer Zeichnung festhielt. Ein gerettetes Bruchstück von vielen Gedanken, die verschwunden sind. In der Ferne meinte ich zwei, drei oder mehr Böllerschüsse zu hören. Ich ging davon aus, gerade ein Ritual durchlaufen zu haben. Als hätte mich irgendeine Gruppe aufgenommen. Aber ohne mich vorher zu fragen.

Ich setzte mich aufs Sofa. Neben mir, im Regal, stand mein großes altes Radio, mit dem ganz am Ende der Skala manchmal Polizeifunk zu hören war.

»Da ist es aber hell geworden bei jemandem!«

Ich dachte, das sei aus dem Radio gekommen, doch es war ausgeschaltet. Es waren die ersten »akustischen Halluzinationen«, die ich wahrnahm.

Die Erkenntnis, gerade so etwas wie eine Instant-Erleuchtung erfahren zu haben, erfüllte mich mit Ehrfurcht, auch vor mir selbst. Doch ich hatte auch unheilvolle Gedanken: Verlangte man von mir, bei irgendetwas *mitzumachen*, hijackte jemand meinen Plan? Immer wieder schaute ich aus dem Fenster. War da jetzt schon zum dritten Mal eines von diesen Autos vorbeigefahren, die so ähnlich aussahen wie die Londoner Taxis? War das die nächste Partei, die sich einmischen wollte? Der britische Geheimdienst? Es klingelte an der Tür. Ich machte nicht auf.

Plötzlich stand die Umsetzung meines Plans nicht mehr an erster Stelle auf meiner Liste. Planvoll war eigentlich überhaupt nichts mehr. Die Eindrücke der letzten Momente überforderten mich. Schließlich nahm ich meinen Rucksack, die schwarze »Peace Machine« mit dem aufgemalten weißen Friedenssymbol. Ich packte jedoch nicht für eine monatelange Wanderung, sondern steckte nur zwei Jacken ein: einen militärgrünen Anorak und eine Regenjacke, die ich sehr mochte und die zu gleichen Teilen blau, grün, rot und gelb war.

Mein Weg führte mich in die Innenstadt. Ich lief wie ferngesteuert. Es ist schwierig, mich an Details zu erinnern. Ich werde unter anderem gedacht haben, gefilmt zu werden, vielleicht live, und sehr klare Stimmen gehört haben. Wahrscheinlich diskutierte ich mit Stellvertretern der Weltmächte über Krieg und Frieden.

Ich kam am Stephansplatz an. Ganz in der Nähe hatte mein Schulfreund Simon lange ein Atelier in einem alten Abrisshaus. Schräg gegenüber davon standen zwei Denkmäler: der Kriegsklotz, ein verherrlichendes Monument mit im Kreis marschierenden Soldaten, sowie das Gegendenkmal mit der Plastik eines gestorbenen Soldaten. Simon hatte, solange er dort wohnte, den Kranz, den irgendwer jede Woche an den Klotz stellte, rüber ans Gegendenkmal gebracht. Es war eine Sisyphos-Arbeit, da sein Gegenspieler den Kranz immer wieder zurücklegte.

Mir kam ein Mann mit einer Schirmmütze von CNN entgegen, von dem ich meinte, dass er mich mit großen, interessierten Augen anblickte. Ich befand mich in einem Zustand, in dem die Dinge sehr schnell eine andere, eine tiefere Bedeutung erhalten konnten. So ging es mir auch mit der Schirmmütze. Vielleicht kam der Träger vom amerikanischen Geheimdienst CIA und sollte mir signalisieren, dass man aufmerksam beobachtete, was an diesem Tag geschah?

Ich stellte den Rucksack mit den beiden so unterschiedlichen Jacken ans Gegendenkmal. Die Menschheit würde sich entscheiden müssen, ob die Weltpolizei einfarbig oder bunt ist. Für mich war diese Frage von hoher Relevanz. Ich brauchte keine weiteren Erklärungen und glaubte auch nicht, irgendetwas begründen zu müssen. Vor wem auch? Die Stimmen in meinem Kopf verstanden mich auch so.

Mit dem Rucksack hatte ich ein Zeichen gesetzt, und ich erwartete, dass das Universum es schon richtig deuten würde. In Erwartung einer baldigen Antwort marschierte ich weiter, wenn auch nicht in Richtung Irak.

Schizophrenie, akut

Ich kehrte vorerst in meine Wohnung zurück und wartete auf die Antwort des Universums. Eine bunte oder eine einfarbige Weltpolizei? In meiner Welt bezog die US-Führung dazu eine janusköpfige Position, wie mir später klar wurde. Als nämlich sechs Wochen nach Kriegsbeginn Präsident George W. Bush mit einem Düsenjet auf dem Flugzeugträger »USS Abraham Lincoln« landete, der fünfzig Kilometer vor San Diego lag, wurde er auf den Bildern von einem Spalier bunt angezogener Soldaten empfangen.

Auf US-Flugzeugträgern hat die Decksbesatzung farbige Arbeitskleidung. Die gelb gekleideten Navy-Soldaten weisen die Flugzeuge ein, die grünen sind für die Katapultstarts und die Fangseilanlage zuständig, die violetten betanken, die roten bewaffnen, die blauen rangieren die Flugzeuge, die braunen sind für die Wartung zuständig, und die weißen kommen, wenn etwas schiefgegangen ist. Zwar haben die USA allein losgeschlagen, waren also im übertragenen Sinn einfarbig, doch gleichzeitig waren sie bunt.

Über Bush hing ein großes Banner am Decksaufbau: »MISSION ACCOMPLISHED«. Angeblich sagte der US-Präsident etwas später zum palästinensischen Außenminister, er habe eine Stimme gehört, die ihm auftrug, er solle in Afghanistan die Terroristen bekämpfen und im Irak die Tyrannei beenden. Nicht irgendeine Stimme, sondern die seines Gottes. Das Weiße Haus dementierte den Vorgang zwar als absurd, aber das Banner kann nicht nur mit »EINSATZ BEENDET« übersetzt werden, sondern auch mit »AUFTRAG AUSGEFÜHRT«. War also mit dem Auftrag doch eine göttliche Mission gemeint? Lebte Bush in der gleichen Welt, die sich mir seit ein paar Monaten offenbarte?

Natürlich könnte das, was ich wenige Wochen vor Bushs Auftritt auf dem Flugzeugträger als Erleuchtung erlebt hatte, schlicht ein Durchknallen gewesen sein. Mediziner könnten wahrscheinlich anhand von vergleichbaren Beispielen definieren, was mit mir geschehen war. Der Stress, nicht nur die gewohnte Umgebung zu verlassen, und das vielleicht für Jahre, um auf frappierend unwahrscheinliche Weise einen Krieg zu verhindern, sondern auch noch die Wohnung gekündigt zu haben, ohne sie leer zu räumen, dürfte für einen gehörigen Knall im Gehirn gereicht haben. Also hätte ich eine metaphysische Erfahrung gemacht, die keine war. Damit, dass ich das heute reflektieren kann, lässt sich doch etwas anfangen!

Am Abend des 24. Februar 2003 war ich noch einmal losgegangen, kam aber nicht weiter als bis zur Straße vor dem Haus, in dem Tine wohnte. Die Fenster waren gleißend hell erleuchtet. Vielleicht strich sie die Wände ihrer Wohnung und hatte dazu ein paar Bauleuchten aufgestellt. Ich ging jedoch davon aus, dass mir das irgendwie mitteilen sollte, dass sie von meiner Erleuchtung wusste oder selbst das Gleiche erlebt hatte. Hatte ich das Ganze nur angefangen, um sie zu beeindrucken? Ich war, irgendwie, bei meiner Mission zur Rettung der Welt auf Abwege geraten. Um in den Nahen Osten zu gelangen, hätte ich nach Süden Richtung Elbe gehen müssen, doch meine Reise war gescheitert. Zu viel war in den letzten achtzehn Stunden passiert. Verzweifelt und verwirrt ging ich heim, schlief dort vielleicht sogar irgendwann ein.

Am nächsten Morgen stand Simon vor der Tür. Wir zogen einen durch. Mir war nicht klar, dass ich Marihuana offenbar genau seit der durchgeknallten Erleuchtung nur noch in annähernd homöopathischen Dosen vertrug, jedenfalls verbesserte es meinen Zustand überhaupt nicht. Simon lebte in den Tagen halb in Berlin und wollte sich mein Auto ausleihen. Wenig später fand ich mich auf dem Beifahrersitz wieder, und wir fuhren Richtung Hauptstadt. Er erinnert sich, dass er sich gewundert hat, dass ich vor der Autobahn nicht den Reifendruck geprüft habe, wie es meine störrische Angewohnheit war, und dass ich kein Geld dabeihatte, worauf ich normalerweise auch immer geachtet hätte. Ansonsten fehlt ihm irgendein Sensor, mit dem andere Menschen Verrücktes erkennen. Kurz nachdem er losgefahren war, verwandelte sich auf der Kreuzung Altonaer Straße und Weidenallee vor meinen Augen ein normales Auto in einen Streifenwagen. Ich sah es ganz deutlich. In mir wuchs die Überzeugung, dass von nun an nichts mehr so sein würde, wie ich es kannte.

Noch vor der Autobahn setzte ich mich ans Steuer. Fahren ging schon, aber nach ein paar Kilometern behauptete eine Stimme in meinem Kopf freundlich:

»So, Herr Longolius, Sie können sich auf uns verlassen. Wir leiten Sie jetzt.«

Das überzeugte mich. Ich hörte noch mehr Stimmen, die von weit weg kamen, aber sehr lebendig schienen. Sie klangen, als gehörten sie richtigen Personen, die nur nicht zu sehen waren. Ich schloss die Augen, bekam wohl noch zwei, drei Hinweise wie »etwas weiter links« oder »einfach weiter geradeaus«. Dann fuhren wir, relativ sanft, aber mit einem Rumms, gegen die rechte Leitplanke. Der Außenspiegel musste dran glauben, und die Seite war gehörig zerkratzt. Die denkbare Katastrophe blieb aus. Simon wusste nicht, was mit mir los war, verhielt sich aber unglaublich ruhig. Ich fuhr rechts ran, musste erst mal pinkeln. Ein LKW rauschte auf der leeren Autobahn hupend an uns vorbei. Wir fuhren mit getauschten Plätzen weiter.

Die Stimmen diskutierten mit mir und ich mit ihnen. Dann schien mich das Licht wieder zu verlassen. Ich erlebte das nicht weniger intensiv als das, was mir einen Tag zuvor in meiner Wohnung widerfahren war, kurbelte das Fenster runter und streckte die Arme aus dem Fenster Richtung Himmel. Zitternd, wie das Opfer eines dieser Prediger, die arme Sinnsuchende per Hypnose zur Ekstase bringen und dann behaupten, das sei Gott gewesen, verließ mich die Energie durch meinen ganzen Körper über die Hände in Richtung der Sterne, die gerade über Europa standen.

Dann war der Sprit alle, weshalb wir etwas abseits der Autobahn für zwanzig Euro tankten, ohne zu bezahlen. Meine Mutter behauptete bis zu ihrem Tod, die Polizei hätte ihr Fotos von dem Diebstahl vorgelegt, auf denen zu sehen ist, dass an meinem Auto ihre alten Nummernschilder angebracht waren. Ich habe das nie für voll genommen, da ich mich schlicht nicht daran erinnern konnte. Erst vor ein paar Wochen hat mir Simon erzählt, wie das damals war. Dunkle

Erinnerungen kamen hoch, dass ich alte Nummernschilder im Kofferraum hatte, die wir mit Socken befestigt haben, die dann aber abfielen.

In Berlin fand ich mich in einer Kneipe bei einer Jam-Session wieder. Von Simon motiviert nahm ich mir die Gitarre und spielte ein paar meiner disharmonischen Akkorde. Auf dem Weg zur Toilette kam ich an einer Weltkarte vorbei. Ich deutete mit dem Finger darauf und fragte einen der anderen Gäste sehr ernsthaft, ob die Welt noch so aussehe. In dem Moment konnte ich mir genauso gut vorstellen, dass die bekannte Welt nur eine Illusion gewesen war.

Wir zogen weiter in eine andere Bar. Dort nahm ich einen seltsamen Geruch wahr. Manchmal rieche ich ihn heute noch. Es muss irgendein seltenes Parfum geben, dass einen ähnlichen Inhaltsstoff enthält. Doch damals gehörte der Geruch zu etwas ganz anderem. Wie mir schlagartig und ohne jeden weiteren Anhaltspunkt klar wurde, hatten die Nazis offenbar den Krieg gewonnen und überall Gasdüsen angebracht. Sie beobachteten die Leute mit Kameras oder telepathisch oder sonst wie. Wenn jemand anfing, die Ungerechtigkeit der Welt als Normalzustand anzuzweifeln, wurde dieses Psychogas versprüht, welches ich aus irgendeiner Ironie heraus plötzlich riechen konnte. Oder rochen es manche von den anderen auch und schwiegen bloß darüber? Weil sie wie Winston Smith aus Orwells Dystopie »1984« schon übel gefoltert worden waren, nachdem sie sich gegen die faschistische Herrschaft aufgelehnt hatten?

»Alle Schwarzen werden gleich umgebracht«, teilte mir die Stimme süffisant mit.

Ich sah mich im Raum um und sagte panisch zu Simon: »Alle Schwarzen sind weg!«

Wir gingen auf die Straße. Dass mir bald jemand entgegenkam, von dem ich gerade noch gedacht hatte, dass er aufgrund seiner Hautfarbe ermordet worden sei, erklärte ich mir umständlich. Außerdem beruhigte mich Simon ein wenig und versicherte mir, dass alle Schwarzen noch am Leben seien.

In der Nacht drückte ich dennoch kein Auge zu. Die Stimmen machten sich über mich lustig und hoben mich gleichzeitig in die Höhe. Ich sei der neue Papst, hieß es, wobei ich ja bereits vermutet hatte, dass der alte nach seinem vermeintlichen Tod als Licht zu mir geflogen sei. Stundenlang ging es hin und her, auch mit anderen intensiven Gedanken, die ich nicht mehr im Einzelnen erinnere.

Am nächsten Morgen schnappte ich mir das Auto und fuhr mit dem Bundestag als vagem Ziel los. Ich wollte dort mitteilen, wie die Welt wirklich war. Auf der einen Seite hatte ich Vertrauen in diese Institution, auf der anderen einen fundamentalen Zweifel, ja, die Gewissheit, dass das menschliche Leben auf Lügen aufgebaut sei.

Auf der Fahrt dachte ich, einen Freund von Noah im Rückspiegel gesehen zu haben. Ich stieg an einer roten Ampel aus, um mich zu vergewissern, ihn zu begrüßen. Doch ich hatte ihn verwechselt. In Fremden bekannte Gesichter sehen, das würde ich später als typisches und eindeutiges Psychosesymptom wieder erleben. Ich muss furchtbar ausgesehen haben, wie ich zwischen den auf Grün wartenden Autofahrern herumgeisterte. Als ich wieder einstieg, roch ich das Psychogas. Offenbar hatte man in der Nacht mein Auto manipuliert. Ich musste mich davor retten. Meine Sozialfunktionen waren wegen allgemeiner Überlastung kaputtgegangen: In Todesangst wollte ich während der Fahrt aussteigen. Nachdem ich die Tür bereits geöffnet hatte, hörte ich hinter mir eine Polizeisirene. Sie mussten schon eine Weile hinter mir hergefahren sein. Ich fuhr rechts ran.

Die Polizisten waren freundlich. Der eine fuhr meinen Wagen hinter uns her, während ich in dem kleinen Polizeibus Platz genommen hatte. Ich trug den wahnsinnig schweren, innen dick gefütterten, langen grünen Mantel, den mir mein Freund Ruby geschenkt hatte. Es muss sonderbar ausgesehen haben.

Meinem Selbstbild nach war ich eine sehr, sehr wichtige Person, die über Gedanken mit einflussreichen Leuten kommunizierte. Ich verhielt mich absolut ruhig. Erst als der Amtsarzt mir auf der Polizeistation Blut abnahm, wurde ich kurz hektisch, da eine der Stimmen sagte, dass er mir in Wirklichkeit etwas spritzte. Ich zog die Nadel aus meinem Arm. »Wir haben schon genug«, war sein trockener Kommentar. Zum Führerschein hieß es später noch: »Den behalten wir mal hier.« Dann wartete ich stoisch eine ganze Weile, bis mein Onkel mich abholte. Die Familien-Telefonkette war offenbar bei ihm hängen geblieben, da er in Berlin lebte.

Es war nicht besonders schön bei ihm, aber es wäre auch ein Wunder nötig gewesen oder zumindest ein psychologischer Profi, um mir ein gutes Gefühl zu machen. Nun gibt es kein Recht, immer liebevoll behandelt zu werden, aber mein Onkel freute sich anscheinend, mit seiner Einschätzung, in meinem Leben laufe etwas schief, recht gehabt zu haben. Er machte die für ihn typischen zynischen Scherze. Im Nachhinein wäre ich lieber gleich von der Polizei in irgendein Berliner Krankenhaus gebracht worden.

Abends kam meine Tante Suse mit meiner Cousine im Auto aus Hamburg, um mich heimzuholen. Mit aktivierter

Kindersicherung fuhren wir durch die Nacht. Ich blieb mehrere Tage bei ihr, in einem unheimlichen Zustand. Es muss sehr anstrengend für sie gewesen sein. Am ersten Tag stellte sie einen Kontakt zum Universitätsklinikum Eppendorf her. Der Arzt wollte mich gleich dabehalten, aber meine Tante hoffte, dass es mir ausgeschlafen am nächsten Tag schon besser gehen würde. Ihre Entscheidung über das weitere Vorgehen wurde nicht leichter dadurch, dass sie meiner aufgebrachten Mutter, also ihrer Schwester, die inzwischen durch die Multiple Sklerose, den Alkohol und einen davon nicht trennbaren allgemein desolaten Zustand an ihre Schweriner Wohnung gefesselt war, meine Situation und ihre Schritte vermitteln musste.

Der Tag meines Aufbruchs, der 24. Februar 2003, war ein Montag gewesen. Inzwischen war schon Wochenende. Ich muss ganze Tage aus meinem Gedächtnis gestrichen haben. Nach dem Wochenende wurde ich im UKE aufgenommen.

»Hören Sie Stimmen?«, fragte mich einer der Ärzte.

»Nein«, antwortete ich und werde sinngemäß gedacht haben: »So, wie Sie fragen, haben Sie irgendwas mit mir vor, wenn ich ehrlich antworte.«

Das offenbare routinierte Desinteresse für eine ehrliche Antwort machte die Situation gespenstisch. Der Arzt wollte mich in die geschlossene Station bringen, doch meine Tante widersprach dem, wohl aus der eigentlich ehrbaren Logik heraus, dass das bedeuten würde, ich wäre noch kränker als angenommen. Im Flur des zweiten Stockwerks, Psychosestation, kauerte ich mich so klein hin, wie es ging. Was mit mir los sei? Angst vor Scharfschützen. Ein Raum ohne Fenster wäre toll. Lebt der Papst noch?

Etwas beruhigt, ich hatte vielleicht auch das erste Medikament bekommen, bezog ich mein Zweierzimmer, in dem schon jemand untergebracht war, der ganz offensichtlich auf das Satiremagazin »Titanic« stand. Eine ganze Sammlung lag auf seinem Bett, dem Beistellschränkchen und dem Fensterbrett ausgebreitet. Arthur war unendlich sympathisch, hatte bloß einen irren Blick, der aber verschwand, sobald wir draußen spazieren gingen. Er war wohl schon in seinen Dreißigern und hatte »aus Versehen« von irgendetwas zu viel genommen. Für mich war er aber eigentlich ein Agent der intellektuellen Abteilung des Bundesnachrichtendienstes.

Damals durfte man noch auf der Station in einem Kabuff neben dem Pflegerzimmer rauchen. Wenn es auf U-Booten Raucherbereiche gibt, könnten die es toppen, aber sonst sind die Raucherzimmer von Psychiatrien eindeutig die verqualmtesten und vergilbtesten Orte, die von Menschen erschaffen worden sind. Pastellfarbene Wände, hellblau, lila, volle Aschenbecher, aber eigentlich der ganze Tisch voll mit Tabak und Asche, drum herum charaktervolle Patienten, ein Brühwürfel der Eigenarten. Später kam der freundliche Pfleger von der Nachtschicht: ob ich nicht auch mal schlafen wolle? Vielleicht das Angebot, dass eine Tablette dabei helfen könne. Nein, ich zeichne noch ein bisschen.

Ein Mitpatient, der sich wegen seiner langen Haare und des hageren Gesichts wahrscheinlich stark mit Jesus identifizierte, hatte ein bisschen Gras. An einem der ersten Abende zog er einen mit mir durch. Mein Bewusstsein war ohnehin ziemlich erweitert.

Gerade wenn es ruhig um mich wurde, wenn ich mich aufs Bett legte, kreuchte und fleuchte es um mich herum. Draußen vorm Haus standen dann etwa Leute, die meinetwegen das Gelände bewachten. Die mysteriöse Energie geisterte durch die Luft. Hörte ich einen Hubschrauber am Krankenhaus ankommen, schickte ich die Energie zu dem Notfallpatienten, der damit ankam. Oder es saßen auch mal wichtige Politiker an Bord, die irgendwo auf dem Krankenhausgelände mit den Weltreligionen, mit mir und über mich konferierten. Ihr Medium: Der Glaube, für mich ein Synonym für Telepathie.

Dann bogen meine Gedanken in eine neue Richtung ab. Ich wollte näher ran. Nach Rom. Ich packte meinen Rucksack und sagte der Nachtschicht Bescheid, dass ich die Station zu verlassen gedächte. Eher schwierig. Nur ein Arzt im ganzen Haus, der das absegnen könne. Warten. Arthur berät mich: Berlusconi ist da unten an der Macht, Italien ein faschistisches Land. Nicht schön, dort in die Psychiatrie gesteckt zu werden oder in Arrest. Der Arzt kommt. Ich möchte nach Rom und dort am Petersplatz meine Gedanken schweifen lassen. Er könne es mir nicht verbieten, aber rate mir dringend davon ab. Vielleicht hätte er mich auch in die Geschlossene bringen lassen, aber ich gab meinen Plan ohnehin langsam auf und zog mich zurück auf mein Zimmer.

Vereinzelte Gespräche mit Dr. Wels, ein Name wie ein Raubfisch, und meiner Tante.

»Warum gucken Sie dort hin? Sehen Sie dort etwas?« fragte mich der Arzt.

Ich sah nichts, hatte nur nachgedacht.

»Suse, du arbeitest doch bei Spiegel TV. Ist die Mondlandung echt oder gefälscht?«

»Sie sind gelandet, aber haben es nachgedreht, weil die echten Bilder zu schlecht waren.«

Ein wenig hilfreicher Scherz, aber geschenkt. Dr. Wels ließ das unkommentiert.

»Schizophrenie« hatte ich also, genauer »paranoide Psychose aus dem schizophrenen Formenkreis«.

Eines Abends ging ich mit Arthur und einer Mitpatientin ins schöne »Holi«-Programmkino. Wir saßen in der letzten Reihe. Während der Vorstellung sollte ich abgeholt werden. Man wollte mich aus dieser Scheinwelt befreien, in der meine besonderen Fähigkeiten nicht gewürdigt wurden. Ich besprach mich mit meinen Kontaktpersonen aus der telepathischen Welt. Der Film lief schon eine Weile, doch ich wartete nur angespannt auf das Kommando. Irgendwann war es so weit.

»Jetzt, ganz ruhig, wir holen Sie vorm Kino ab.«

Damals war ich noch ziemlich fit. Ging regelmäßig joggen, wenn auch selten länger als dreißig Minuten, sprang aber noch locker mit einer Hand gestützt seitlich über jede Absperrung. Nun sogar aus dem Stand über den Kinositz.

Draußen war niemand, um mich abzuholen. Ich suchte und wartete noch ein bisschen, setzte mich aber schließlich enttäuscht wieder in den Film. Zurück im Krankenhaus erzählte Arthur staunend den Pflegern von meiner kleinen Akrobatikeinlage. Ich hätte sauer sein können, dass er mich verriet, aber es überkam mich nicht.

Die Kriegsvorbereitungen der US-Amerikaner liefen nun immer unaufhaltsamer, aber ich nahm noch einen Anlauf, das Blutvergießen zu verhindern. Vielleicht stimmten meine Daten nicht, aber ich errechnete mir, dass es immer noch einen Weg gab, alles zum Guten zu wenden. Irgendwo las ich davon oder sah es in der Tagesschau, dass Israel, in Sorge, der Konflikt könnte auch dort eskalieren, alle Auslandsgespräche abhörte. Wenig später stand ich unten vor dem Krankenhausgelände und rief Noah an, der inzwischen nach Tel Aviv gezogen war.

»Noah, ich weiß, wie man den Krieg verhindern kann.

Die Vereinten Nationen müssen Saddam Hussein anbieten, das UN-Hauptquartier nach Bagdad zu verlegen.« Ich sprach eigentlich zu den Agenten des Mossad und des BND, die das Gespräch hoffentlich abhörten und aufzeichneten. »Wenn er zustimmt, muss er sich der Welt öffnen, wenn er ablehnt, wäre die UNO vereint gegen ihn!«

Falls das Gespräch tatsächlich abgehört wurde, könnte Noahs Antwort ernüchternd auf die Agenten gewirkt haben: »Da würde es andauernd Bombenanschläge geben.«

Das UN-Hauptquartier ist später nicht nach Bagdad gezogen. Die Bombenanschläge gab es trotzdem.

Aus dem kleinen Ghettoblaster, den Arthur und ich bei einem Elektronikhändler gekauft hatten, kamen Berichte vom Beginn des Irakkriegs. Am 20. März, natürlich am Geburtstag meiner Mutter, ging es mit dem Angriff auf Bagdad los. Meine Tante hatte mir meine Gitarre auf die Station gebracht, die ich nun spielte und dabei die Schuldgefühle heraussang, die ich verspürte. Ich hatte den Krieg nicht verhindert. Jetzt war er vielleicht gar nicht mehr zu stoppen.

Der Abstimmungsapparat

»Wenn Sie Ihre Medikamente nicht nehmen, sind Sie in einem halben Jahr wieder hier«, hatte mich der Arzt gewarnt. Dann wurde ich auf meinen Wunsch entlassen. Zwei Wochen hatte mein Krankenhausaufenthalt gedauert – lang genug, um die größte Verwirrung zu beenden, aber zu kurz, um mir wirklich klarzumachen, was mit mir los gewesen war.

Mein Onkel ließ mich für ein Jahr seine Wohnung im Falkenried untermieten. Das machte er zwar, da er sowieso in Berlin lebte und die Miete sparen wollte, aber auch, damit ich ein Dach über dem Kopf hatte. Meine alte Wohnung wurde leergeräumt. Gerade, als ich mein neues Zuhause bezog, flogen drei Düsenjets in Formation darüber hinweg und hinterließen ihre Kondensstreifen am Himmel. Die »Drei«, das Symbol für den dritten Weltkrieg. Es schien mir ganz natürlich, dass mir die Luftwaffe einen Gruß sendete.

Trotz der Verlockungen der psychotischen Welt lösten sich mit der Zeit die Verbindungen, die ich zwischen mir und den Nachrichten im Fernsehen herstellte. Der Krieg regte mich zwar immer noch auf, aber ich nahm das alles nicht mehr so persönlich.

Übrig blieb der Drang, etwas zu verändern. Vor allem aber wollte ich die Welt verbinden: Neben dem telepathischen Netzwerk dachte ich mir noch andere Methoden aus, Menschen miteinander in Kontakt zu bringen. Es waren alles Bestandteile einer Utopie, in der die Menschen gleichberechtigt, offen und urdemokratisch ihre Welt gestalten können.

Ich plante, eine Sendung im Offenen Kanal zu machen, bei der sechs Leute an einem runden Tisch saßen. Auf jeden sollte eine Kamera gerichtet sein. Wenn jemand etwas sagen wollte, musste er auf seinen Schalter drücken, damit seine Kamera und das Mikrofon eingeschaltet wurden. Als ich beim Sender anrief, um meine Sendung anzumelden, wurde der Offene Kanal in Hamburg gerade abgeschafft, zugunsten des nicht mehr für jeden offenen Kanals »Tide«. Dabei hatte ich für die erste Sendung schon meine Mitpatienten eingeladen und begonnen, über Inserate Kameras zu besorgen und mit Utensilien aus dem Elektronikladen an der Technik zu basteln, auch wenn das ziemlich unbeholfen war.

Die Abschaffung des Offenen Kanals bereitete nicht nur meinen Plänen ein jähes Ende, der Hamburger Senat beerdigte damit auch das Lebenswerk meines Vaters. Allerdings war er nicht der »Erfinder« des Offenen Kanals, wie ich als Jugendlicher immer stolz behauptet hatte. Er war Fernsehtheoretiker und -praktiker. Das ist in etwa die Quintessenz dessen, was ich erzählt bekam und mir zusammenrecherchiert habe. Ein Theoretiker war er auf jeden Fall, auch wenn er nicht studiert hatte. 1963, mit 28 oder 29 Jahren, gab er bereits ein Buch mit Aufsätzen über das »Fernsehen in Deutschland« heraus. Vier Jahrzehnte später, während ich Journalistik und Kommunikationswissenschaft studierte, sprachen mich gleich zwei Professoren auf meinen Nachnamen an – sie hätten Christian Longolius gekannt. Er tat aber auch einiges dafür, die Fernsehlandschaft zu gestalten, als das Monopol der öffentlich-rechtlichen Sender aufgebrochen wurde. In diesem Sinne, und weil er Drehbücher schrieb, war er ein »Praktiker«. Aus der Bundeszentrale für politische Bildung heraus, wo er – für mich klang das immer sagenhaft – für Massenmedien zuständig war, sorgte er mit für die Gründung der Offenen Kanäle. Die wurden technisch und politisch durch die Einführung des Kabel- und Privatfernsehens möglich, mussten aber auch gewollt sein, wofür er wohl einen wichtigen Beitrag leistete.

Er starb, als ich neun war, kurz nach dem Mauerfall, was überhaupt nichts damit zu tun hat, mich aber freut, weil er es noch erlebte. Es war Anfang 1990, ein paar Tage nach Silvester. Ich war noch bei meiner Oma in Travemünde und erfuhr von meiner Mutter, dass meine Meerschweinchen krank seien. Zu Hause angekommen, waren die Meerschweinchen putzmunter, aber mein Vater war tot. Prostatakrebs hieß es, auch wenn mir das nichts sagte.

Dass ich mir Gedanken über ein neues Sendeformat machte, war wohl auch ein Versuch, in die Fußstapfen meines Vaters zu treten. Er hat in meinem Leben gefehlt, gerade in diesen Zeiten. Sein großes Thema – ein Offener Kanal, bei dem jeder mitmachen kann – prägte mich, und es tauchte in meinen Wahnphasen in veränderter Form wieder auf. Dabei hatte ich immer vor allem Spaß daran, mir technische Lösungen dafür zu überlegen, wie eine solche Beteiligung aussehen könnte. Meine Fernsehsendung, bei der nicht die Bildregie, sondern jeder Einzelne per Knopfdruck entschied, wer dran war, ist ein Beispiel dafür. Dass dies nur mit Menschen funktionieren würde, die nicht ständig durcheinander reden und fair miteinander umgehen, störte mich nicht. Eher passte es zu meiner grundsätzlich optimistischen Weltsicht.

Grundsätzlich vertraute ich auch der Psychiatrie. Zwar hatte ich mich gegen ärztlichen Rat dazu entschieden, das Krankenhaus frühzeitig zu verlassen. In den nächsten Wochen oder Monaten ging ich aber noch mehrmals zu Gesprächen dorthin. Meine Tante begleitete mich dabei. Zudem suchte ich mehrmals einen niedergelassenen Psychiater auf.

»Wenn Sie Ihre Medikamente nicht nehmen, sind Sie in einem halben Jahr wieder hier.« Der Satz des Arztes hallte noch in mir nach, als ich bald darauf mit den restlichen Blistern des Antipsychotikums »Zyprexa« in der Wohnung saß. Es löste die Sorgen, die sich in meinem Gedankennetz darauf bezogen, beim Verhindern des Krieges versagt zu haben. Im UKE wurde mir anfangs noch ein weiteres Mittel verschrieben, damit das Antipsychotikum nicht so dick machte, wie es normalerweise der Fall ist. Das hatte aber vor allem den Effekt, dass ich davon ausging, für Tine dünn bleiben zu sollen, und schreckte mich sogar ein wenig von der Einnahme des eigentlichen Mittels ab.

Es fühlte sich nicht richtig an, meine Verantwortung für Krieg und Frieden aufzugeben. Die Realität schien zu verlangen, *dass* ich mir Sorgen machte. Von der ganzen scheinbaren Verantwortung für die Welt und den heftigen Erinnerungen an das Aufnahmeritual und das Stimmenhören war ich noch so aufgeregt, dass es mir vorkam, als machten die Tabletten unendlich müde, wenn sie den Stress lösten (das

Mittelchen macht tatsächlich ein bisschen müde). Nahm ich sie allerdings nicht, kamen die Sorgen so heftig zurück, dass sie vielleicht nur mit psychotischen Gedanken und Schuldgefühlen zu überwinden waren.

Einmal rief mich eine Bekannte an, um mich für den selben Abend zu ihrem Geburtstag einzuladen. Ich hatte das Medikament gerade hinuntergeschluckt und ging deshalb davon aus, dass ich es nicht schaffen würde, dort wach genug anzukommen. Der Versuch, es auf dem gleichen Weg wieder loszuwerden, misslang. Um es schneller durch die Blutbahn zu jagen, lief ich eine Runde im Park – aussichtslos. Ich musste absagen. Dabei war es eine höchst interessante Einladung von der Bekannten – vielleicht darf ich sie sogar zumindest für damals als Freundin bezeichnen –, die entweder nicht wusste, was mit mir los gewesen war, oder mich trotzdem einlud.

In den folgenden Tagen reduzierte ich die Dosis. Auch weil kein Nachschub in Sicht war, wenn ich mich nicht darum kümmerte, und das tat ich nicht. Ich halbierte die ersten Tabletten, viertelte und achtelte sie dann, bis sie aufgebraucht waren. Mein Aktivitätsniveau stieg wieder, körperlich wie auch mental. Ein Mitpatient von der Psychosestation, der offenbar in meiner Nähe wohnte, lief mir mehrmals über den Weg. Er ähnelte dem Bild, das ich von meinem Vater hatte. Auf der Station hatte ich ihm sogar offenbart: »Du bist mein Vater!«, obwohl er dafür etwas zu jung war. Im Krankenhaus hatte sich schließlich ein Mantel der medikamentös unterstützten Vernunft über die Annahme gelegt, mein Vater lebe noch. Nun war er jedoch wieder quicklebendig, wenn mir mein ehemaliger Mitpatient auf der Straße entgegenkam. Dieser wurde wieder zu dem, wofür ich ihn im Krankenhaus gehalten hatte: meinem Vater, der mich beschützen und mir Mut machen sollte. Er lebte jetzt in meiner Nachbarschaft, durfte mich aber nicht darauf ansprechen. Ich spielte das Spiel mit und sprach ihn auch nicht mehr darauf an. So erklärte mir mein Verstand, weshalb mein Vater sich nicht als solcher zu erkennen gab. Das schien mir wahrscheinlicher als der traurige Schluss, dass er es gar nicht sein konnte. Auf diese Weise schaffte es mein psychotisches Hirn, Wünsche wahr werden zu lassen.

In dieser Zeit hatte mein Freund Ruby einen ziemlich schweren Unfall mit meinem Auto. Ihm war jemand reingefahren, der viel zu schnell unterwegs war. Zum Glück war niemandem etwas passiert, nur das Auto war Schrott. Die Hoffnung, dass der Gutachter von der Versicherung die Gasdüsen entdecken würde, mit denen ich in Berlin fertiggemacht worden war, blieb unerfüllt.

Das Auto war auf meine Mutter zugelassen, um die Versicherung günstiger zu halten. Zum zweiten Mal seit meiner Chaostour durch Berlin rief nun die Polizei bei ihr an. Das regte sie ziemlich auf. Sie hatte inzwischen eine beeindruckend schöne, bloß nicht behindertengerechte Wohnung am Schweriner Schlosspark bezogen. Ich besuchte sie meist, wenn etwas Dringendes anlag, und sei es das Einkaufen, weil sich ihre Haushaltshilfe krankgemeldet hatte. Eigentlich wünschte sie sich, dass ich bei ihr einzog. Wenn ich da war, wurde sie allerdings sehr beleidigend – mit Sicherheit auch, weil es sie schmerzte, dass ich oft nur eine Nacht blieb.

Um bei ihr einzuziehen, war ich auch zu beschäftigt. Ich hatte meine Missionen, von denen ihr zu erzählen ich aber wohl Abstand nahm, und besuchte sie in einem Rhythmus aus Wollen, Können und Müssen. Vielleicht sagte ich ihr so etwas wie: »Ich muss in Hamburg die Welt retten!« – und vielleicht erwiderte sie: »Das kannst du auch aus Schwerin.« Sie hätte doppelt recht gehabt. Zum einen wäre es den Versuch wert gewesen, wenigstens ihre Welt zu retten. Zum anderen, na ja.

Ich zeichnete viel. Vor allem tüftelte ich an einer neuen Erfindung aus meinem Oberstübchen herum. Wieder ging es um Transparenz, um Teilhabe, und um eine technische Apparatur, mit der das alles möglich wird. Ich zeichnete, physikalisch naiv, zusammenhängende rote und grüne Pendel. Schwingt das rote in die eine Richtung, bewegt sich das grüne in die andere und vice versa. Es ging um Ampelfarben, Entscheidungen, auch irgendwie die Farben der regierenden rot-grünen Koalition. Statt nur einem rot-grünen Pendel, hängte ich gleich sechzehn in einer Karussellformation auf, ließ die Pendel erst ruhen und dann alle auf einmal ausschlagen. Mal das rote, mal das grüne. Für Außenstehende war das Bild auf dem Papier schwer nachvollziehbar, aber für mich war es eine Offenbarung.

Weitere, nicht minder verkopfte Ideen kamen zusammen. Man konnte solche Pendel beim Abstimmen über politische Entscheidungen nutzen. Wenn man so einen Apparat in Groß baute, wirklich groß, dann würde man noch aus Kilometern Entfernung sehen können, wie die Pendel ausschlugen. Man könnte sogar von Satelliten aus beobachten, wie das Ergebnis ausfiel. Wenn irgendein fantastisches Land so einen Apparat hätte, einen Abstimmungsapparat, vielleicht Deutschland, dann würde jeder in Berlin sehen können, wie abgestimmt worden war, und andere Länder könnten mit ihren Satelliten das Wahlergebnis überprüfen.

Drei Jahre zuvor, im November 2000, hatte George W. Bush die US-Wahlen in anzweifelbarer Weise gewonnen. Entscheidend war ein Vorsprung von nur 537 Stimmen in Florida – und der war auch noch durch Wahlcomputer ermittelt worden. Der von den Republikanern dominierte Oberste Gerichtshof entschied, dass nicht noch einmal ausgezählt wurde. Ich war bei Weitem nicht der Einzige gewesen, der darin ein Problem sah. Für mich war es ein Anlass, mir ein besseres Abstimmungssystem auszudenken.

Ich weiß noch, wie meine Freunde früher aufgrund meines staatstragenden Habitus scherzten, ich würde mal Bundeskanzler werden. Ich, ein vor Allmachtsfantasien nur so strotzender Bengel, der eigentlich Politiker werden wollte – ich hatte ein Problem damit, nur alle vier Jahre ein oder zwei Kreuzchen zu machen, die dann auch noch irgendein CDU-Sympathisant, der im Wahllokal Stimmen auszählte, in einem unbemerkten Moment unter den Tisch fallen lassen oder einfach auf den falschen Haufen legen konnte.

Bei meinem Abstimmungsapparat ging es um eine Mischung aus repräsentativer Demokratie und Basisdemokratie – jeder konnte direkt über alles abstimmen oder seine Stimme an einen Abgeordneten abgeben. Als ich Jahre später erfuhr, dass aus Richtung der Piratenpartei eigentlich genau für dieses Verfahren eine Software entwickelt wurde, bekam ich ein bisschen Schwierigkeiten, die Tatsache zu deuten, dass sich in meinem Kopf etwas entwickelt hatte, das an anderer Stelle Wirklichkeit wurde. Gern hätte ich mich beim »Liquid Democracy«-Projekt eingebracht, aber ich werde wohl nicht mehr der Typ, der sich Bewegungen anschließt.

Ich fing an, eine Art Kinderbuch für Erwachsene über meine Idee zu schreiben: »Mr. T-Cup und der (große)

Abstimmungsapparat«. Die Titelfigur hatte ich vor einiger Zeit beim Zeichnen in Simons Atelier entwickelt. Sie hatte einen Teetassenkopf mit einem Henkel auf der Rückseite, einen Körper mit Karomuster und kurze Beine. Diese Figur sollte mich noch lange begleiten, sie wurde ein treuer Gefährte in meinen Wahnphasen. In das Buch baute ich meine psychotischen Erlebnisse ein. Ich würde gerne schreiben, dass ich meine Geschichte dabei verarbeitete, aber ich fürchte, dazu habe ich mich zu sehr darin verloren.

In Mr. T-Cups Demokratie-Abenteuer werden Gedankenverstärker erfunden, mit denen man Gedanken – eigentlich wie beim Radio – an die Menschen in der Umgebung senden kann. Zunächst wird die neue Erfindung vor allem für Gedankenwerbung benutzt, und der erste Gedankenwerbespot ist für Zahnpasta. Weil das mit der Zeit alle nervt, wird die Gedankenwerbung verboten, und stattdessen dürfen die Gedankenverstärker nur noch von den Mitarbeitern der Abstimmungsapparate genutzt werden, um Informationen über die Abstimmungen zu verbreiten.

Mr. T-Cup stand wie ich unter dem Einfluss von Stimmen, deren Ursprung er sich nicht erklären konnte. »Er hatte sie gefunden, und es war durchaus ernüchternd, gerade weil er sie gar nicht gesucht hatte«, lautet der erste Satz des Buches. Obwohl ich ein Kinderbuch schreiben wollte, entschied ich mich dafür, diese Stimmen einer »Gruppe« zuzuweisen und nicht Gott. Schlicht, weil ich es anders machen wollte, als es mir die Menschheitsgeschichte vorzuschreiben schien. Mit der Erfindung dieser »Gruppe« war es dann bald um jeden monotheistischen Glauben bei mir geschehen. Das fühlte sich ziemlich mutig an, denn ich ging davon aus, ein sehr erfolgreiches Buch zu schreiben. Vielgötterei würde mich noch sehr glücklich machen in meinem Leben, und dass sie so leicht und ohne Widerstand zu installieren war – zumindest erschlug mich nicht gleich der Blitz –, war schon mal ein Indiz dafür, auf dem richtigen Weg zu sein.

Es gab noch ein weiteres Motiv in dem Buch, das man wohl typisch psychotisch nennen kann: der doppelte Boden. Nichts ist, wie es scheint. Vieles hatte eine verborgene Bedeutung, hinter den Dingen lagen irgendwelche Kräfte, die alles steuerten.

Mr. T-Cup hört bei seiner Berufung als Abgeordneter zum »großen« Abstimmungsapparat eine Stimme, die ihm sagt, die Gedankenverstärker würden gar nicht funktionieren. In Wirklichkeit verbreite »die Gruppe« die Gedanken. Nicht, dass sie die Gedanken-Sendestation besetzt hätte, denn die funktioniert ja nicht. Es ist eine andere, technisch nicht erklärbare Macht, mit der die »Gruppe« die Gedanken verbreitet. Mr. T-Cup soll nun dafür sorgen, dass die Manipulation ein Ende hat. Die Gedankenverstärker sollen offiziell abgeschafft und die Informationen über die Abstimmungen wieder auf herkömmlichem Weg verbreitet werden. Es ging schlicht darum, die Kontrolle über die Gedanken wiederzuerlangen. Aber nicht, weil diese Gruppe Böses im Sinne gehabt hätte. In meiner Welt lief es eher selten auf böse manipulative Mächte hinaus. Ich dachte mir, die Gruppe hätte einfach keine Lust mehr, den Leuten vorzuspielen, ihre Gedankenverstärker würden funktionieren. Warum sie überhaupt damit angefangen hatte, sei dahingestellt. Mir schien die Geschichte einleuchtend, und sie lief darauf hinaus, die Stimmen wieder auszuschalten und die Manipulation zu beenden.

Beim Schreiben steigerte ich mich wieder mehr und

mehr in meine Gedankenwelt hinein. Für Außenstehende ist es oft schwer nachvollziehbar, warum die Fantasiewelt eine größere Anziehungskraft hat als die echte Welt. Zu wirr scheinen die Gedanken und Ideen aus der Psychose. Aber jeder kann nachvollziehen, dass man ab und zu in eine andere Welt eintauchen möchte. Warum sonst lesen wir Bücher, schauen Filme. Wie der kleine Bastian bin ich beim Lesen auf einmal in die »unendliche Geschichte« hineingefallen. Genau wie er fühlte ich mich dort wohl, es war faszinierend und intensiv. Es gab zwar keinen fliegenden Glücksdrachen, aber dafür Mr. T-Cup, und eine kindliche Kaiserin gab es irgendwie auch, die allerdings langsam erwachsen wurde. In meiner unendlichen Geschichte hatte ich zudem das Gefühl, etwas bewegen zu können.

Meine Wahrnehmung veränderte sich wieder. Wie damals auf den Reggaepartys schienen die Menschen so etwas wie eine Lebensenergie zu produzieren, die ich lenken konnte. Der Eindruck, in dieser Hinsicht über besondere Fähigkeiten zu verfügen, drängt sich mir eigentlich bis heute auf. Insbesondere wenn mehrere Menschen in guter oder konzentrierter Stimmung zusammenkommen, wie bei einem Konzert oder einer Gruppentherapiesitzung, scheint es da etwas wirklich Schönes zu geben, das ich nicht nur auf mysteriöse Weise wahrnehme, sondern das ich auch beeinflussen kann. Etwas, das Kraft zu machen und zu geben scheint. Allerdings meist, ohne dass die Informationen, die ich mit den Augen oder den Ohren sammele, mir für diesen Extra-Sinn eine Bestätigung liefern würden.

Wenn damals ein Krankenwagen mit Blaulicht langsam an mir vorbeifuhr, in dem offensichtlich jemand behandelt wurde, fühlte ich mich verantwortlich, meine Fähigkeit einzusetzen, um den Krankenwagen zu beschützen. Ich sorgte dann dafür, dass kein Passant unbewusst etwas von dieser mysteriösen Kraft auf sich zog, die der Patient viel besser brauchen konnte. Krankenwagen, die mit Blaulicht zum Einsatzort eilten, machte ich in Gedanken den Weg frei. Im Zweifelsfall dachte ich dann einfach laut (und denke ich heute noch) »Achtung!«, damit der »Notarzt« gut durchkam. Kein Laut-Denken im Sinne von »Ich-habe-nur-laut-gedacht«, sondern als Steigerung von Still-Denken, jedenfalls ohne dabei zu sprechen. Also, ohne mit dem Mund zu sprechen. Telepathisch halt.

Ich hörte viele Stimmen. Oder telepathierte. Oder spaltete meine innere Stimme immer mehr in verschiedene Personen auf. Oder auf welche Arten ich das noch alles nicht beschreiben möchte. Es war meine Superkraft.

Eine Stimme war immer häufiger da. Sie war männlich, um die vierzig Jahre alt und stellte sich mir als UN-Botschafter aus Frankreich vor, der den Auftrag erhalten habe, mir das Telepathieren beizubringen. Weil ich sonst zu viel Chaos verursachen würde. Die Superkraft bekam ihre Definition. Sie war ein wichtiges Medium der Macht, für das ich unerklärlicherweise ein Abonnement erworben hatte.

Mehr und mehr schien ich mit interessanten Menschen telepathisch in Verbindung zu stehen. Irgendwann wurde es mir peinlich, meine Geschäfte auf der Toilette zu erledigen. Mit jemandem telepathieren, das bedeutet für mich bei einer guten Verbindung, mit dem Gesprächspartner zu verschmelzen. Die anderen Telepathen konnten das allerdings immer, aber auch wirklich immer, viel besser als ich. Konnten sehen, was ich sehe, hören, was ich höre, wussten, wenn mich etwas im Bauch zwickte, und wussten natürlich auch immer, was ich dachte. Ich selbst konnte immer nur ahnen. Hatte ein Gefühl dafür, ob ich mich gerade mit einem CIA-Arschloch, einem CIA-Helden, einem saudischen Prinzen oder einem Außerirdischen unterhielt. Nur manchmal ging es besser als sonst, beherrschte ich das Medium so weit, dass auch ich die Sinne des anderen hatte. Ich war und blieb aber eigentlich einer, der auf den guten Willen der anderen Telepathen angewiesen war, um mitzumischen.

»Wenn Sie Ihre Medikamente nicht nehmen, sind Sie in einem halben Jahr wieder hier«, der Satz des Arztes ging unter im Gerede der Stimmen. Ich hatte noch gar nicht richtig mit den Medikamenten angefangen, da setzte ich sie schon wieder ab. Dass dies noch sehr gefährliche Fantasien entfesseln würde, war mir nicht klar. Ich hätte höchstens gesagt, dass die Medikamente einen Kanal geschlossen hatten, der sich jetzt wieder öffnete.

Zu meinen Problemen bezüglich des Badezimmers sagte der UN-Botschafter sinngemäß, alle müssten aufs Klo. Selbst die Saudis sagten es, vor deren Ehrgehabe ich eine besondere Mischung aus Furcht, Respekt und Abneigung hatte, die mir aber auch humorvoller vorkamen, als ich es erwartet hätte. Es ging dann zwar nicht das Gefühl weg, beobachtet zu werden, aber die Peinlichkeit. An Selbstbefriedigung war allerdings nicht mehr zu denken, worüber ich aus Peinlichkeit nicht gern schreibe, was aber irgendwie dazugehört.

Telepathie: ungenügend

»Klong!« Das Geräusch kam irgendwoher aus der Heizung. Ich lag in der kargen Ecke mit der Schaumstoffmatratze und horchte. Mein Onkel, der Inbegriff des Junggesellen, hatte einige persönliche Sachen für mich aus der Wohnung geräumt, aber immer noch herrschte ein, wenn auch spartanisches, Chaos, das ich fortführte. »Klong.« Da war es wieder. Und es meinte mich. Intuitiv konnte ich die Geräusche entschlüsseln. Ich stellte eine Frage, und die Heizung antwortete.

»Die Amerikaner sind böse?«

»Klong!«

»Auch die Vereinten Nationen spielen ein falsches Spiel?«

»Klong!«

»Man kann niemandem vertrauen.«

Die Bewohner der anderen kleinen, hellhörigen Arbeiter-Wohnungen der Falkenried-Terrassen wollten mir etwas mitteilen. Ihre Nachrichten waren hier oben unter dem Dach gut zu verstehen. Auch sie gehörten zur telepathischen Welt, allerdings wählten sie die Heizungsrohre als geheimes Kommunikationsmittel, um unter dem Radar der Weltpolitik mit mir in Kontakt zu treten. Nicht einmal die geübten UN-Telepathen konnten mithören, was sie mir zu sagen hatten. Meine Nachbarn waren Rebellen, oder vielleicht eher Autonome in der telepathischen Welt. Sie begegneten meinen Verstrickungen in die große Politik mit einer Mischung aus Verachtung und dem Versuch, mich für den Widerstand gegen die Herrschenden fit zu machen. Sie waren der David, und ich brachte Goliath mit in ihre Idylle.

Zur Telepathie gehörte, dass man Netzwerke bilden musste, um miteinander in Verbindung zu treten – und das Netzwerk der fünf kleinen Gassen der Mietergenossenschaft war umzingelt vom bedrohlich opportunistischen Rest der Welt. Wie das gallische Dorf von Asterix und Obelix, nur mit Rotwein, mutmaßlich, statt Zaubertrank.

Man könnte meinen, die Heizung in unserem Haus wäre einfach etwas alt gewesen oder mit zu wenig Wasser gefüllt. Doch das Klopfen passte genau zu meinen Gedanken, als könnten die Nachbarn sie hören und durch sanfte Schläge mit dem Schraubenschlüssel am Heizungsrohr kommentieren. Vorgänge aus der Außenwelt auf die eigenen Gedanken zu beziehen ist ein klassisches Symptom für Schizophrenie. Doch dadurch wird das Erleben für Schizophrene nicht minder überzeugend. Es hat mich übrigens bis heute nicht losgelassen. In meinem Fall lassen die Medikamente aber nicht nur die Vorgänge, die ich auf mich beziehe, weniger werden, sondern sie lösen sogar ziemlich zuverlässig die Verknüpfung von außen und innen so weit, dass ich die Welt wieder betrachten kann, ohne jedes Knarren im Gebälk für eine Mitteilung zu halten. Doch ich ziehe immer wieder in

Zweifel, dass *alle* Zeichen, die mir ohne die Medikamente so bedeutend vorkommen, in Wirklichkeit Hirngespinste sind und es darüber hinaus Gespenster noch nicht einmal wirklich gibt.

Die rebellischen Hausbewohner schafften es nicht, mich ganz auf ihre Seite zu ziehen, ich blieb mit der Weltpolitik in Kontakt. Es war auch viel zu interessant. Kurz nachdem der französische UN-Botschafter es übernommen hatte, mich in Telepathie zu unterrichten, lag ich einmal rücklings auf der Matratze und bekam eine Art Vortrag zu hören. Also zu denken, zum Mitdenken. Er handelte von der Kirche, und die Aussage war im Grunde, dass ich nicht so gut oder naiv über sie denken solle. Es ging unter anderem um Grundbesitz und wie ihn sich die katholischen Oberen über die Jahrhunderte, unter Zuhilfenahme von als Glauben getarnter Telepathie, erschlichen hätten.

Der Vortrag folgte insgesamt der Stoßrichtung eines winzigen Kinderbuchs, das ich einmal für den Englischunterricht angefertigt hatte: »Bumania is no plate«. Es geht darin um die Bewohner des Planeten »Bumania«, denen von den »Bistians« vorgegaukelt wird, ihr Planet sei eine Scheibe, damit sie nicht dagegen aufmuckten, für die Bistians »Bobadoes« ernten zu müssen. Der Buman Leo Lalei wird dann zum Helden, indem er einfach losläuft und nach langer Zeit – Bumania ist offenbar doch eine Kugel – wieder dort ankommt, wo er losgelaufen ist. Fortan reisen die Bumans wieder, wie es ihre Ahnen schon getan haben, und die Bistians können sehen, wo sie ihre Bobadoes herbekommen. Denkmotive von damals tauchten nun wieder im Telepathieunterricht auf. An die Stelle »Bistians« trat nun die katholische Kirche.

Ich erinnere lediglich eine Handvoll Einzelheiten aus

dem Unterricht, doch sie sind ein hervorragendes Beispiel dafür, wie organisierte Telepathie funktionieren könnte, wenn es sie gäbe!

Der französische UN-Botschafter in meinem Kopf klärte mich über die Konsequenzen auf, die es mit sich brachte, bewusst in einer Welt zu leben, in der es Telepathie gibt. Er vermittelte mir das Gefühl, dass ich auf der einen Seite das Gute noch gar nicht richtig wollen konnte, da ich mit meinen dreiundzwanzig Jahren noch nicht so weit war, zu wissen, was das überhaupt ist; dass ich auf der anderen Seite aber mit meiner rebellischen Naivität zu beeindrucken vermochte. Er verhalf mir zu Zwiegesprächen mit Politikern und anderen Würdenträgern. Meine frische und auch unausgegorene Haltung von damals ist ziemlich weit weg. Ich erinnere aber noch sehr gut, wie mir etwas widerfuhr, das mir vielleicht deswegen widerfahren ist, damit ich es jetzt aufschreibe. Zumindest nicht, damit ich es jetzt nicht aufschreibe, obwohl: Es hat etwas mit Geheimgesellschaften zu tun.

Damals war ich, wie so oft, zu Hause und unterhielt mich in Gedanken. Es hatte sich eingespielt: Ich war der junge Typ, der die Alten daran erinnerte, was man alles wollen kann. Frieden, Gerechtigkeit, auch Freiheit. Vielleicht hatte ich gerade auf dem Papier die neuen bunten Uniformen für die Weltpolizisten entworfen, die es bald in jeder Stadt geben würde. Weltpolizisten, die man schon von Weitem an ihrer schönen Uniform und einem hohen Hut erkennen würde, die man alles fragen konnte und die weltweit vernetzt waren, um im Ernstfall Hilfe holen zu können. Es war jedenfalls eine ganz vergnügte Stimmung, als ich ziemlich plötzlich in einen Raum geführt wurde, einen Raum in der Welt der Fantasie. Es war ein großer Raum, ein riesiger Raum. Ich spürte die Anwesenheit von vielen anderen Personen, eine internationale Runde, womöglich eine interstellare Runde. Meine Herren, war ich aufgeregt! Das Medium der Kommunikation: Gedanken. Sie wurden den anderen zur Verfügung gestellt, welche sie unterstützen, kommentieren, ändern, ins Lächerliche ziehen, nur betrachten, insgesamt ablehnen oder übernehmen konnten.

Mein Auftritt auf dieser Weltkonferenz dauerte vielleicht neun Sekunden. Ich kam rein. Es war sehr still. Der Raum war so riesig, dass ich nicht erfasste, worum es gerade ging. Ich konnte gar nicht so schnell nichts denken, wie mir bewusst wurde, dass meine Gedanken eine Art mentaler Wind erfasste und das Nächste, was ich dachte, in die Ruhe der Runde platzen würde. Unglücklicherweise dachte ich nicht »Es ist mir eine Ehre« oder »Danke, dass Sie mich eingeladen haben« oder wenigstens »Wow«. Nein, ich dachte überwältigt:

»Fuck!«

Das Wort erschien in weißen Lettern an der großen schwarzen Leinwand, vielleicht auch einer Art Kuppel, die sich in und über meinem Kopf befand. »Fuck!« Ein Trupp wunderschöner, wunderwunderschöner Saaldiener kam mit einem großen Tuch, das sie über meiner offenkundig unpassenden Mitteilung ausbreiteten, sodass sie langsam verblasste. Der Raum schloss sich, und die karge Wohnung war wieder der einzige Ort, an dem ich mich befand.

Die Saaldiener waren lange Zeit das Schönste, was ich in meinem Leben gesehen hatte. Sie waren angezogen wie in einem Märchen und hatten ein vornehmes, zurückhaltendes, aber auch stolzes Charisma. Was auch immer sie beschützten, war ihnen sehr wichtig.

Das konnte man also alles mit Fantasie machen. Die Erinnerung daran ist mir ziemlich wichtig, bis heute.

Damals, im Spätsommer 2003, wurden die Stimmen plötzlich weniger freundlich. Mein Lehrer von der UNO, der mich vorher so väterlich betreut hatte, warf mir nun vor, mein Denken sei zu sprunghaft für die Welt der gemeinsamen Gedanken. Er benutzte nicht den Begriff »denkzerfahren«, obwohl man diese Diagnose hätte stellen können. Zu verwirrt für die telepathische Welt – die Mitteilung traf mich wie ein Schlag. Ich sei nicht unterrichtbar im Telepathieren und bekäme von nun an statt der Stimmen nur noch ein Knacken aufs Ohr. Ein Mal Knacken bedeute »Ja«, zwei Mal »Nein«. Allerdings – man muss verstehen, dass ich ziemlich verblödet war – könne ich nicht wissen, ob mich von links die politisch Linken und von rechts die Rechten ansprächen, oder andersherum. Es wurde alles etwas chaotisch. Das Knacken im Ohr blieb zwar – bis heute –, aber genau genommen kamen auch die Stimmen wieder.

Obwohl sie mich heruntermachten, fragten mich die Stimmen dann doch freundlich, in wen ich eigentlich verliebt sei. Wochenlang hatte ich darauf bestanden, dass man das Medium nicht für persönliche Interessen missbrauchen dürfe. Hatte andere Telepathen dafür angeprangert, dass sie diese Geheimveranstaltung zum Vergnügen nutzten. Aber jetzt war ich weich geworden, auch weil die Frage nach meinem Liebesleben eine Belohnung dafür zu sein schien, dass ich offenbar doch irgendetwas für den Weltfrieden geleistet hatte. Solche Inkonsistenzen deuten selbst für mich darauf hin, dass ich mir das alles ausgedacht habe. Ich kann mir bloß nicht ganz vorstellen, dass ich in der Lage war, so einen komplexen Wahn selbst zu entwickeln. Jedenfalls erwiderte ich arglos, dass ich diese Tine von meiner alten Schule gut fände. Der französische UN-Botschafter müsse das erst mal recherchieren, dachte ich.

Es bringt nichts, das groß auszuschmücken: Sie sei auch in mich verliebt, teilte mir mein französischer Lehrer von der UN als Ergebnis mit. Außerdem sei ihr Vater der geheime König von Frankreich und sie somit eine Prinzessin. Dann ging es Schlag auf Schlag. Eben noch hatte ich wegen sprunghaften Denkens aus dem Netzwerk ausgeschlossen werden sollen, jetzt drehte sich alles um mich. Die Stimmen waren selber ziemlich sprunghaft, fällt mir auf. Die Vereinten Nationen begannen, zwischen mir und einem Hofstaat zu vermitteln, der sich auf eine Hochzeit vorbereitete. Direkte telepathische Gespräche zwischen mir und meinem schizophrenen Abbild von Tine gab es nicht oder kaum. Das wäre auch wenig romantisch gewesen, da man in meiner Vorstellung von Telepathie nie wusste, wer alles zuhörte. Aber wir sollten uns treffen. Eigentlich sollte ich sie finden. Es wurde die Eskalation einer Fantasie.

In den folgenden Tagen war ich ständig auf Achse und dachte mir immer verrücktere Dinge aus. Von den Stimmen hörte ich dauernd, dass ich glücklich verliebt sei. Da ich relativ freie Hand hatte, mit meiner Fantasie die Realität zu gestalten, malte ich mir das alles meiner Persönlichkeit entsprechend humorvoll und tragisch-romantisch, mit einer kleinen Option auf ein Happy End aus. Die Prinzessin war dann aber selbst in meiner Fantasie skeptisch, ob sie wirklich auch in mich verliebt war. Überhaupt erwuchs aus der Story ein gewaltiges Unbehagen, dass ich Taugenichts, der aber doch irgendwas in der Weltpolitik geschafft hatte, eine Prinzessin heiraten sollte. Das Ganze auch noch in einer telepathischen Welt, in der jeder Schritt beobachtet wurde. Die einzige Möglichkeit, diesem Unbehagen zu entkommen, war jedoch, das Ende der Geschichte zu erreichen. Indem ich entweder Tine durch ein Spalier der Hamburger Polizisten aus dem Rathaus begleitete, in dem wir uns das Ja-Wort gegeben hätten, oder indem wir es irgendwie anders schaffen würden, dem Wahnsinn zu entkommen.

Wochenlang diskutierte ich telepathisch mit allen möglichen Leuten, die bei so einer Hochzeit ein Wörtchen mitzureden haben: Eigentlich viel zu wenig mit meiner Fantasie von Tine selbst, sondern vor allem mit Freundinnen, Freunden und Exfreunden, französischen Politikern und mit den Eltern meiner Fantasie, dem aktuellen Königspaar. Wahrscheinlich habe ich sogar beim König um ihre Hand angehalten. Doch es zog sich hin.

Ich muss mich sehr verbunden mit der Welt gefühlt haben und lief an einem sonnigen, aber kühlen Septembertag barfuß durch die Stadt. Das Stimmenhören suggerierte mir, etwas Besonderes zu sein, in Richtung Jesus. Die einzige Person, die mich ansprach, war eindrucksvoller Weise eine Frau, die ich als Patientin vom ersten Krankenhausaufenthalt erinnerte.

»Das ist doch viel zu kalt!«

Ich glaube, ihre Mitteilung war befreiend, und ich zog meine Schuhe bald wieder an. Seltsam, dass nur sie sich berufen fühlte, mich darauf hinzuweisen.

Da ich wusste, in welcher Straße Tine inzwischen wohnte, machte ich dort ein Haus aus, in dessen Treppenhaus ich von außen ihr Fahrrad zu sehen meinte. Ich war in einer märchenhaften Stimmung, telepathierte mit einer Runde aus guten Leuten, die nur das Beste wollten, und stellte mich als eine Art Garde- oder Zinnsoldat neben dem Hauseingang auf, um meinen Respekt vor der Prinzessin zum Ausdruck zu bringen.

Im Endeffekt war es aber wohl trotzdem gut, dass sie mir in diesen Stunden nicht über den Weg lief, und mit ein bisschen Glück war die eine Klingel, auf der kein Name stand und die ich, ohne eine Antwort zu bekommen, gedrückt hatte, gar nicht ihre. Sentimental geworden von der vertanen Chance, sich kennenzulernen, aber auch davon, überhaupt Teil dieses Märchens zu sein, ließ ich noch Mr. T-Cup als eine Art süße Visitenkarte im Treppenhaus zurück. Der lief nämlich schon etwas länger wie ein kleiner Freund neben mir her. Ich projizierte ihn so plastisch in die Welt, dass nicht nur ich, sondern auch sie ihn sicherlich sehen konnte, wenn sie an ihm vorbeikam. Dass ich nichts Böses im Sinn hatte, sondern eine schöne Fantasie auslebte, steht der Tatsache, dass ich sie eigentlich stalkte, leider nicht entgegen.

Ich wollte sie wenigstens ein Mal sprechen und uns ein richtiges Kennenlernen ermöglichen. Die Stimmen gaben mir zu verstehen, dass ich sie in der Stadt suchen müsse. Ich bekam Tipps, wo ich sie finden könnte. Irgendwo im Nord-Osten Hamburgs, oder wo auch immer meine Psychose mich hinnavigiert hatte, trat ich im dritten oder vierten Stockwerk eines Mehrfamilienhauses eine Wohnungstür ein. Zu meiner Verteidigung: Ich ging davon aus, dass meine vermeintlich Zukünftige sich in der Wohnung befand, auf Drogen war und gleich von irgendwelchen Typen missbraucht werden würde. Ein halbes Jahr später riet mir mein Betreuer davon ab, bei dem Wohnungsinhaber um Entschuldigung zu bitten. Wahrscheinlich war das ein guter Rat, denn eine Entschuldigung für mein wahnhaftes Verhalten hätte den Schreck nicht ungeschehen gemacht. Offenbar hatte der Wohnungsinhaber noch nicht einmal Anzeige gegen mich erstattet. Die Polizei, die schon unterwegs gewesen sein muss, seit ich unten auf mehrere Klingeln gedrückt hatte, fand mich verstört im Treppenhaus vor. Die Beamten brachten mich auf die Wache, von wo sie mich nach kurzer Zeit wieder gehen ließen.

Ein weiterer Kontakt mit der Polizei aus diesen Tagen lief etwas anders. In der U-Bahn hatte ich meine Geruchshalluzinationen, als der Zug an einer Haltestelle einfuhr. Ich zog die Handbremse, und der Zugführer kam zum Waggon. Ich sagte ihm, dass Lachgas in der U-Bahn versprüht werde, worauf viele Passagiere lachten, was ich als Bestätigung sah. Entnervt klappte der Zugführer die Handbremse wieder ein und fuhr weiter. Bürgerpflichtbewusst ging ich zur nächsten Polizeiwache, erzählte was von Gas in der U-Bahn und bemerkte noch, dass es auch sein könne, dass ich mit LSD vergiftet worden sei. Der Beamte äußerte Verständnis für meine Warnung vor einem Anschlag »in diesen Zeiten«. Wir einigten uns aber dann doch darauf, dass das mit der Vergiftung wahrscheinlicher war. Er rief den Krankenwagen, und ich bat um etwas Wasser gegen die »Vergiftung«, worauf er mich zur Toilette schickte. Während der Krankenwagen auf dem Weg war, trank ich so viel Wasser, wie es ging, ehrlich gesagt irgendwie auch, weil ich dachte, der Rausch werde dadurch stärker.

Im Universitätsklinikum angekommen musste ich auf einem Flur warten. Und warten. Und wartete so lange darauf, aufgerufen zu werden, dass der vermeintliche Rausch schwächer wurde und ich das Gebäude verließ. Auf dem Gelände sprachen mich noch zwei Mitarbeiter des Sicherheitsdienstes an, die nach jemandem suchten, der wahrscheinlich ich war. Aber auf ihre Beschreibung passte ich mit meiner netten Art in dem Moment dann offenbar doch nicht, und so konnte ich von dannen ziehen.

Für mich ging es einfach weiter. Die Stimmen machten mir Hoffnung, dass es bald geschafft sei. Es wurde inzwischen früher dunkel, und eines Abends verließ ich meine Wohnung mit dem Plan, unterzutauchen. Die ständige Überwachung meiner Gedanken machte mich fertig. Aber natürlich musste ich mich mit meinen Gedanken beratschlagen, wie ich vorgehen sollte. Die Stimmen antworteten höflich und hilfsbereit: Am Flughafen warte ein Flugzeug auf mich und Tine, das uns aus der ganzen Mühle rausholen werde, von der sie genauso genervt sei wie ich. Unabhängig davon, dass sie nicht wissen konnte, ob sie mich als zukünftigen Freund, gar Mann, wirklich wollte, kam auch sie nur gemeinsam mit mir aus der Misere heraus. In meinen Gedanken saßen wir im selben Boot, auch wenn wir durch meine Schuld dort hineingelangt waren.

Diese ganze Geschichte trug ich auf dem Weg zum Flughafen mit mir herum. Sie war vielleicht meine Antwort auf ein Leben, in dem ich schon so viel verbockt hatte. Eine Möglichkeit, meinen eigenen Ansprüchen gerecht zu werden. Ich war kein echter Politiker und kein echter Schauspieler geworden, aber ich lebte beides gerade auf Weltniveau aus. Nach zwei Stunden, in denen mich noch die Königin für eine Weile so verhext hatte, dass ich nicht mehr vom Bürgersteig aufstehen konnte, erreichte ich den Flughafen.

Am Ankunftsterminal kam mir eine Gruppe gerade gelandeter Passagiere entgegen, wahrscheinlich Japaner. Ich war mir wohl sicher, dass man am nächsten Tag die Bilder der Überwachungskameras auswerten würde, nachdem ich mit

Tine auf die Bahamas oder wohin auch immer verschwunden war. Jedenfalls ersann ich mit großer Lust eine Szene, die es wert war, aufgezeichnet zu werden. Mit den Stimmen muss ich über die Regeln der Realität und über den Spielfilm »Matrix« gefeixt haben, in dem sich herausstellt, dass der Planet Erde eine von einem Computer geschaffene Illusion ist.

Ich lief gegen die Scheibe eines um die Uhrzeit längst geschlossenen Schalters einer Autovermietung, durch die ich, meiner Erwartung gemäß, nicht durchlaufen konnte. Zu meinem Glück ging ich immer noch davon aus, dass die physikalischen Gesetze ziemlich solide seien, oder davon, dass ich eh keine Chance gegen einen riesen Computer hätte, der alles nur errechnete. Wer weiß, was für Stunts ich sonst versucht hätte. Die Szene sollte auf den Videobildern aussehen, als glaubte ich an die Welt aus »Matrix«, in der die Helden die physikalischen Gesetze außer Kraft setzen. Dabei hatte ich nur Sorgen um die Jugend. Ich war die Ein-Mann-Weltpolizei, und damit war es auch meine Aufgabe, die Welt als solche zu beschützen. Ich hatte schon, wenn auch unfreiwillig, demonstriert, dass man nicht telepathisch geführt und mit geschlossenen Augen Auto fahren kann. Jetzt zeigte ich mit einer Art pädagogischem Slapstick auf, dass man nicht durch irgendwelche Plexiglasscheiben durchlaufen kann. Es war wieder so ein doppelter Boden in meinem Kopf: Ich fühlte mich dazu berufen, in meiner Rolle als Weltpolizei Dinge zu tun, die falsch waren, damit andere daraus lernen konnten. Ich hatte so oft um die Ecke gedacht, bis ich im Kreis lief. Oder, in diesem Fall, gegen eine Scheibe. Die Reisegruppe würde am nächsten Tag bestätigen, mich gesehen zu haben, und mich in Nachrichteninterviews aus ihrer

Perspektive beschreiben. So etwas malte ich mir aus. Das war mein Humor. Es stand kein Flugzeug bereit, um uns aus dem Schlamassel rauszuholen, oder ich fand es nicht. Wahrscheinlich Ersteres.

Trotz dieses Rückschlags blickte ich wieder mit Optimismus nach vorn. Ich durfte diese ganze Telepathie erleben, und die Stimmen waren extreme, aber interessante Freunde. Was sie mir über meine Situation mitteilten, war sehr verheißungsvoll. Ich würde viele Länder kennenlernen, weiterhin spannende Probleme auf dem Planeten lösen und all das vielleicht sogar verheiratet mit einer faszinierenden Prinzessin. Aber erst einmal war noch ein Zwischenschritt zu erledigen: der nicht ganz triviale Übergang, ja, die Übertragung der Welt der Geheimnisse in die alte Welt, wie ich sie bis dahin kannte. Warum ich mir die Katastrophe ausgedacht habe, die folgte, weiß ich nicht. Es könnte aber daran gelegen haben, dass diese Übertragung unmöglich war.

Atombomben über Hamburg

Die Prinzessin in meinen Gedanken war zunehmend kindisch, leichtsinnig und hedonistisch unterwegs. Eigentlich war sie mehr auf der Flucht vor mir als alles andere. Die Stimmen hielten mich auf dem Laufenden, was sie gerade machte. Sie wollte vor der Hochzeit noch einmal richtig auf die Kacke hauen. Eigentlich sogar nicht *vor* der Hochzeit, sondern *statt* der Hochzeit, wenn ich mich nochmal anders daran zu erinnern versuche. Aber ich wusste ja, was für ein toller Typ ich war, und die Stimmen ermutigten mich, sie doch noch von mir zu überzeugen.

Es war eine ziemlich hektische Zeit, und sie wurde zu einem Albtraum, nur im Wachzustand. Ich lief weiter durch die Stadt, und als ich irgendwann am alten Oberstufengebäude der Schule vorbeilief, schaltete meine Fantasie vollkommen auf Horror um. Seit einer gefühlten halben Ewigkeit teilten mir die Stimmen mit, welche Drogen Tine gerade genommen hatte und was sie im Rausch anstellte. Doch nun habe sie aus Protest gegen die Hochzeit mit ihrem Bruder geschlafen. Meine Reaktion fand ich eigentlich ganz vernünftig, denn ich dachte, dass sie die »Pille danach« nehmen müsse, um diesen Fehler auszubügeln, so, wie in meinem Kopf bis dahin alle Fehler irgendwie auszubügeln gewesen waren.

Eine Pause entstand, und das Nächste, was ich von den Stimmen hörte, war, dass Tine gerade aus Protest gegen meinen Vorschlag statt der Pille eine Rasierklinge geschluckt habe.

Ein Krankenwagen kam in meinen Gedanken und vor meinem inneren Auge bei ihr an. Doch sie war in einem grausam kritischen Zustand; was ich mir unter ihrer Seele vorstellte, verließ den Körper und flog als kleine unsichtbare Sonne zu mir. Gleichzeitig bekam ich von den Stimmen mitgeteilt, wie es mit der Behandlung im Krankenwagen stand. Ich hoffte, dass ihr Körper am Leben erhalten wurde und dass die Seele wieder dahin zurückwollte.

Die kleine Sonne hielt ich zwischen meinen offenen Händen und wollte sie zum Krankenhaus bringen. An einer Straße standen ein paar Jugendliche. Die Seele flog zu einem der Mädchen, dem ich daraufhin eine Ohrfeige gab, damit es die kleine Sonne wieder freigab. Meine Fantasie glaubte, der Zweck habe die Mittel geheiligt, und so trug ich, was immer ich da hatte, weiter vor mir her. Ich lief Richtung AK Altona, wo meine Oma gestorben war. Dorthin sei der Krankenwagen gefahren, hieß es. Doch es kam zur Katastrophe: Sie war nicht zu retten.

Nach meinem Schock und dem aller Personen, mit denen ich telepathisch in Verbindung zu stehen schien, kam die Wut. Der König machte mich für den Tod seiner Tochter verantwortlich. Er forderte mich aus der Ferne auf, mir auch das Leben zu nehmen. Die Königin, die gerade in der Stadt war, wollte mich gleich selbst umbringen. In der festen Überzeugung, jeden Moment erschossen zu werden, flüchtete ich mich etwas später in ein Restaurant an der Fruchtallee und bat darum, telefonieren zu dürfen. Hinter der Theke zusammengekauert rief ich die Polizei an und bat um Hilfe, da ich verfolgt würde und man mich umbringen wolle. Doch die Polizei wollte oder konnte mir nicht helfen.

Es war inzwischen dunkel geworden, ich wollte mich im nächsten Hinterhof verstecken. Ich hörte die Blutrache schwörende, schimpfende Mutter und spürte, wie sie näher kam. Weiter im Hinterhof saß ich in der Falle, klingelte an Türen, doch niemand öffnete. Die einzige Möglichkeit, meinen Tod zumindest ein paar Sekunden hinauszuzögern, war, mich in einen Schuppen zu flüchten. Ich schlug das kleine Türfenster ein und drückte durch das Fenster von innen die Klinke herunter. Da stand ich, in einem Schuppen mitten in der Stadt, und wartete darauf, gleich erschossen zu werden. Doch statt einer wütenden Dame mit Gewehr in der Hand, flankiert von Elitesoldaten, hörte ich zwei Polizisten rufen. Ich kam ihnen mit erhobenen Händen entgegen. Sie nahmen mich mit auf die Wache, wo sie mich in einer Zelle parkten.

Ich flehte die Beamten an, mich rauszulassen. Denn nun standen sie mit in der Schusslinie. Die Königin hatte mittlerweile aufgerüstet und lauerte mit einer Panzerfaust direkt hinter der Zellenmauer. Trotz des Risikos, selbst zu Schaden zu kommen, ließen die Polizisten mich nicht raus, blieben stattdessen unglaublich cool. Rund eine Stunde später hatte es immer noch keinen Einschlag gegeben, und ich beruhigte mich wohl ein bisschen, sodass sie mich nach Hause fuhren.

Doch ich ging nicht gleich in die Wohnung. Ich lief noch herum, wollte mir dann aber für die letzten Meter nach Hause ein Taxi nehmen, weil ich wieder fürchtete, sonst erschossen zu werden. Der Taxifahrer war genervt, als ich beim Aussteigen gar kein Geld für die fünfhundert Meter Weg hatte und ihn dann auch noch aufforderte, wegzufahren, da er in großer Gefahr sei. Irgendwann gab er auf, hatte bis dahin aber ziemlich beharrlich versucht, seine vier Euro zu bekommen.

In meiner Straße taten sich Himmel und Hölle auf. Elvis war da, und ein paar Blocks weiter Gott, etwa dreißig Meter groß. Aber vor allem hatte sich Adolf Hitler aus der Unterwelt aufgemacht, um sich das Schauspiel anzusehen, wie ein Verehrer der Thronfolgerin Frankreichs in den Selbstmord getrieben wurde. Zu allem Überfluss wurde ich gefragt, was man jetzt, da Hitler das erste Mal seit dem Krieg aus der Hölle gekommen sei, mit ihm machen solle. Ihn umbringen? Ich dürfe darüber entscheiden. Meine Antwort fiel nicht unbedingt so aus, wie es alle wünschten: »Der ist doch schon tot, und außerdem … bin ich gegen die Todesstrafe.« Jetzt war ich auch noch daran schuld, dass Hitler nicht getötet wurde.

Der König war außer sich und teilte mir mit, dass die französische Luftwaffe mit einer Atombombe auf dem Weg nach Hamburg sei. Sie würde über meinem Haus abgeworfen, wenn ich mir nicht endlich das Leben nähme. In der Wohnung probierte ich es, ritzte mit einem Messer an mir rum. Aussichtslos, ich kann kein Blut sehen und wollte eigentlich sowieso nicht sterben. Die Stimmen meiner Nachbarn waren zwar auf meiner Seite, fanden das Ganze teilweise absurd, wollten aber doch auch, dass ich zum Wohle aller handelte. Eine Plastiktüte zog ich im letzten Moment wieder vom Kopf, obwohl mir damit gedroht wurde, meine Verwandten würden umgebracht.

Ich legte mich vor den Schrank, auf dem ein alter Fernseher stand. Diesen wollte ich mit einem Zug am Kabel auf das Messer fallen lassen, welches ich mir senkrecht übers Handgelenk hielt. Doch die Stimmen winkten ab, das sei zu ekelig. Ich bekam noch eine Chance: Ich müsse die Wohnung verlassen, dürfe aber nie wiederkommen. Ich nahm sie wahr. Verfolgt von den Zielfernrohren von Scharfschützen ging es in die Nacht. Auf der Brücke über den Isebekkanal hieß es dann, sie würden jeden Moment schießen, nein, »jetzt!«. Ich sprang über das Geländer in den Kanal. Nie werde ich vergessen, wie ich in das kalte Wasser eintauchte, das zum Glück an diesem Tag tief genug war, mich vom Boden abstieß und unter der Brücke aus dem Wasser stieg. Ich zog obenrum die nassen Klamotten aus und setzte meinen Weg fort, weg von meiner Wohnung. Es war mitten in der Nacht und saukalt, kälter als man es für Ende September denken würde. An einer Ecke musste ein kleiner Transporter mit Handwerkern an einer roten Ampel halten. Ich ging auf den Wagen zu, und sie fragten sogar, was los sei, brausten aber im nächsten Moment davon.

Ich hatte einiges versucht, Eimsbüttel vor einem Atombombenangriff zu beschützen, fror entsetzlich, und hatte die Stimmen schließlich so weit, dass ich wieder nach Hause durfte. Vielleicht war ich für einen Moment einfach zu erschöpft, um weitere schauerliche Gedanken zu fassen.

In der Wohnung begannen die Drohungen aufs Neue. Ich klingelte bei der Nachbarin. Schnell stand ich in ihrem Badezimmer und sie draußen vor der geschlossenen Wohnungstür.

Ich suchte nach Medikamenten, von denen ich eine Überdosis hätte schlucken können. Als Nächstes fand ich mich in der eigenen Wohnung wieder. Zwei Rettungssanitäter und zwei Polizisten waren auch da. Die konnten mich so weit beruhigen, dass ich in den Krankenwagen stieg, obwohl ich davon ausging, dass auch sie dabei ihr Leben riskierten. Auf der geschlossenen Station des Universitätsklinikums, die sich im Erdgeschoss des Psychiatriehochhauses befand, bat ich darum, an den Medikamentenschrank gelassen zu werden, um einige Überdosen nehmen zu können. Ich wollte das französische Spezialkommando, das draußen lauerte, davon abhalten, die Station zu stürmen.

Ich muss dann tatsächlich Medikamente bekommen haben, denn ich schlief etwa zwei Tage fast durch. Als ich wieder zu mir kam, hatte sich die Hektik der Horrornacht und der Tage davor gelegt. Wahrscheinlich hat man mir ein recht potentes Mittelchen verabreicht. Dennoch lebte ich weiterhin in meiner ganz speziellen Realität, in der sich alles um Tine und Schuld drehte, auch wenn die eigentlich gar nicht so speziell ist, denn auf dem Beipackzettel meines aktuellen Antipsychotikums steht: »Menschen mit dieser Krankheit können auch deprimiert sein, sich schuldig fühlen, ängstlich oder angespannt sein.«

Bevor ich dann meine zweite Ohrfeige verteilte, stand ich nachmittags am Kaffee- und Teewagen vor der Pflegerkanzel. Die Prinzessin schien wieder lebendig – und sie war in Gefahr. Vielleicht war sie auch eifersüchtig, denn eine junge Krankenpflegerin oder Praktikantin schien mich interessiert anzugucken. Also, eigentlich fühlte es sich so an, als hätte sie sich ein bisschen in mich verguckt. Da das nicht sein durfte, haute ich ihr – wenn auch eher symbolisch – eine runter. Ich bat sie zwar wenig später in aller Form um Entschuldigung, sah sie in den nächsten Tagen allerdings trotzdem nicht wieder auf der Station, was mich in meiner Annahme nur bestätigte, dass sie ein Auge auf mich geworfen hatte. Aber so ist das eben in diesem Zustand. Da kann alles zur Bestätigung werden, und sehr oft kommt die vermeintliche Bestätigung sogar vor der Annahme.

Mein erster Zimmernachbar war UN-Generalsekretär Kofi Annan, der mich bald davor bewahrte, mir selbst mit einem Kaffeebecher den Schädel einzuschlagen. Die Stimmen waren sauer auf mich und zogen mich für Mr. T-Cup, meine Comicfigur, auf – im Grunde, weil sie nicht alle Probleme löste. Ich solle mir mit einem der allgegenwärtigen Trinkgefäße auf den Kopf hauen, schrien mich die Stimmen an. Als ich dem gerade nachkam, trat Kofi Annan, oder besser der Mitpatient, den ich dafür hielt, ins Zimmer. Er holte schnell die Pfleger.

Ich kam dann in ein Patientenzimmer, in dem alles abgerundet war. Ein seltsamer, ziemlich dunkler Raum mit Kameraüberwachung. Ich telepathierte dort wieder mit der Prinzessin, die in meiner Vorstellung gerade nicht tot, sondern auf Island war. Ich glaube, sie ging ohne mich auf Weltreise, aber darüber auf dem Laufenden gehalten zu werden war immer noch besser, als einsam in dieser Gummizelle zu sitzen. Andererseits: Wenn ich keine Stimmen gehört hätte, wäre ich auch nicht in der Gummizelle gewesen.

Nach einer Woche, inzwischen war ich in einem Zimmer, das zwar immer noch eine Kamera hatte, aber normale Möbel, besuchte mich mein Freund Ruby auf der Station. Ich hatte die letzten Tage schon ziemlich verzweifelt versucht, ihn mit dem Münzfernsprecher im Speisesaal zu erreichen, da ich ihn mochte und er über seine Schwester Kontakt zur echten Tine hatte. Jetzt fragte ich ihn, ob sie noch lebe. Er habe zumindest nichts Gegenteiliges gehört, erwiderte er. Die leicht humorvolle logische Genauigkeit in seiner Antwort zeigt mir heute, dass ich zwar verrückt war, er mich aber nicht für dumm hielt. Er traute mir zu, die Aussage in etwas Greifbares übersetzen zu können, und wusste auch nicht, wie viel die Frage für mich bedeutete. Ich glaube, ich erzählte ihm noch ein wenig von meinem Wahn, der die nächsten Tage etwas an Bedeutung verlor.

Doch selbst, als sich die krasse Story, in der ich die letzten Monate gelebt hatte, einigermaßen auflöste, blieb noch einiges übrig, was für ein erfülltes Leben in der Gesellschaft und für verlässliche Annahmen über die Vorgänge auf dem Planeten Erde eher hinderlich ist.

Halbe Kapseln

Mein Umgang mit den vielen Irrtümern, deren Ursache alle um mich herum als Krankheit bezeichneten, war keineswegs stringent. Noch im Krankenhaus versuchte mich der behandelnde Arzt von der Notwendigkeit einer gesetzlichen Betreuung zu überzeugen, gerade weil ich nach seinem Eindruck die Psychose »zu genießen« schien. Dieser Eindruck war sicher richtig. Mit den Stimmen hatte ich immer Gesellschaft. Den Zustand »krank« zu nennen, scheue ich mich wieder.

Ich versuchte ja, meine Wahnideen mit der Logik zu vereinbaren, sie sozusagen gesellschaftsfähig zu machen. Meine Umwelt honorierte diese Versuche jedoch nicht. Niemand hörte, was ich hörte, niemand wollte wissen, was ich wusste. Und trotzdem kämpft die Außenwelt auch heute noch gegen meine innere Welt an. Die spinnen, die Stimmen – meinen die Ärzte. Sie verschreiben mir Medikamente, die meine innere Welt zum Schweigen bringen. Ich frage mich, wie sich die »Normalen« in Sachen Realität immer so sicher sein können. Irren sie denn nie? Und warum darf ich nicht irren? Heißt es nicht, Irren sei menschlich?

Mit meinem eigenen Kopf hatte ich die Stimmen gehört, die die Realität so sehr verzerrten. Selbst wenn die Stimmen nur meine eigenen Gedanken waren, die mir schon, als ich noch ein kleiner Junge war, abends im Bett Geschichten erzählt hatten. Selbst wenn diese Gedanken jetzt dermaßen laut geworden waren und meine hilflose Situation so sehr nach Antworten schrie, dass ich sie mir als eigener Übermensch selbst gab. Es blieben doch Worte, die meinen Blick auf die Welt verstellten. Es war Sprache, die mich verrückt machte.

Gleichzeitig fehlten mir Stimmen im Kampf gegen die Wahnvorstellungen, Stimmen von außen – von ganz außen. Gespräche mit anderen Menschen, die mir hätten helfen können, Wahn und Wirklichkeit zu entflechten. Ich war zu viel mit mir und den Stimmen allein. Damals war mir allerdings überhaupt wenig klar, und Unterhaltungen mit mir könnten ziemlich aussichtslos gewirkt haben, weshalb mein Denken erst einmal mit den Medikamenten beruhigt und von den Knotenpunkten des Wahns gelöst werden sollte.

Mit meiner Sehnsucht nach dem Wahn stand ich einer besorgten, aber verständnislosen Welt gegenüber. Da waren mein Bruder, mein Onkel und meine kranke Mutter. Ich hatte Freunde, allen voran Simon, Kamil und Rumpel. Es gab Ärzte, die meine Erlebnisse als Symptome einer Krankheit einstuften. Und es gab die staatlichen Behörden, die für Fälle wie mich zuständig werden, wenn man sie alarmiert. Da waren das Gesundheitsamt und der sozialpsychiatrische Dienst. Das Amtsgericht mit seinen Richtern. Die Gutachter und Betreuer, die im Auftrag der Gerichte handeln, wenn die Familie nicht mehr weiterweiß und die Betroffenen nicht einsehen wollen, dass sie ein Problem haben. Es ist allerdings eine Gratwanderung, jemanden wie mich davon zu überzeugen, ein Problem zu haben, ohne ihm das Gefühl zu vermitteln, er *sei* ein Problem.

Ich jedenfalls mochte der Fährte hin zur Erkenntnis, dass etwas ziemlich schieflief in meinem Leben, welche die »Normalen« für mich gelegt hatten, vorerst nicht folgen. Wenn von professioneller Seite versucht wurde, mir die Irrealität der psychotischen Welt zu erklären, kamen mir diese Versuche nur halbherzig vor. Jedenfalls waren sie keine hinreichende Alternative zu den Verheißungen des Wahns.

Nach drei Wochen ließ ich mich gegen ärztlichen Rat aus der Klinik entlassen, was mich ein paar Tage später mein Portemonnaie kostete. Mal wieder in der Überzeugung, dass ich jeden Moment aus dem Schlamassel rausgeholt werden würde, sagten die Stimmen, ich müsse meine Papiere loswerden und Geld bräuchte ich erst mal auch keins mehr. Ich schmiss die Sachen aus dem S-Bahn-Fenster. Auch ließ ich einmal einen Rucksack irgendwo stehen und ging davon aus, dass er von Leuten bewacht würde, mit denen ich telepathisch in Kontakt stand. Der war dann auch weg.

Der Schritt zurück in eine nicht-telepathische Welt sollte nach dem Krankenhaus noch ein halbes Jahr brauchen. Er geschah auch nicht wirklich aus eigenem Antrieb, obwohl der Schock darüber, was mir die Stimmen angetan hatten, tief saß. Die fantastische Welt war in ihrer Existenz einfach sehr wahrhaftig. Für jeden Widerspruch, in den sich meine Fantasie verstrickte, hatte die Psychose einen aufregenden neuen Gedanken parat, der davon ablenkte. Obwohl die

Gedanken oft gar nicht so neu waren, sondern sich viel im Kreis drehten.

Während ich mich also wieder auf meinen eigenen Fährten bewegte, hatte sich bei den Behörden eine Maschinerie in Bewegung gesetzt. Dass ich sie selbst mit angestoßen hatte, war mir nicht ganz bewusst. Kurz bevor ich das Krankenhaus verließ, hatte ich noch eine Art Absichtserklärung unterschrieben, dass ich einer Betreuung zustimmte und meine Medikamente nehmen wolle. Das Schreiben ging direkt an das Amtsgericht. Dort wird in Fällen wie meinem darüber entschieden, ob eine gesetzliche Betreuung notwendig ist. Grob gesagt geht es darum, Hilfe dabei zu bekommen, aus der Psychose herauszufinden. Einerseits ein gutes Angebot. Andererseits ein Eingriff in die persönliche Freiheit, denn mein gesetzlicher Betreuer sollte nicht nur meine Behördenpost erledigen, sondern im Fall der Fälle auch die Einweisung in eine psychiatrische Klinik einleiten.

Diese Hilfe fühlte sich nicht richtig an, weil sie mein ganzes bisheriges Leben infrage stellte. Das vorformulierte Schreiben hatte ich zwar mit einiger Einsicht unterzeichnet, aber auch, damit sie mich in Ruhe ließen. Ohne meine Einwilligung wäre das Betreuungsverfahren nur mit bedeutend mehr Aufwand in Gang zu setzen gewesen. Also hatten die Ärzte und auch meine Verwandten versucht, mich von der Richtigkeit des Verfahrens zu überzeugen.

Nach meiner Entlassung wollte ich der Betreuung aber doch nicht mehr einfach so zustimmen. Wenn ich mich in meine Gedanken von damals zurückzuversetzen versuche, habe ich den Eindruck, dass ich mir zwar Hilfe wünschte, aber keine Hoffnung hatte, dass sie möglich wäre. Deshalb hielt ich sie – insbesondere für alle anderen – für

Zeitverschwendung. Auch war ich wohl ein Stück weit zu stolz, mir helfen zu lassen, wenn das auch daher rührte, dass ich die Stimmen ja für real und das Problem für verkannt hielt. Aber vor allen Dingen fühlte ich mich wohl so ungeliebt, dass mir das Amt über meine Ablehnung hinweg beweisen sollte, dass es mir wirklich helfen wollte. Meine Tante machte zwar sogar meine Wäsche, und mein Onkel versuchte, mich insbesondere von der Absurdität meines Wahns zu überzeugen, aber auch davon, dass ich Unterstützung brauchte. Auch meine Freunde, allen voran Rumpel, wollten mir helfen.

Eines Tages machten sie mit mir einen, aufgrund meines desolaten Zustands, ziemlich skurrilen Ausflug zu einer psychiatrischen Einrichtung auf dem Land, die ich mir angucken sollte. Sie machten sich Sorgen, dass ich in der Wohnung wieder durchdrehen würde. Erst als wir ankamen, klärten sie mich darüber auf, wo es hingegangen war, worauf ich sie beschuldigte, »zu denen« zu gehören, die mir etwas Böses wollten, und den Rest der Fahrt eisern schwieg.

Keiner konnte mich dafür lieben, was mir wichtig war, denn das waren die Stimmen und meine Rolle in der Weltpolitik. Ich begann jedoch, eine Beziehung zu den Medikamenten herzustellen, die mir verschrieben wurden, wenn auch eine durchwachsene. Denn unter anderem wusste ich gar nicht mehr, wie »gesunde« Menschen es aushalten, keine Stimmen zu hören.

Morgens und abends sollte ich je 80 Milligramm des damals neuen Antipsychotikums »Zeldox« schlucken, was eine hohe Dosis ist. Auf dem Höhepunkt der Wirkung war alles leblos. Weil Denken mein Leben war, machte mich das vollkommen fertig. Nicht nur, dass ich die Welt nicht mehr wahrnahm, sondern höchstens noch registrierte, sie wurde auch so unbedeutend. Noch vor ein paar Monaten hatte ich durch die Wände und Häuser hindurch Unterhaltungen mit den Telepathen der anderen Stadtteile gehabt. Einmal sah ich meine Gesprächspartner dabei sogar. Jetzt konnte ich drei Stunden nach der Tablette meine eigenen Gedanken nicht mehr hören. Die Stille war furchtbar.

Zwei Wochen nach dem Aufenthalt in der Geschlossenen besuchten mich eine Frau von der Betreuungsstelle des Sozialamts und ein paar Stunden später ein Psychiater, der ein richtiges Gutachten erstellen sollte. Was dieser nette, sehr große und intelligente Mann über mich aufschrieb, liest sich weitgehend, als hätte ich meine Aussagen in Kühlschrankpoesie zusammengewürfelt. Ich hatte vor der Begutachtung zwei Tage lang keine Tabletten genommen.

»Seit ich überhaupt nichts mehr nehme, unregelmäßiger lebe, bin ich zuversichtlich, dass ich das wieder hinkriege«, protokollierte er. Ich weiß noch, was ich damit gemeint habe, nämlich, dass ich im Rhythmus der Welt leben wollte, der manchmal eben kein 24-Stunden-Takt ist. Taktisch war das aus meiner damaligen Sicht wohl eher kontraproduktiv, aber ich erkenne mich in der Aussage wieder.

Von der Begründung für meinen Drogenkonsum muss ich mich jedoch heute distanzieren. Ich gab an, so viel zu kiffen, weil ich »irgendwie unausgeglichen bin, dadurch, dass ich nur … es ist so, dass mein Opa im Krieg eine halbe Lunge verloren hat, deswegen habe ich nur eine Niere … inwiefern mein Gehirn die Voraussetzung ist … und worauf ich hinauswill … im Nachhinein, ich habe so 'n Tick, dass ich immer versuche, mir selbst darzustellen, dass ich mich richtig verhalten habe, insofern ein Grund, warum es akzeptabel ist, warum ich konsumiere.« Ich versuchte ihm zu erklären, dass es wegen der fehlenden Niere eine »organische Unausgeglichenheit« gebe und ich deshalb kiffte oder sogar kiffen müsse, aber »denke, ich hab das ein bisschen auf der Reihe.«

Dahinter steckte eine längere Geschichte, die der Gutachter natürlich nicht kennen konnte. Im Frühjahr 1980 fuhr meine Mutter schwanger zu einer Routineuntersuchung in die Klinik. Dort hantierte ein Arzt mit einem Ultraschallgerät auf ihr herum, einer Technik, die damals noch lange nicht so ausgereift war wie heute. Nach und nach müssen immer mehr Ärzte um sie herumgehuscht sein, bis einer schließlich zu ihr sagte:

»Sie sind ja ein mündiger Bürger. Ihr Kind hat einen Tumor.«

Das war Blödsinn, und heute höre ich von Ärzten, dass selbst die OP eine Woche nach der Kaiserschnittgeburt unnötig war, bei der mir auf der einen Seite alles, was nach Niere aussah, entfernt wurde. Was allerdings mehr war, als der Durchschnittsmensch dort an Nieren hat. Außerdem höre ich heute von Ärzten, die große OP-Narbe auf meinem Bauch sei unnötig hässlich, wenn ich das mal in Umgangssprache übersetzen darf. Aber es ist nicht zu ändern, und ich bin auch mit nur einer Niere, alles in allem, physisch ziemlich gesund. Aber für Knatschi-Mamacci, wie meine Mutter irgendwann – eventuell von sich selbst – getauft wurde, war das damals eine heftige Nachricht.

Als Kind und Jugendlicher habe ich oft damit kokettiert, dass meine Familie ein neuer Evolutionszweig des Menschen sei: Der Großvater, 1920 in Usbekistan zur Welt gekommen, lebte ab seinem siebzehnten Lebensjahr mit nur einem Lungenflügel. Mein einer Onkel hatte offenbar ansatzweise zwölf Finger, bis sie ihm zwei abnahmen, dafür ließ man seine drei Nieren drin. Meine Mutter hatte auch irgendwas extra, das den hässlichen Namen »Brustwarze« trägt. Wenn mein Bruder etwas isst, das ihm schmeckt, geht sein eines Auge zu. Ich hatte also, genau wie mein Onkel, so etwas wie drei Nieren gehabt. Wahrscheinlich beweist es meine schwachen Kenntnisse über Genetik, wenn es für mich naheliegt, dass das etwas mit dem fehlenden Lungenflügel meines Opas zu tun hat. Auch gut möglich, dass in meiner Familie einfach viel zu viel geraucht und gesoffen wurde. Aber auf jeden Fall hatte ich was Besonderes zu erzählen, auch wenn das Gespräch mit dem Gutachter dafür vielleicht nicht der richtige Ort war.

Weiter sprach ich ihm gegenüber davon, dass ich mir beim Klingeln des Telefons manchmal vorstellte zu wissen, wer anrief, noch bevor ich das Gespräch annahm. Auf seine Nachfrage, ob ich damit Telepathie meinte, erwiderte ich: »Ich halte das nicht grundsätzlich für psychotisch, an gemeinsame Gedanken zu glauben.«

Nun war der Gutachter leider nicht dafür da, mir einen neuen Telepathie-Trainer an die Seite stellen zu lassen, sondern jemanden, der mich zu einer Behandlung motivierte oder mich im Notfall einweisen ließ. Eben das wollte ich jetzt nicht mehr, was ich auch kurz zuvor gegenüber der Besucherin vom Sozialamt so deutlich zum Ausdruck gebracht hatte, dass sie in ihrem Bericht notierte: »Herr L. lehnt eine Betreuung ab.« Auch gegenüber dem Gutachter erklärte ich nun laut Protokoll, ich wünschte mir keine gesetzliche Betreuung. Er notierte außerdem, dass ich im Krankenhaus der Betreuung nur zugestimmt hätte, um das Verfahren einfacher zu machen. Inzwischen hoffte ich aber, dass »die Instanz, die sich damit beschäftigt, zu dem Entschluss kommt, dass die Werkzeuge, die ich habe, mein Leben zu meistern, ausreichend sind.«

Der Gutachter kam jedoch zu einem anderen Schluss. Mein »flüssiger, aber vager, haftender und weitschweifiger Rapport« und die Gespräche, die er mit meiner Tante und meinem Onkel geführt hatte, brachten ihn dazu, folgende Empfehlung abzugeben:

»Herr Longolius ist aufgrund seiner Erkrankung nicht in der Lage, seine Interessen sinnvoll zu besorgen. Er hat keine ausreichende Krankheitseinsicht, negiert weitgehend seine Hilfsbedürftigkeit, nimmt z.B. Medikamente, die ihn zuvor gut stabilisiert haben, nicht ein. Aufgrund des Strukturdefizits ist er auch auf Gebieten der Personensorge und des sozialen Austauschs überfordert.«

Er sprach sich für die Einrichtung einer gesetzlichen Betreuung aus, mit der Möglichkeit für den Betreuer, eine geschlossene Unterbringung einzuleiten.

Der Gutachter stützte sich auch auf die Aussagen meines Onkels, der sich bereits tatkräftig in das Verfahren eingemischt hatte. Er hatte, nicht zum letzten Mal in meinem Leben, einen Brief an den Richter geschrieben, dass er eine Betreuung sehr befürworte. Außerdem erzählte er dem Gutachter, dass er selbst früher viele Drogen genommen und eine psychotische Krise gehabt habe.

Ich hatte ein zwiespältiges Verhältnis zu meinem Onkel. In meiner Kindheit und Jugend war er oft für mich da gewesen. Einmal fragte ich ihn zwar, ob er ein »Loser« sei. Ich weiß nicht mehr, was er geantwortet hat, aber er konnte sich bis zu seinem Tod 2014 mit wachsendem Gram daran erinnern. Doch eigentlich war er für mich als Kind der coolste

Typ, den ich kannte, und »Loser« vor allem ein neuer und unbekannter Ausdruck – also erst mal kein Schimpfwort. Ich konnte ihn alles fragen und bekam frappierend ehrliche Antworten, die vielleicht oft nicht altersgerecht waren, aber durchaus den Geist schärften. Aus späteren Zeiten fallen mir vor allem Sachen ein, die ziemlich paranoid-konservativer Mist waren. An den vordergründigen Absichten von Menschen zu zweifeln, hatte er mir schon als Kind beigebracht, damals aber noch auf lustige Weise.

Nach dem Tod meines Vaters hatte er sich als männliches Vorbild in meine Erziehung eingemischt. Dazu taugte er nur bedingt, denn zum Beispiel im Umgang mit Frauen war er mit seinen etwa vierzig Jahren einfach ein paar Jahre länger ungeschickt als ich. Dennoch haben wir eine Menge interessanter Sachen zusammen gemacht. Wir waren Schlittschuh laufen, haben Modellflugzeuge gebastelt und aus zersägten Rollschuhen ein Skateboard gebaut. Manchmal gingen wir nachmittags in eine riesige Billardhalle auf der Reeperbahn, die es leider nicht mehr gibt. Ich glaube, mit dreizehn nahm er mich das erste Mal abends auf ein Bier in die Kneipe mit.

Wahrscheinlich konnte ich lange Zeit nicht zwischen wichtigen und unwichtigen, teilweise nicht zwischen lustigen und ernsten und mit Sicherheit nicht zwischen richtigen und falschen Aussagen meines Onkels unterscheiden. Einmal riet er mir weinend von den Drogen ab. Doch ich dachte, er sage das nur, weil er in einer Kinderserie im Fernsehen den Hausmeister spielte und einer gewissen Vorbildrolle gerecht werden musste. Das führte dazu, dass mich später sogar die Erinnerung an seine Tränen nicht mehr von der Ernsthaftigkeit seines Rats überzeugte.

Mit seinem Standardspruch »Die Witze mache ich hier!«

unterstrich er, vielleicht im Scherz, aber wirkungsvoll, das übertrieben unausgeglichene Verhältnis zwischen Onkel und Neffe. Einmal fuhr ich mit ihm zu einem Kaufhaus, um für eine Klassenreise einen Kulturbeutel zu kaufen: »Mit zwölf bekam ich meinen ersten Kulturbeutel – heute bin ich Kultusminister«, lautete sein Kommentar. Ich musste erst mal fragen, was ein Kultusminister ist. Bis zu seinem Tod versicherte er mir immer wieder, ich käme ganz nach ihm. Dass das eher eine Verunsicherung gewesen sein könnte, kam ihm wohl nicht in den Sinn. Er hatte eine derart starke Persönlichkeit, dass kaum noch Platz für meine war. Seine vermeintliche oder tatsächliche Macht über mein Selbstwertgefühl konnte ich erst mit dreiunddreißig Jahren im psychotischen Zustand mit viel Wut im Bauch und im Dialog mit meinen Stimmen aufbrechen. Gleichzeitig raffte der Krebs ihn dahin – eine Koinzidenz, die sich heute unheimlich anfühlt.

Die Einmischung meines Onkels konnte ich nur schwer akzeptieren. Seinen Zynismus konnte ich gerade nicht gebrauchen, daher erweckte sein Verhalten bei mir kein Vertrauen in das anlaufende Verfahren.

Wenn ich daran zurückdenke, ist meine erste Reaktion, dass ich immerhin dreiundzwanzig Jahre alt war und meine eigene ernsthafte Auseinandersetzung mit der Krankheit durch die Einmischungen der Verwandten behindert wurde. Es kam mir damals vor, als bestimmten sie ein Ziel, das weit von meinen Ansprüchen entfernt lag, und dazu noch einen langweiligen Weg. Auch Gedanken wie diese kommen mir dann in den Sinn: Meine Verwandten wollten, dass ich gesund wurde, aber sie wollten nicht wissen, warum ich krank geworden war. Ich hatte halt zu viele Drogen genommen. Ziemlich eindimensional.

Emotional finde ich es tatsächlich falsch, sich als Angehörige so eindeutig auf die Seite der Ärzte und Behörden zu stellen. Schließlich war das eine Sache zwischen mir und der Realität, und Familie hat gefälligst auf der Seite des Familienmitglieds zu stehen. Aber vielleicht wäre ich dann doch noch einer von den zehn bis fünfzehn Prozent geworden, die sich in einer Psychose das Leben nehmen. Oder konnte und musste das Krankenhaus sogar Verantwortung auf die Verwandten abwälzen, einfach, weil sie da waren und weil die Psychiatrie nicht in der Lage ist, Leuten wie mir den Weg ins Gesundsein – und Erwachsensein gleichermaßen – zu weisen?

Der Richter folgte jedenfalls den Empfehlungen des Gutachters und bestellte einen Berufsbetreuer für mich, der mich in der »Gesundheitssorge«, der »Vermögenssorge« und bei der »Vertretung gegenüber Ämtern und Behörden« unterstützen sollte. Offenbar war man der Auffassung, bei mir sei keine »freie Willensbildung« möglich, weil ich nicht einsah, dass ich krank war und Hilfe brauchte. In solchen Fällen kann ein Betreuungsverfahren auch gegen den Willen des Betroffenen eingeleitet werden.

Der Betreuer, ein junger, studierter Psychologe, kam mich besuchen, rauchte auch mal eine mit mir, gab mir – ohne mich im Wahn zu bestärken – das Gefühl, dass alle anderen wirklich auch ein bisschen verrückt seien, und übernahm zugunsten aller die Aufgabe, mich der Krankheit angemessen zu beraten. Familiäre Psycho-Fallen spielten in diesem Verhältnis entspannenderweise kaum mehr eine Rolle. Stattdessen brachte er eine angenehme Nüchternheit zur Lösung des Problems mit, dass sich der Konflikt meiner verworrenen und teils erschreckenden Fantasie mit der nicht minder erschreckenden Realität längst auf alle Lebensbereiche ausgewirkt hatte. Bei seinen Hausbesuchen kämpfte er sich mal durch meine hoffnungslose Ratlosigkeit, dann wieder durch meine abwehrenden, fantasievollen Vorstellungen davon, wie die Situation sei und weitergehen solle. Er bestärkte mich in den konstruktiven Ideen, die ich zwischendurch hatte, und packte selbst bei mancherlei Baustellen an, insbesondere den finanziellen, die sich über die letzten Monate aufgetan hatten.

Letztendlich war es keine ausschließlich unangenehme Zeit für mich, im Gegensatz zu den Schwierigkeiten, die mein Zustand für andere bedeutete. Wenn ich nicht gerade wegen der Wirkung der Medikamente dahinvegetierte, war es so am Boden zerstört ziemlich lebendig. Weihnachten überstand ich irgendwie, ich hatte meinen Bruder und seine Frau besucht. Silvester hörte ich zu Hause eine Schallplatte mit gregorianischen Chorälen und frisierte meinen Bart, ob bei Kerzenschein, bin ich mir nicht mehr sicher, aber es hätte zu meiner Stimmung gepasst. Das Leben fühlte sich so an, als spielte es sich auf der Oberfläche eines großen Planeten ab, der ruhig um eine Sonne herum durchs Weltall schwebte. Und ich musste meine Existenz noch nicht einmal in dieser ernüchternden Radikalität ertragen. Ich hatte nämlich immer noch Reste meiner Stimmen und die Erinnerungen an die letzten zwei psychotischen Höhepunkte, die mir das Gefühl gaben, mein Leben sei ziemlich reich.

Nach zwölf machte ich mich auf zur Party in Rumpels Wohngemeinschaft an der Sternbrücke, wo ich mich jedoch, nicht zuletzt, weil ich mich gegenüber Tine schämte, die auch dort war, in Rumpels Zimmer zurückzog. Ein paar

Wochen vorher soll ich dort noch vor dem Haus in Boxershorts oder zumindest barfuß versucht haben, den Verkehr zu lenken, meinte Rumpel sich zu erinnern. Er wird damit recht gehabt haben.

Ich hatte angefangen, das Medikament in kleinere Dosen aufzuteilen, indem ich die Kapseln aufdrehte, das Pulver auf die beiden Hälften verteilte und jede von ihnen mit ein bisschen Spucke und den Zähnen wieder verschloss; im Laufe der Zeit wurde ich darin immer geschickter. Diese Dosen verabreichte ich mir dafür häufiger als zwei Mal am Tag. Alle drei bis vier Stunden nahm die Wirkung der letzten Kapsel ab, ohne dass sie mich vorher vollkommen betäubt hätte. Dann stellte sich ein Unwohlsein aus der anderen Richtung ein. Die Welt begann wieder, in ihren Bedeutungen zu wabern, wurde geheimnisvoller, und, durch den Kontrast zur klareren Welt von vor ein paar Stunden, letzten Endes unheimlich, weshalb ich meist etwas nachwarf. Es dauerte aber ein paar Monate, bis ich darüber beim Arzt mit der Sprache rausrückte und schließlich die kleinen 20-Milligramm-Kapseln verschrieben bekam, die ich als große Verbesserung empfand.

Der Durchbruch zu der Welt ohne Stimmen und mysteriöse Zeichen und ohne den Zwang, sie ständig uminterpretieren zu müssen – also zu jener Welt, für die fast alle bei mir warben – war meine Aufnahme in die Tagesklinik. Mein Betreuer und ein Psychiater hatten mich überzeugt, dass der Schritt zurück in die Welt der anderen möglich sei. Die Widersprüche und Probleme des Wahns waren durch die immer konsequentere Medikamenteneinnahme inzwischen auch für mich nicht verkennbar. Einen Versuch war es jedenfalls wert.

Die Räume der Tagesklinik lagen in einem gewöhnlichen Wohnhaus in St. Pauli. Nicht auf der Amüsiermeile, sondern an einer großen, vielbefahrenen Straße. Montags bis freitags stieg ich die Treppen in den ersten Stock hinauf. In der riesigen, repräsentativen Wohnung wird früher eine große Familie gelebt haben. Nun liefen über die knarrenden Bodendielen Leute wie ich, die in ihrem Leben frei drehten, durchdrehten, sich im Kreis drehten, die jedenfalls bei den aktuellen Mietern einen Ort finden konnten, an dem es sich, wie im Auge des Orkans, auch mal um sie drehte.

In meinem Fall war vielleicht auch das Problem, dass sich in der Psychose alles um mich drehte. Ich sage mir dann immer, dass das gar nicht mein Ziel war, sondern einen die Mechanismen einer Psychose dahin steuern. Schließlich höre ich dann Stimmen, die mir alle vollkommen real vorkommen, über die man nichts in der Zeitung liest. Da liegt es plötzlich ganz nahe, sich auserwählt zu fühlen oder zu glauben, dass die anderen einem etwas vorspielen.

Vielleicht ist es am Anfang eine *Entscheidung,* sich über die Unwahrscheinlichkeit hinwegzusetzen, dass nach Tausenden von Jahren, in denen fast niemand behauptet hat, telepathieren zu können, plötzlich die Telepathie ausgerechnet bei einem selbst möglich wird. Auch wenn die Menschheitsgeschichte schnell vergessen sein kann, wenn einem die Stimmen etwas geben, das die Realität nicht bereithält. Möglicherweise hat es auch etwas mit *Charakter* zu tun, wenn man die Welt, die einem in der Schule beigebracht wird, zugunsten der erstarkenden Fantasie aufgibt.

Was auch immer den Zug ins Rollen gebracht hat, der mich auf dieses abseitige Gleis gebracht hatte, er war jedenfalls schwer zu stoppen. Bei einer solchen Fahrt ist der

Bremsweg so lang, dass man sich als Lokomotivführer der eigenen Gedanken längst an die Schrecken der Irrfahrt gewöhnt hat. Wenn man dann vielmehr wie ich Volldampf macht, bis hin zur Fantasie, einen Atombombenangriff verhindern zu müssen, könnte das daran liegen, dass einem das Gefährt wie ein Flugzeug vorkommt. Der neue Psychiater aus der Tagesklinik übernahm dann die Rolle des Fluglotsen, und ich setzte mit seiner Hilfe wieder zur Landung an.

Strebsamster Psychiatrie-Patient des Jahres

Am Kochtag in der Tagesklinik wurden meine weltbewegenden Ideen zur Abwechslung auch mal in die Tat umgesetzt, etwa in Form von Gulasch mit Kartoffelklößen, wobei das Weltbewegende war, dass wir die Klöße für zwanzig Personen selbst anrührten und mit angeröstetem Weißbrot in der Mitte, wie ich es von zu Hause kannte, von Hand formten. Echte Anerkennung, von richtigen Menschen, gab es für das Honig-Senf-Dressing, das ich mir irgendwann von meinem Bruder abgeguckt hatte und dessen Rezept ich nun teilen konnte. Ich machte ziemlich gute Fortschritte, wenn man bedenkt, dass ich den ganzen Weg, der irgendwo an einer Kreuzung begonnen hatte, bei der ich im Teenageralter falsch abgebogen war, noch einmal mit Siebenmeilenstiefeln zurücklegen musste.

Wenn ich nicht verschlief, fuhr ich an den Wochentagen morgens die drei Stationen U-Bahn und saß mit den Mitpatienten, die auch nicht verschlafen hatten, beisammen, hörte, wie es einem so gehen konnte an diesem Tag, und sagte, wie es mir ging. Das eigene Befinden, die Ereignisse des Vortags und was die Zukunft so zu bringen scheint – all das kann einem ziemlich stürmisch erscheinen. Da war die Tagesklinik erst mal ein sicherer Hafen.

Manchmal teilten wir uns in Depressive und Psychotiker auf, etwa für die sogenannte Psychoedukation, bei der ich etwas über die Diagnose, Frühwarnzeichen und Vermeidungsstrategien lernte. Meine Psyche wurde nun in ein Set verschiedener Lehreinheiten zu Krankheiten eingeordnet. Dadurch kam meinem Ego einiges an Großartigkeit abhanden, jedoch war es angenehm festzustellen, wie überschaubar das war, was davon übrig blieb. Die Irrtümer, mit denen ich in der Psychose die ganze Welt erreichen konnte, wurden zu den Grenzen der Gesundheit. Vielleicht mauerten mich die erkalteten Irrtümer ein bisschen ein, aber das war dann eben so.

Auf dem Plan standen für mich noch Singen, Basteln und ein bisschen Sport. Ein Mal die Woche machten wir einen Ausflug. Außerdem beteiligte ich mich an der Redaktionsgruppe, die unregelmäßig eine Patientenzeitung herausbrachte.

Zunächst drehte sich noch alles um die Symptome. Jede Woche empfing mich Dr. Dresden, ein Neurologe und Psychiater der Tagesklinik, für etwa eine halbe Stunde zum Gespräch. Ein lebendiger, freundlicher Mann, der auf keinen Fall wie ein abgehobener Mediziner wirkte. Ein cooler Typ, der Ahnung hatte – und Humor! Sein Haaransatz befand sich auf dem Rückzug und gab eine große Denkerstirn frei. Ein bisschen hatte er etwas von meinem Onkel, auch wenn er im Laufe der nächsten Jahre ein »Anti-Onkel« für mich wurde. Mit dem Doc konnte ich alles besprechen und mir

Rat holen. Aber er hat mich nie niedergemacht, hat sich – im Gegensatz zu meinem Onkel – sogar mein erstes kleines Buch über Mr. T-Cup zu Gemüte geführt, das ich als Broschüre ausgedruckt und mit Nähgarn gebunden hatte. Ich fühlte mich von ihm ernst genommen und respektiert.

Die ersten Tage bei ihm waren sehr intensiv. Zwar hatten die Medikamente und der Betreuer schon das Ihre getan, aber er stand mir zur Seite, als ich verzweifelt war, weil ich die Stimmen vermisste, und half mir später, mich ohne den ständigen Faktor Fantasie wohlzufühlen. Schließlich berichtete ich ihm nur noch davon, dass die Phänomene weniger geworden seien, aber hier und da noch ein Knacken im Ohr mit meinen Gedanken zu korrespondieren schien.

Zu einer Schlüsselformulierung des Doc wurde bei den Gesprächen, dass »aus ärztlicher Sicht« diese oder jene besondere Wahrnehmung Teil der Erkrankung sei. Ich verspürte nicht den Drang, aus Rebellion an diese Symptome zu glauben. Wenn der Arzttermin näher rückte, sammelte ich schon Tage vorher Gedanken, auch solche, mit denen ich die medizinische Sicht auf die Probe stellen konnte. Insgeheim sah ich mich schon als Dauerkandidaten für den Titel als »Strebsamster Psychiatrie-Patient des Jahres«. Die Einordnung meiner Symptome durch einen Experten stellte den Wasserstandsmesser dar, mit dem ich nochmal überprüfen konnte, ob ich noch festen Boden unter den Füßen hatte oder wieder begann zu schwimmen. Das ist wirklich ein ganz gutes Bild, da ich meinem Gefühl für Bodenkontakt nicht mehr recht trauen konnte.

Meine Berichte über Symptome waren natürlich auch verknüpft mit der Dosierung der Medikamente. Es stand nicht infrage, ob ich überhaupt welche nähme. Aber wir einigten uns darauf, die Dosis zu reduzieren. Ich sollte probieren, wie das ging, und konnte mich im Notfall bei ihm melden.

Meine Komfortzone hatte sich merklich verändert. Durch die Medikamente nahm mein Denken wieder wahr, was um mich herum passierte, statt eine Welt aus Vorstellungen zu orchestrieren, die sich irgendwo in der Ferne abspielte. Es wurde prinzipiell angenehmer, mich anpassend zu verhalten, als mein Heil darin zu suchen, als Einziger alles richtig zu machen. Ich entwickelte mich zu einem sozialen Wesen. Ich bemühte mich um ein Praktikum bei einem Stadtmagazin und bewarb mich um einen Studienplatz. Für Journalistik hätte ich auf normalem Weg ein Einser-Abitur gebraucht, doch ich konnte nur einen Schnitt von 3,2 vorweisen. Dank einer besonderen Regelung konnte ich mich mit ärztlichem Attest und Empfehlungen des Sozialarbeiters der Tagesklinik und des Betreuers als sogenannter Härtefall bewerben. Es klappte.

Der Start von der Tagesklinik in das Praktikum ging schnell und nahtlos. Es war meine erste richtige Verpflichtung seit dem Abitur, und das war vier Jahre her. Eine ziemliche Umstellung.

Als das Studium losging, war ich mit meinen vierundzwanzig Jahren schon einer der Älteren im neuen Journalistik-Jahrgang. In der großen Einführungsvorlesung schrieb ich alles so konzentriert mit, dass mich eine chinesische und eine russische Studentin gemeinsam fragten, ob ich mit ihnen lernen wolle. Das war recht schmeichelhaft. Ich wunderte mich ein wenig über mich selbst. Nach meiner turbulenten Schulzeit und meinem anschließenden Sturzflug in die Krise saß ich nun hier und gab das Bild eines emsigen, gut sortierten Studenten ab. Ich warf vier bis sechs Mal am Tag, also auch während des Unterrichts, ein oder zwei von den kleinen Kapseln meines Antipsychotikums ein und hielt meine Krankheitsgeschichte nicht geheim.

In dieser Zeit baute ich nicht nur relativ stabile Annahmen über die Wirklichkeit auf, sondern auch neue Bekanntschaften. So gab es in meinem Medienethikkurs eine Mitstudentin, die mich im Unterricht plötzlich für vermeintlich oder tatsächlich unverständliche Aussagen verteidigte. Zumindest habe ich eine vage Erinnerung, dass unsere Freundschaft so begann. Nach dem Kurs taperte ich von Sympathie paralysiert vorm Gebäude der Sozialwissenschaften, dem »Pferdestall«, hin und her, in der Hoffnung, ihr über den Weg zu laufen. Und das tat ich!

Im nächsten Moment saßen wir in der »Ponybar« und tranken Kaffee. Sie hieß Naomi, und wir unterhielten uns über Medikamente, Schizophrenie und Depression, wobei ich die pharmakologischen Mechanismen bei meiner Diagnose im Expertenton auf ihre Berichte von Traurigkeit und Unglücklichsein übertrug. Außerdem plante ich ihre Musikkarriere in meiner neuen Band, zum einen, weil Naomi Erfahrungen an der Klarinette hatte, und zum anderen, weil ich einen Grund suchte, möglichst viel Zeit mit ihr zu verbringen.

Ich mochte sie als Menschen und als Frau gleichermaßen. Sie mochte mich eher nur als Menschen – den Mann in mir bekam seit den Psychosen außer mir selbst wohl kaum noch jemand mit. Wochen verbrachte ich damit, im Internet nach Mikrofonen für Klarinetten zu suchen – meine Recherchen deuteten darauf hin, dass man dieses Instrument mit zwei

Spezialmikros abnehmen sollte –, wenn ich nicht gerade einfach so an sie dachte.

Die extreme Story, dass ich den Irakkrieg und einen Atombombenabwurf hatte verhindern wollen, schien oft ein gutes Thema zu sein, um mich spannend vorzustellen. Es war als Selbsterfahrung ganz gut, davon zu erzählen. Allerdings sah ich mich bald als Vorreiter eines offenen Umgangs mit psychischen Erkrankungen, was ich mir nicht hätte antun müssen. Doch ich wollte. Dabei ließ sich jedoch wohl nicht immer der Eindruck vermeiden, ich trüge die Krankheit vor mir her. Für mich war es auch eine Geschichte über Wahrheit, Wahrnehmung und die Probleme, als Einzelner ins Weltgeschehen einzugreifen – für einen angehenden Journalisten vielleicht nicht die schlechtesten Themen. Aber nichts konnte darüber hinwegtäuschen, dass ich fortan ständig kompensieren musste, verrückt zu sein.

Jojo, ein Kumpel, seit ich sechzehn oder siebzehn war, würdigte meine Kompensationsversuche und ein bisschen sogar, dass ich verrückt war. Wir zogen in eine gemeinsame Wohnung. Der Untermietvertrag meiner alten durfte nicht verlängert werden, außerdem wollte mein Onkel seine Bude zurück. Jojo und ich hatten in unserer WG ganz normal jeder ein Zimmer. Wir trafen uns meist in der Küche, in der wir uns stritten, wenn ich wieder einmal meine Uni-Sachen auf dem Küchentisch ausgebreitet hatte, und wieder vertrugen, wenn wir gemeinsam aßen. Ich lobte seine Kochkünste vollkommen ernst gemeint als »wie im Flugzeug«, denn im Flugzeug hatte ich eine gute Zeit gehabt, und er verstand das gern richtig, also als Kompliment.

Nach einem Jahr mussten wir aus der Wohnung wieder raus, der Mietvertrag war von vornherein befristet gewesen.

Meine neue Wohnung hatte auf dem Papier siebzehn Quadratmeter. Auf den psychiatrischen Gutachter, der sie 2006 in Augenschein nahm, wirkte sie jedoch »sehr klein und eng« und das Zimmer wie »etwas mehr als zehn Quadratmeter«, was es tatsächlich eher trifft. Aber ich hatte nach einiger Zeit ein kleines Bett in der Ecke, zwei Küchentische als Schreibtisch am Fenster, zwei Holzregale und sogar einen kleinen ausziehbaren Esstisch neben der Kochnische – und all das war komfortablerweise mit nur einem, maximal zwei Schritten erreichbar.

Ich bin schlicht nicht in der Lage gewesen, eine größere Wohnung zu suchen, geschweige denn, zu finden, und die Bewerbungsgespräche in WGs waren eine einzige Katastrophe. Wenn ich überhaupt dazu eingeladen wurde, kam ich mir teilweise wie ein schmieriger Opa vor, der bei Teenagern einziehen will, obwohl ich selbst noch keine sechsundzwanzig war. Hinzu kommt, dass ich in Mode endgültig keine Energie mehr steckte – sie hätte vielleicht noch geholfen, mein aufgrund der ungleichmäßigen Gewichtszunahme durch die Medikamente und die davon untrennbare Bewegungsfaulheit merkwürdiges Aussehen wettzumachen. Da half es auch nichts, darauf hinzuweisen, dass ich die Tabletten wegen Schizophrenie nehmen musste, wobei meine Ehrlichkeit auch ein gewichtiger Grund dafür gewesen sein könnte, dass ich von den WGs nicht zurückgerufen wurde. Da saß ich dann in meiner Mini-Bude, nichts mehr mit viereinhalb Zimmern.

Die Geister waren nie fort

Ein Jahr nach meiner Krise hatte ich mich »gesundheitlich stabilisiert«, wie der Betreuer in seinem Bericht festhielt. Im zweiten Jahr kam er nur noch etwa alle zwei bis drei Monate vorbei. Gelegentlich telefonierten wir, und er schrieb mir noch Empfehlungen für den ein oder anderen Antrag. Er stand mir zur Seite, wenn ich ihn in solchen Angelegenheiten brauchte, aber das kam immer seltener vor.

Die monatlichen Gespräche bei Dr. Dresden waren wie ein Fixpunkt in meinem Leben. Ich erschien stets pünktlich und im Rahmen meiner Möglichkeiten adrett. In vollem Bewusstsein, dass ich zu einem Psychiater ging. Ich versuchte aber nicht, irgendwas zu überspielen. »Im letzten Monat habe ich wieder ein oder zwei Mal dieses Knacken im Ohr gehabt, das mit meinen Gedanken zu korrespondieren schien«, berichtete ich ihm fast jedes Mal. Aber währenddessen konnte ich die schulpsychiatrische Sicht immer schon mitdenken. Dass es sich also um ein »Symptom« handeln könnte, musste er gar nicht mehr aussprechen, es war aber eine gute Gedächtnisstütze. Wenn ich bei Partys oder sonstigen Zusammenkünften anderen von meinen Psychosen erzählte, dann mit der Pointe, es gebe keine Telepathie, wie man an meinem Beispiel sehen könne.

Ich hatte einen gewaltigen Schritt dabei gemacht, mich aus dem telepathischen Netz zu befreien, in dem ich mich verheddert hatte. Aber die Idee der Weltpolizei ließ mich nicht los. Ich wollte sie nicht loslassen, und bis heute glaube ich, dass all die kreative Energie, die mich im Wahn befeuert hatte, nicht nur Schwachsinn produziert hat. Trotz der Fliehkraft, mit der sie mich über den Rand zum Wahnsinn geschleudert hatte, war die Weltpolizei-Idee ein Geschenk für mich. Gerade im Wahn hatte sie mir eine Art Urvertrauen gegeben, auf der guten Seite zu sein.

Über Omnipotenzfantasien und Urvertrauen hatte ich schon Jahre zuvor im Psychologieunterricht eine Klausur geschrieben. Ich erinnere noch die These des behandelten Autors, der zufolge nur einzelne Menschen, etwa Wissenschaftler und Künstler, ihre Omnipotenzfantasien aus der Kindheit ins Erwachsenenalter retten können. Diese würden dann die Triebkraft ihres Schaffens ausmachen. Ein ziemlich elitärer Gedanke, wie ich fand. Warum sollten das nur wenige Menschen können? Mir schien es erstrebenswert, dieses Gefühl der Allmacht zu bewahren, wenn es einem das nötige Selbstvertrauen verschaffte, um überhaupt zum Gestalten in der Lage zu sein. Das sollte nicht nur für eine kreative »Elite« möglich sein, sondern für alle. Es musste ja nicht gleich Allmacht sein, aber wie wenig die meisten Menschen das Potential ihrer Gehirne als Erwachsene ausschöpfen können, schien mir einfach traurig. Damit wollte ich mich nicht abfinden. So wollte ich nicht erwachsen werden.

Im Studium konnte ich die letzten geretteten Allmachtsfantasien endlich in Schaffenskraft umsetzen. Bei der Wahl der Themen zeigte sich mein Hang zum großen Ganzen. So schrieb ich eine Hausarbeit über die Fernsehübertragung von Großereignissen. Darüber wollte ich, nicht zuletzt in weltpolizeilicher Funktion, mehr erfahren und schreiben. Ich fühlte mich berufen, auch im Gedenken an meinen Vater, den Fernsehtheoretiker, dem Thema einen neuen Dreh zu geben. Also erörterte ich die Frage, ob all die Fernsehstationen, die ein Großereignis übertragen, zum Beispiel die Hochzeit von Diana Spencer und Charles Mountbatten-Windsor oder die Trauerfeier für den ermordeten ägyptischen Präsidenten Anwar as-Sadat, dessen tragisches Schicksal mir bis zur Recherche für die Hausarbeit gar nicht bekannt war, ob diese einzelnen Fernsehsender für die Zeit der gemeinsamen Übertragung als großer »Weltfernsehsender« angesehen werden können. Reichte etwa das gemeinsame Bild der Weltregie in den verschiedenen Ländern aus, damit man von einem einheitlichen (Welt-)Fernsehsender sprechen konnte, oder mussten auch alle Kommentatoren das Gleiche sagen? Ich schloss die Überlegungen mit der Vermutung, dass die Kommentatoren eines solchen Programms sehr viel Macht bekommen würden, vielleicht für manchen zu viel.

Die Arbeit kam gut an bei der Dozentin. Es war für mich ein kleines, schönes Wunder, dass ich mich nochmal in wissenschaftliche Arbeiten, oder was ich dafür hielt, hineinknien konnte. Seither hing ich für jede Hausarbeit in den Bibliotheken herum und schrieb zu Hause auf, was ich mir zu den Themen überlegt hatte, die ich mir immer wieder so aussuchte, dass sie mich wirklich interessierten. Das

Studium der Journalistik und Kommunikationswissenschaft war so spannend wie ein gutes Fernsehprogramm.

Im September 2006, fast drei Jahre nach Beginn des Betreuungsverfahrens, klingelte das Telefon, und der Psychiater war dran, der mich damals begutachtet hatte. Er wollte mich erneut besuchen, um festzustellen, ob die Betreuung noch notwendig war. Mein Betreuer hatte angeregt, das Verfahren einzustellen, weil sich mein Zustand deutlich verbessert hatte. Ich war ebenfalls der Meinung, dass ich inzwischen gut allein zurechtkäme, und lud den Gutachter zu mir ein. Wenig später saß er zwischen Spüle und Bett an meinem Küchentisch und wollte wissen, wie ich die Betreuung fand.

»Anfangs waren Sie ja nicht so begeistert«, stellte er fest.

Das stimmte. Doch inzwischen war ich froh, dass der Betreuer mich damals überzeugt hatte, in die Tagesklinik zu gehen.

»Es gibt keine Sich-Helfen-Lassen-Kultur in meiner Familie«, erklärte ich.

Der Gutachter bescheinigte mir eine »gut remittierte, asymptomatische schizophrene Psychose« und eine »gute Chance auf Stabilisierung«. Meine Interessen könne ich »sinnvoll« selbst besorgen und bräuchte »aus fachärztlicher Sicht« keine Betreuung mehr.

Wenig später gewann meine Anwältin auch noch endgültig den Rechtsstreit um die Ausbildungsförderung, der sich seit Beginn meines Studiums hinzog. Das Gericht erkannte an, dass ich in den ersten acht Semestern, die ich eingeschrieben war, aufgrund der aufkommenden Erkrankung nicht hatte erkennen können, dass ich eigentlich gar nicht studierfähig war. Bei dieser Entscheidung ging es um einiges. Für den Abschluss des Grundstudiums hatte ich alles zusammen und besuchte bereits Kurse aus den höheren Semestern. Meine Noten waren gut, oft sogar sehr gut. Wäre die Entscheidung anders ausgefallen, hätte ich das Studium wohl abbrechen müssen. Nun bekam ich etwa fünftausend Euro auf einen Schlag, was einiges durcheinanderbrachte.

Zunächst lief alles gut – vielleicht zu gut. Das Verfahren zu gewinnen war eine Motivation, am Studium dranzubleiben, die nun wegfiel. Das Geld eröffnete ungewohnte finanzielle Spielräume. Ich hatte viel zu viele Ideen, was man alles damit anfangen konnte. Bald peilte ich nur noch das kleinere Bakkalaureat statt des Magisters, an. War die Zeit nach der Psychose noch ein Neuanfang und Tabula rasa im Kopf gewesen und das Studium der große Plan, konkurrierten nun vielerlei großartige Zukunftspläne mit der Vernunft.

Ich startete einen eigenen Weltfernsehsender und wandelte meine Wohnung zum Fernsehstudio um. In wahnsinniger Frickelei brachte ich einen für ein paar Euro gemieteten Linux-Server mit 256 Megabyte Arbeitsspeicher – das ist nach heutigen Maßstäben sehr wenig – mit kostenloser Software dazu, mein Livevideo, zumindest potentiell, von jedem Internetanschluss aus erreichbar zu machen. Damals gab es noch keine erschwinglichen Livevideo-Dienste, wie es sie heute gratis an jeder Ecke im Netz gibt. Außerdem baute ich in feinster Low-Budget-Manier ein paar Kameras auf, und in der ersten Sendung stellte ein Studienfreund seinen Dokumentarfilm über Musiker in Osteuropa vor, während sich Simon in der winzigen Wohnung noch mit einer Handkamera herumzwängte. Die Technik musste nach zwanzig Minuten komplett neu gestartet werden, und die Rekord-Einschaltquote von sechs Zuschauern wurde danach kaum mehr erreicht. Aber es war schon so ziemlich aufregend. Vielleicht fühlte ich mich als ein ebensolcher Pionier, wie es mein Bruder zehn Jahre zuvor mit seinem Internetradio gewesen war. Das, was heute jeder mit ein paar »Touchs« auf seinem Smartphone herstellen kann, nämlich, dass einem die ganze Welt zuschauen kann, habe ich damals noch ziemlich hart erarbeitet.

»Erinnern Sie sich noch an Ihren Wahn?«, hatte der Gutachter mich bei seinem Besuch gefragt.

»Daran kann ich mich gut erinnern, als nicht enden wollenden Quell abstruser Geschichten«, war meine Antwort.

Ich wusste, was der Mann hören wollte. Und das meiste kam mir tatsächlich inzwischen abstrus vor. Aber einige Ideen hegte und pflegte ich. Es blieb dabei: Die Weltpolizei, das war »mein Schatz«.

Hatte mein »weltfernsehsender.de« noch Bezug zum Studium, so war das Bandprojekt namens »Weltpolizei« lupenreine Freizeit. Aber es musste gemacht werden. Bei Jojos Mutter trafen wir uns auf dem Dachboden zu schönen Sessions, die ich immer aufnahm. Wir spielten ein Liebeslied, das von Liebesliedern handelte, die jede Grenze überwinden, weil sie Diplomatenstatus haben, und eines über eine Frau, die ihrer Liebe ein Sonderzeichen sendet, es soll den anderen in gar nichts gleichen – doch ein Richter verbietet es ihr – wie sollen die Sonderzeichen sonst für alle reichen? Irgendwie mussten Politik und Juristerei in der Musik einer Band mit diesem Namen schon ihren Platz haben.

Später mietete ich mich dann in einen Raum in einem ehemaligen Krankenhausbunker in Hamburg Altona ein. Ich kaufte ein kleines, aber feines Mischpult, mit dem ich am Computer sechzehn Tonspuren gleichzeitig aufnehmen konnte, Mikrofone zum Singen, Mikrofone, um das Schlagzeug abzunehmen, und sogenannte Roto-Toms, also kleinere und höhere Trommeln, zusätzlich zu den bekannten drei Toms. Die haben meine Idole von »The Police« nämlich so ähnlich auch in ihrem Sound. Der Sonntag im »Narkoseraum« gehörte ganz »welTpOlIzei ist toll!«, wie ich den Bandnamen irgendwann änderte. Ich war immer der Erste im Bunker und verkabelte alles mit dem Computer, sodass ich die Aufnahmen zu Hause abmischen konnte. Wir haben alles gleich aufgenommen, wodurch das Üben viel zu kurz kam.

Das Geld aus der BaföG-Nachzahlung war nach zwei Jahren weg, und neben dem Studium hatte ich einen Job als IT-Guy in der EDV-Abteilung von Spiegel TV angenommen. Da war ich so gern, dass ich mir die Hälfte des Urlaubs lieber ausbezahlen ließ, als ihn zu nehmen. Dass zum Arbeiten auch Urlaub gehört, hatte ich noch nicht verstanden. Ich konzentrierte mich auf die naheliegenden Möglichkeiten, mein Glück zu finden, und die waren eben der Job und wenigstens ein Mal am Wochenende den Übungsraum zu nutzen. Mit dem Doc sprach ich weiter jeden Monat über mein Leben und die Medikamente. Ich weiß noch, wie ich vom Redaktionsgebäude der Sendung von Johannes Kerner, das von meiner Abteilung computermäßig versorgt wurde und aufregenderweise im Sicherheitsbereich des US-Konsulats lag, ein Taxi zum Arztgespräch nahm und trotzdem zu spät kam. Die Krankheit war auf keinen Fall mehr Mittelpunkt meines Lebens, sondern konkurrierte gewissermaßen, nicht zuletzt in der Terminplanung, mit der Arbeit.

Vielleicht war es auch für meine Mutter ganz gut, dass ich, statt nur hilflos zu sein, inzwischen in der Arbeitswelt angekommen war. Hin und wieder passierte es, dass sie in ihrer Schweriner Wohnung stundenlang auf dem Boden lag, ohne sich selbst aus dieser Lage befreien zu können. Einmal telefonierten wir in dieser Situation, und ich sagte der Feuerwehr Bescheid, die per Hebebühne über den Balkon einsteigen musste, um das Problem zu lösen. Die Welt meiner Mutter bestand fast nur aus dem Bett. Wenn sie die Kraft hatte, zündete sie Kerzen auf den Fensterbrettern an. Die waren beinahe ihre einzige Wärmequelle, denn die Heizung sparte sie sich aus Kostengründen sogar im Winter fast komplett.

Es wäre möglich gewesen, ihr Leben angenehmer zu gestalten. Wobei mir bald nichts Besseres einfiel, als dass sie freiwillig eine gesetzliche Betreuung eingehen sollte, wie sie mir selbst drei Jahre lang bei der Bewältigung meiner Krankheit geholfen hatte. Ich dachte dabei an Hilfe bei Anträgen und dem Arrangieren von häuslicher Pflege, die sie sich zwar immer noch auf bewundernswerte Weise selbst organisierte. Auch eine behindertengerechte Ausstattung wäre toll gewesen, ebenso ein Notrufknopf am Bett, wer auch immer dann kommen würde. So jedenfalls hatte die Situation einen ständigen Hang zur Katastrophe.

Ungefähr nach einem Jahr wurde es mir zu viel. Ich schrieb dem Chef des Chefs, dass ich entweder weniger arbeiten oder mehr Geld wolle und dass die Abteilung jemanden brauche, der mich entlaste. Den Mut dazu brachte ich vor allem deshalb auf, weil mein Gehirnstoffwechsel inzwischen mit ziemlich wenig Antipsychotika lief. Mein Doc, den ich irgendwann in diesen Tagen zu meinem Gehirnadministrator erklärte, hatte das gemeinsam mit mir so entschieden. Über die letzten Jahre hatte ich die Pillen bereits immer weniger »wie Smarties« eingeworfen. Vielleicht war an meiner

Bezeichnung für die Tabletten allerdings mehr dran, als mir bis gerade eben klar war, und meine Mails an den Vorgesetzten wenig »smart«. Jedenfalls bekam ich keine Antwort.

Das Verhältnis zwischen Arbeit, Leben und Studium stimmte nicht mehr. Der richtige Schritt zu mehr Ausgewogenheit hätte auch sein können, wieder mehr zu studieren, statt mit weniger Arbeit anzufangen. Er hätte jedoch vor allen Dingen sein können, beim Betriebsrat und bei der Uni darauf hinzuweisen, dass ich wegen meiner psychischen Erkrankung besondere Arbeitsbedingungen benötigte, für die der Gesetzgeber und die Studienordnung eigentlich einiges in petto hatten.

Stattdessen drängten sich andere Dinge in meinen Fokus. Noch bevor ich bei Spiegel TV angefangen hatte, kam mir die Idee, dem Weltpolizei-Gedanken einen neuen Dreh zu geben. Wie sich später herausstellen sollte, war dies ein Dreh zu viel. Doch noch hatte ich das Gefühl, alles ganz gut unter Kontrolle zu haben. Die Energie, die ich aus dem Weltpolizei-Gedanken zog, lenkte ich in schöpferische Prozesse: die Band, meinen Blog auf weltpolizei.de, das Web-TV. Auch an der Uni suchte ich mir Themen, die immerhin verwandt waren mit den Dingen, die mich auch in der Psychose beschäftigt hatten. So gelang es mir eine ganze Weile, »meinen Schatz« zu bewahren, sogar etwas Gutes daraus zu schöpfen, ohne dass er von mir Besitz ergriff. Dass ich nun an einem Punkt angelangt war, an dem dieses Verhältnis ins Wanken zu geraten drohte, war mir nicht bewusst. Aber dieser neue Gedanke, der mir damals in den Sinn kam, sollte in meinem Kopf eine große Karriere antreten. Dabei war es erst mal bloß ein eher harmloser Scherz.

Eines Tages, ich saß gerade zu Hause am Computer, dachte ich darüber nach, dass in der Welt etwas grundsätzlich schieflaufe und man etwas dagegen unternehmen müsse. Nur was? Und wann? Plötzlich kam ich drauf. Ich weiß nicht mehr, wie ironisch oder ernst ich es meinte, als ich den Blogeintrag auf meiner Website schrieb. Aber ich kündigte dort einen »Termin für die Revolution« an. So, wie andere einen Demonstrationstermin bei der Polizei, meldete ich einen Revolutionstermin bei der Weltpolizei an. Es sollte eine gewaltfreie, von der Weltpolizei genehmigte Revolution sein. Sie sollte an einem 24. Februar stattfinden, dem Datum, an dem ich exorbitant verrückt geworden war, bloß im Jahr 2019. Das war noch über zehn Jahre hin. Der Termin war ein Mittelweg aus so-spät-wie-möglich, damit sich alle darauf vorbereiten könnten, und so früh, dass meine Mutter den Tag noch würde erleben können.

Einige Monate später posaunte ich bei einem Chat mit meinem Onkel unmusikalisch, aber enthusiastisch (und nicht zum ersten Mal) auf meinem Revolutionstermin herum, als es mir wie Schuppen von den Augen fiel. Was wäre, wenn ich mich selbst anzeigte, weil ich einen Revolutionstermin vorgeschlagen hatte? War mir nicht aufgefallen, dass jemand anderes damit viel Unheil anrichten könnte? Dinge, die man ins Netz stellte, konnten eine ungeahnte Eigendynamik entwickeln. Was, wenn die Sache mir entglitt? Könnte ich die Bombe dann noch entschärfen – oder wenigstens ein Feuerwerk daraus machen? Mein Onkel riet mir strengstens davon ab, zur Polizei zu gehen. Das würde nur vollkommen unnötige Probleme geben und mich in Teufelsküche oder an vergleichbare Orte bringen. Der Gedanke ließ mich jedoch nicht wieder los. Ab und zu sprach ich ihn Freunden gegenüber an. Würde es einen Prozess geben? Bekäme der Termin dadurch nicht eine Riesenaufmerksamkeit?

Im Prinzip geisterte das Thema schon seit Jahren in meinem Kopf herum. In meiner Geschichte von Mr. T-Cup gibt es einen Wissenschaftler, der sich für den Erfinder der Gedankenverstärkung hält – also einer Technik, mit der sich Gedanken durch die Luft senden lassen. Er macht sich große Sorgen, dass die Technik missbraucht werden könnte, um eine Revolution anzuzetteln. Denn mit ihr ließe sich ein »Startschuss« geben, »und die Leute nähmen ihren ganzen Mut zusammen, sich gegenseitig auf die Köpfe zu hauen«. In etwa so, wie die sozialen Medien im Jahr 2010 die Ausbreitung des »arabischen Frühlings« verstärkten, ihn vielleicht sogar erst ermöglichten. Die »Gedankenverstärker« für die Novelle hatte ich erfunden, weil ich Stimmen gehört hatte, sie fiktional verarbeiten wollte und mich in ihrer Abwesenheit damit auseinandersetzte, ob es Telepathie gebe oder für das, was ich erlebt hatte, Maschinen nötig gewesen waren, falls ich es mir überhaupt nicht nur eingebildet hatte. War das, wohin ich die Variante mit den Maschinen ausfantasiert hatte, im Vorbeigehen auch eine Beschreibung des Internets? Hatte ich durch den Begriff in meiner Internetadresse selbst einen gewaltigen Gedankenverstärker? Genau wie der Wissenschaftler in meinem Buch wollte ich eine echte Revolution eigentlich nicht verantworten, auf keinen Fall eine, bei der sich jemand wehtut.

Die Reaktionen meiner Freunde deuteten entweder darauf hin, dass sie das Problem nicht erfassten, dass sie erst betrunken sein mussten, um sich darauf einzulassen, oder das Ganze, wie mein Onkel, für vollkommen unvernünftig hielten. Doch Vernunft fand ich da bereits unvernünftig.

Etwa zwischen April und Juni 2010 waren Dr. Dresden und ich einvernehmlich bei einer Antipsychotika-Dosis von 0 Milligramm angekommen. Damit hatte ich knapp sieben Jahre lang Medikamente eingenommen. Das entsprach der Mindestdauer, die der damalige Stand der Medizin nach zwei psychotischen Episoden, wie ich sie durchlebt hatte, vorsah.

Ich saß bei Dr. Dresden und berichtete von den Stimmen, die sich langsam wieder meldeten. 2003 hatte man im Universitätskrankenhaus einen IQ-Test mit mir gemacht, auch wenn mir das damals gar nicht bewusst war. Aber es steht in einem Gutachten, und tatsächlich hatte ich im Keller ein paar wissenschaftliche Computerspiele gespielt und Fragen beantwortet. Das Ergebnis: 114. Die neuen Stimmen sagten mir, man habe es damals nicht zugeben wollen, aber in Wirklichkeit sei eher ein Wert von 141 herausgekommen. Da ich mich prima fühlte, bedankte ich mich beim Doc für die Therapie, die ja nun beendet sei. Er riet mir noch, wieder etwas von den Medikamenten zu nehmen, doch das perlte an mir ab.

Die Stimmen waren wieder da. Die nächsten bei diesem Schub, an die ich mich erinnere, gehörten wieder zu einer großen Organisation – vielleicht den »Vereinten Planeten« oder irgendeinem anderen Zusammenschluss belebter Himmelskörper. Ich wurde verschiedenen Spezies aus den Weiten des Alls vorgestellt, da ich telepathisch jetzt wieder mitmischen würde im Kosmos. Vertreter einer Spezies, die mir als »so etwas wie Thailänder« beschrieben wurde, damit ich sie mir vorstellen könnte, guckten sich die Stelle an, an der mir die Niere fehlt. Fanden sie interessant. Offenbar stand ich wirklich mit Außerirdischen in Kontakt. Es gab sie also doch, ich hatte mich damals nicht geirrt!

Die Situation erfüllte mich derart mit Energie, dass ich nachts durch die Stadt lief. An einer Ampel stand auf der gegenüberliegenden Seite mal wieder ein Kofi-Annan-Double und blickte mich fragend an. Offenbar beobachteten mich die irdischen Vereinten Nationen und wollten wissen, was mir die Stimmen mitzuteilen hätten. Ich war da gern kooperativ und sah mich auch ein bisschen im Dienst der Wissenschaft. Deshalb bewegte ich meine Lippen, damit man die neuesten Nachrichten aus dem Weltall davon ablesen konnte. So ging das die ganze Nacht. Ich begann, mir selbst SMS zu schicken, damit die Geheimdienste an diesem neuen Kontakt mit den anderen Welten auf etwas einfachere Weise teilhaben könnten. Ich erinnere keine genauen Wortlaute. Es ging in die Richtung »Wir kommen in Frieden«, aber lustiger.

Dann schmerzte mein Hals. Stundenlang fühlte er sich wie zugeschnürt an. Es war mysteriös. Ich dachte an Voodoo, dachte, dass vielleicht gerade irgendwo ein anderer Mensch wirklich gewürgt wurde und die Schmerzen auf mich übertragen wurden. Die Sonne war bereits aufgegangen, ein schöner, trockener Frühsommertag brach an, und ich stand gegenüber der Polizeiwache am Pferdemarkt. Ich schrieb dem Geheimdienst eine SMS nach der anderen, kündigte an, gleich zur Polizei zu gehen, wenn die Würgerei nicht aufhöre. Das hielt ich für eine wirkungsvolle Drohung: Anzeige gegen Leute zu erstatten, die mich telepathisch würgten, damit sie aufhörten.

Als ich kurz davor war, in die Polizeiwache zu gehen, hörten die Halsschmerzen immer noch nicht auf, auch wenn das ein schöner dramaturgischer Effekt gewesen wäre. Auch nachdem ich eine ganze Weile mit den Stimmen diskutiert hatte und sie innerlich anschrie, sie sollten doch bitte den armen Mann in Ruhe lassen, den sie für diese Show als Voodoo-Puppe missbrauchten, hörte es nicht auf. Erst etwas später, einfach so.

Am nächsten Tag gab es in der Firma seltsamerweise Feueralarm, und das Gebäude wurde evakuiert. In dieser überraschenden Pause luden mich doch tatsächlich die Vereinten Nationen nach New York ein, da ich in den Tagen zuvor wieder die Welt verbessert hatte. Ich fühlte mich geehrt, als Kontaktmensch der Außerirdischen dorthin reisen zu dürfen.

Als ich nach dem Feueralarm, der sich als Fehler herausstellte, wieder im Büro saß, kündigte ich telepathisch in sympathischen, aber langwierigen Verhandlungen beim Geschäftsführer, weil ich offenbar noch woanders gebraucht wurde. Die Außerirdischen waren irgendwie ganz vernarrt darauf, mir die Zahl »72« mitzuteilen, die ich erst mal auf der Website der europäischen Raumfahrtagentur in die Suchmaske eingab, da die vielleicht etwas damit anfangen konnte.

Das ist die psychotische Version.

Man kann und sollte das aber auch aus anderer Perspektive betrachten. Als ich im Büro saß, hatte ich eine, vielleicht zwei Nächte nicht geschlafen. Wenn ich für einen Support-Anruf ans Telefon ging, ließ ich im Gespräch schier minutenlange Pausen, in denen ich mich still mit meinen neuen Freunden unterhielt, statt mich mit den Computerproblemen der Kollegen zu beschäftigen. Diese inneren Dialoge waren einfach zu spannend. Irgendwann schickte der Chef der Abteilung mich nach Hause.

Zu allem Überfluss sah ich abends, zu Hause auf dem Bett liegend, dass sich Hunderte Lichter an der Decke sammelten. Es war sehr beeindruckend. Die Lichter waren, wie ich zu wissen meinte, Menschen aus den oberen Zehntausend, quasi der High Society der USA. Sie strahlten um die Wette, ohne besonders helle zu sein. Eine einzelne Stimme, sozusagen der Sprecher der Glühwürmer, erklärte mir so etwas wie, dass es da dieses System gebe, und fragte, ob ich daran mitarbeiten wolle. Um dem Ganzen Nachdruck zu verleihen, sah ich um mich herum lauter Explosionen von Atombomben – ein Vorgeschmack auf das, was passieren würde, wenn sich die Welt änderte.

Als plötzlich ein Buch vor mir erschien, auf das ich meine Hand legen und Treue schwören sollte, war ich so sehr mitgeschnackt, dass ich sogar geschworen hätte, nicht mehr in der Nase zu bohren. Beinahe. Ich weiß nicht mehr, ob ich meine Seele wirklich verkauft habe, aber zumindest habe ich nicht irgendeinen Treueschwur nachgeplappert. Die Lichter verschwanden wieder nach Wisconsin und woher sie sonst herkommen mochten. Ich saß in meiner unaufgeräumten, vollgestopften, winzigen Wohnung, die noch vor Magie zu flirren schien.

Telepathischer Gerichtsprozess

In einer Psychose verschwimmen die Grenzen zwischen Drinnen und Draußen. »Ich-Störung« nennt man das. Der Begriff taucht auch in meiner Krankenakte auf. Wenn das Gefühl für das eigene Selbst verloren geht, dann gerät die ganze Welt ins Wanken. Schließlich ist das eigene Bewusstsein die Bedingung für die Erkenntnis der Welt da draußen. In meiner Psychose habe ich mehrfach versucht, die Kontrolle über mein eigenes Ich wiederzuerlangen, indem ich mit meinen Stimmen in Dialog trat. Und nicht nur das.

Wer sind diese Stimmen? Die Mediziner würden sagen, sie sind ein Symptom der Psychose. Dann stammen sie von mir und nicht von Außerirdischen oder so. Ich bin mir da zwar bis heute nicht sicher, aber nehmen wir mal an, die Medizin hat recht und die Stimmen sind in Wahrheit »laute Gedanken« von mir. Dann kommen sie ja direkt aus meinem »Ich«. Das, was sie mir sagen, entspringt meinem eigenen Innern, meinen Gefühlen, Ängsten, Sorgen und Wünschen – kurz, all dem, woraus mein Denken besteht. Wenn mich also die Stimmen bestimmen, dann bestimme ich mich immer noch selbst. Selbst-Bestimmung.

Doch was, wenn die Stimmen mich in den Selbstmord treiben wollen? Wenn sie etwas anderes wollen als ich? Dann bin ich mit meinem eigenen Ich in Konflikt geraten. Dann möchte ich den Teil meines Ichs, der mich in den Selbstmord treiben möchte, gerne überzeugen, dass das falsch ist. Eine bizarre Situation, doch genau in der befand ich mich. Ich fühlte mich von den Stimmen ungerecht behandelt. Natürlich sah ich sie nicht als einen Teil von mir, und ich wollte mich gegen sie wehren. Aber wie?

Es dauerte eine Weile, bis ich auf die Idee kam, dass ich einen Anwalt bräuchte, um die Stimmen zur Verantwortung zu ziehen für das üble Spiel, das sie damals, in der ersten Psychose, mit mir veranstaltet hatten. Es dauerte auch deswegen ein bisschen, weil ich mich in der wiedererwachenden Welt der Stimmen eigentlich ganz wohl fühlte.

Nach fast sieben Jahren in der analogen, digitalen, realen, gesunden, dinglichen Welt, jedenfalls nicht in der Welt der Telepathie, war ich wieder dort angelangt, wo alles eine Bedeutung bekommen kann. Es gibt den metaphorischen Begriff des »Aufwachens« für den Vorgang, althergebrachte Weltbilder zugunsten einer vermeintlichen Wahrheit zu verneinen. Insbesondere aus dem Internet kenne ich die Aufforderung, »endlich« aufzuwachen, oder die Selbstbeschreibung, glücklicherweise zu den Aufgewachten zu gehören. Meist erfährt man jedoch nicht, was einen nach diesem Erwachen erwarten soll, denn das könne man nur verstehen, wenn man einmal wach sei.

Die Metapher ergibt natürlich nur einen schwachen Sinn, weil Wachsein untrennbar mit Schlaf verbunden ist. Sie drückt überhaupt nicht das Gemeinte aus. Es sei denn, man betrachtet ein Menschenleben als einen Tag. Einen Tag, an dem man als Kind noch schläft, später die Chance hat, durch das Infragestellen des professionellen Journalismus oder den Anschluss an irgendeine Sekte aufzuwachen, und im Alter wieder einschläft – oder einfach sein ganzes Leben verpennt. Das Wachsein als Metapher für die Erkenntnis der Wahrheit verkennt für mich dennoch den Rhythmus aus Schlafen und Wachsein, oder anders: Leute, die meinen, die Wahrheit bis ans Ende ihres Lebens gepachtet zu haben, sind mir sehr suspekt. Außerdem schlafe ich gern.

Nachdem der Job verloren war und mein Zustand wieder der Definition einer Psychose entsprach, war alles so aufregend, und ich schlief nur noch alle zwei Tage. Zu welcher Uhrzeit ich auch immer aufwachte, wünschten mir die Stimmen einen guten Morgen, und wir überlegten, was wir in den nächsten 25, 30 oder 40 Stunden wieder anstellen würden. Ich lief entweder den ganzen Tag oder die ganze Nacht oder beides durch die Stadt, oder ich saß zu Hause am Computer. Bei den Wanderungen erkundete ich, was man mit meinen wiedergewonnenen Superkräften machen konnte.

Nach meiner Vorstellung hatte es die Telepathie zwar in der Geschichte des Planeten und des Universums immer schon gegeben, doch stand jetzt ihr Durchbruch in den Mainstream bevor. Meine Stimmen gehörten Leuten, die bereits und quasi professionell telepathierten. Dabei ging ich davon aus, dass es eine Kraft ohne Namen gibt, die zwischen allen Lebewesen entsteht. Mit dieser unsichtbaren Kraft kann man Gedanken, Gefühle und Fantasie transportieren. Als wäre jeder Mensch ein Telefonmast, aber nur wenige wüssten, was durch die Telefondrähte läuft.

Diese Art, die Symptome der Schizophrenie zu interpretieren, ließ für mich nicht viel zu zweifeln übrig. Demnach hat diese seltsame Kraft durch die Dichte und Strukturierung der Zivilisierung des Planeten so viel Potential aufgebaut, dass Städte, Länder und Religionen sie als Kommunikationsmittel und Glaubenstechnik nutzen können – und meine Außerirdischen sowieso. Ich erinnere noch, wie ich nicht mehr an meinen Kopf und an mein Gehirn zu denken vermochte, also an die Stelle meines Körpers, sondern so energiegeladen war, dass sich das zu unheimlich anfühlte. Heute wäre das ein Warnzeichen für mich, mehr Medikamente zu nehmen.

Diese Psychose knüpfte stark an die von 2003 an. Dass mein Vorschlag zum Umzug des UN-Hauptquartiers nach Bagdad vor dem Irakkrieg hinter verschlossenen Türen im UN-Sicherheitsrat diskutiert worden sei, war zunächst nur der Hauch eines Gedankens, nicht viel mehr als ein Gerücht. Das Team von Kanzler Schröder und Außenminister Fischer habe die Idee dort vorgetragen. Sie sei weit gekommen, doch offenbar stellte sich heraus, dass die US-Delegation den Krieg gar nicht mehr verhindert haben wollte. In der diplomatischen Welt in meinem Kopf gab es immer eine Stimme, die meine Rolle in der Weltgeschichte kannte, und eine, die davon noch überzeugt werden musste. Es waren eher nicht die Deutschen, die ihren Staatsbürger, also mich, verteidigten. Es war vor allem ein alter CIA-Denker, der 2003 geschasst wurde, weil er meine Idee unterstützte, um den Krieg zu verhindern, obwohl sie von einem Hamburger Kiffer stammte.

Bei diesen Diskussionen machte ich vor allem so etwas wie Zeugenaussagen darüber, wie es damals gewesen war.

Manchmal lief mir ein kalter, aber sehr schöner Schauer über den Rücken, wenn ich in meinem Kopf wieder erlebte, wie ein Geheimdienstmitarbeiter der Türkei, Spaniens oder irgendeines anderen Landes in Erwägung zog oder gar überzeugt wurde, dass der Irakkrieg zu verhindern gewesen sei. Diese kalten Schauer fühlten sich wie kleine Ritterschläge an.

In den folgenden Wochen entwickelte ich ein neues, ziemlich stabiles, schönes, aber auch wohl kaum korrektes, mindestens schwer belegbares Weltbild: Die Außerirdischen sind, was Telepathie betrifft, die absoluten Macker. Menschen können eigentlich nicht telepathieren, ohne dass die Außerirdischen die Gespräche vermitteln. Doch wie jemand, der die anderen nicht an die Modelleisenbahn lässt, selbst aber kaum damit spielt, können Außerirdische die Verbindungen der Welt meist einfach ungenutzt lassen.

Diese Wesen, die in meiner Vorstellung zumindest keine Menschen sein können, unterhalten sich in den Psychosen gern mit mir und sind einigermaßen begeistert darüber, wie ich mir die Welt zusammenfantasiere. Sie streicheln mich auch sanft am Ohr, wenn ich solche Zeilen schreibe.

Die Außerirdischen haben einen sperrigen und doch feinen, göttlichen Humor, und wenn etwas Schlimmes passiert, war es nie ihre Schuld. Die Weltreligionen können etwa ein bisschen gegen die Fähigkeiten der Außerirdischen anstänkern und sind – vergleichbar mit den unterschiedlichen Handynetzen – verschiedene Telepathiesysteme. Aus irgendeinem Grund hatte ich plötzlich unbegrenztes Guthaben. Da das alles in einem weniger als honigmelonengroßen Hirn entstand und logikmäßig ständig an allen Ecken und Enden auseinanderbrach, gab es plötzlich noch ein telepathierendes Team vom Bundesnachrichtendienst, das mich beriet.

Das Team vom BND war irgendwann so eine feste Größe in meiner Welt, dass ich mich richtig mit den alten und jungen Agenten anfreundete, die mir zugeteilt wurden. Einer von ihnen, ein junger Mann, entwickelte so einen guten Kontakt zu meinen Gedanken, dass er in einer Art Trance simultan aussprechen konnte, was ich dachte. Ich fühlte mich ziemlich geborgen in dieser ganzen Vorstellung.

Weder für dieses Team noch für mich kam es sonderlich überraschend, als es hieß, 2003 hätte ich mir nicht psychotisch eine verrückte Geschichte ausgedacht, bei der ich am Ende meinte, durch Selbsttötung einen Atomangriff verhindern zu müssen. Nein, ich war manipuliert worden: Das Ganze sei mir vorgespielt worden mit dem Ziel, mich telepathisch umzubringen. Die Prinzessin, die Rasierklinge, die Atombomben über Hamburg – all das sollte mich in den Selbstmord treiben. Ein ausgefeilter Plan, ein Mord, bei dem keine Spuren hinterlassen worden wären. Bei aller Sympathie für die von den alternativen Medien zur »selbsternannten Weltpolizei« erklärten USA konnte die Honigmelone nicht anders, als sich ein Komplott von Bush-Regierung und CIA gegen mich auszudenken.

All dies sollte in den Gerichtsprozess einfließen, den ich in meinen Gedanken aufzog. Mit diesem wollte ich die Verantwortlichen für den Horror, den ich im September 2003 durchlebt hatte, zur Rechenschaft ziehen. Bis ich daran glaubte, dass diese außerhalb von mir zu finden wären, mussten mir die Stimmen erst gut zureden. Es wurde diskutiert, gestritten, über die Ironie der Geschehnisse gelacht und getrauert. Man könnte meinen, ich wollte meine Wahnwelt von den zerstörerischen Elementen befreien. Statt gleich den ganzen Wahn abzulehnen, zog ich gegen jene Stimmen zu Felde, die mir Böses hatten antun wollen. Es war mir damals allerdings nicht bewusst, dass der Gerichtsprozess eine solche Funktion erfüllte.

Den Anwalt, der mir zugeordnet wurde, bekam ich natürlich nie zu Gesicht. Er war aber sehr nervös, denn die Sache wurde nicht vor einem gewöhnlichen Gericht, sondern vor dem telepathischen Weltgericht verhandelt. Da gab es zunächst keinen konkreten Angeklagten. Es ging uns vor allem darum, Gedankenverbrechen zur Diskussion zu bringen. Ich und die Verbündeten in der illustren Runde meiner Stimmen fuhren wohl mehrere Tage unsere intellektuelle Werbekampagne, um Unterstützung zu gewinnen und Mehrheiten dafür zu formen, böse Telepathie zu verurteilen. Dann ging es los.

In meiner winzigen Wohnung hatte ich zwar schon den Papst Benedikt zu Gast gehabt, telepathisch und wahrscheinlich gar nicht wirklich. Vertreter aller großen Religionen hatten hier telepathisch wie vor einem Fußballspiel Mannschaftswimpel ausgetauscht. Aber dieser Gerichtshof setzte dem Ganzen noch einen drauf. Nachdem ich ein paar Minuten auf dem imaginären Flur vor dem Verhandlungssaal Platz genommen hatte, sagte mein Anwalt, wir seien jetzt dran. Das Gericht fühlte sich groß und vor allen Dingen sehr hoch an. Es hatte sich zusammengebraut, das trifft es wohl am besten. Seit Stunden war klar, dass es zu dieser Verhandlung kommen würde, und jeder, der in der telepathischen Welt etwas auf sich hielt und etwas davon mitbekommen hatte, machte mit bei diesem Gedanken.

Da die Verhandlung nur aus einem Gedanken bestand, wussten alle, um diesen Gedanken denken zu können, zwar bereits worum es ging. Aber mir wurde auch klar vermittelt, dass das Weltgericht dem Fall nicht viel mehr als ein paar Sekunden zugestand. Mir wurde genau eine Frage gestellt, um die es mitunter bereits die letzten Tage in den Vorbesprechungen gegangen war: Ob ich meinte, dass die Telepathen die Situation unter Kontrolle hatten, als sie mir die grausame Fantasie aufzwangen, ich müsse mich umbringen, um einen Atombombenangriff zu verhindern.

Wir, also mein Anwalt und ich, fanden das hinterher eine Frechheit. Bei der Anhörung musste ich sagen, nein, denken natürlich, dass ich es nicht wisse. Immerhin hatte ich überlebt. Aber wenn wir bedachten, dass Psychosen zumindest in der Vergangenheit oft tödlich endeten, hielten wir die Frage für pervers. Doch der Prozess war mit der Feststellung eigentlich vorbei, dass ich mich ja nicht umgebracht hatte.

In diesen Tagen interessierte ich mich sehr für Geografie. Die vielen Personen, mit denen ich in Kontakt zu stehen meinte, kannte ich zum Großteil aus den Medien oder wusste wenigstens, wo sie sich aufhielten. Die allermeisten waren irgendwo auf dem Planeten, manche befanden sich auch in den Weiten des Alls. Ich begann zu überlegen, wie ich an meine Zimmerwände einen *Globus von innen* anbringen oder malen könnte, an dem ich mich während der Gespräche orientieren konnte. Ein innerer Globus für die inneren Stimmen. Er sollte mir zeigen, in welche Richtung ich sprechen musste, während ich mit Personen auf anderen Teilen der Erde in Verbindung war. Meine Innenwelt, das war die Außenwelt.

Zunächst baute ich mir einen Kompass. Ich kramte den starken Magneten aus dem Nachlass meines Opas hervor und magnetisierte damit eine Nähnadel. Diese stach ich durch ein Stückchen Korken und legte das Konstrukt in einen Topf mit Wasser. Zu meiner Überraschung funktionierte das ziemlich gut. Oben unter der Zimmerdecke markierte ich die Himmelsrichtungen. Wenn ich nun mit einer scheinbar menschlichen Stimme verbunden wurde, konnte ich so höflich sein, mich in deren Richtung zu drehen. Später besorgte ich einen aufblasbaren, halb durchsichtigen Globus und einen Laserpointer, wobei der dahintersteckende Plan, mit dem Laser durch den Globus zu leuchten und so die Städte des Planeten an der Wand zu markieren, leider überhaupt nicht aufging.

Nachdem die Verhandlung beim Weltgericht gesackt war, beschloss ich, auch in der realen Welt Anzeige zu erstatten. Gegen unbekannt. Ich verfasste eine Mail an nationale und internationale Geheimdienste, wobei ich einen Kniff nutzte: Jede Internet-Domain, also so etwas wie chefkoch.de, wetteronline.de oder newyorktimes.com, muss, wenn sich der Betreiber an die Regeln hält, eine bestimmte E-Mail-Adresse zum Empfang bereithalten, die »Postmaster«-Adresse. Ich schrieb also vor die Domains der insgesamt 54 Geheimdienste einfach dieses Wort, was in einer langen Liste aus postmaster@fsb.ru, postmaster@logreglan.is, postmaster@bundesnachrichtendienst.de und so weiter endete. Ach, irgendein Einfall führte dazu, dass ich noch die Partei von Silvio Berlusconi draufsetzte. Es musste nicht schnell gehen, aber ich nahm mir auch keine Zeit.

Dann schrieb ich die Mail mit der Anzeige:

Sehr geehrte Damen und Herren,
anbei ein Erinnerungsprotokoll eines mir nach reiflichem Überlegen als Kapitalverbrechen erscheinenden Vorgangs aus dem Spätsommer bis ~Oktober 2003. Datei ist mit Kennwort 05072010 gesichert. Bitte entschuldigen Sie, sprachlich nicht den wahrscheinlich größten gemeinsamen Nenner genommen zu haben. Freundliche Grüße

Im angehängten »Erinnerungsprotokoll« berichtete ich auf knapp zwei Seiten über den Telepathielehrer von den Vereinten Nationen, die Frage, in wen ich verliebt sei, und die folgende persönliche Beinahe-Katastrophe mit dem Suizidplot. Ich ging nicht davon aus, dass die Mail viele Agenten einfach davon überzeugen würde, dass es Telepathie wirklich gibt und man damit schlimme Dinge tun kann. Sie zu versenden war eher ein Pflichtprogramm. Mit der Mail wollte ich zugleich die Errungenschaften aus meiner telepathischen Welt in die dingliche Welt tragen und darauf hinwirken, dass bösartige Telepathie geächtet wird. Auch, wenn ich mich damit vorerst lächerlich machen würde. Nachdem ich die Mail abgesendet hatte, entstand eine gewisse Angst um mein Leben. Vielleicht war ich auch einfach nur aufgeregt.

Ich lief die Osterstraße herauf, als an der Ecke mit der Heymann-Buchhandlung eine ziemlich deutliche Stimme sagte:

»So, jetzt zeigen wir uns mal an.«

Der Satz überraschte mich, auch wenn ich ihn mir selbst ausgedacht haben mag. Ich wusste gleich, was gemeint war, und bog in den Hellkamp ab. Jetzt würde ich es tatsächlich tun. Es könnte nicht zuletzt eine Art Lebensversicherung sein. In der Sillemstraße hatte ich mir meinen Text schon zurechtgelegt, als hätte ich mir eine neue Seite in mein eigenes Drehbuch geschrieben. In der Grundstraße betrat ich die Polizeiwache 22, die es heute leider nicht mehr gibt. Ein älterer weißhaariger Beamter und eine jüngere Kollegin waren im Dienst. Was ich denn wolle?

»Ich möchte mich selbst anzeigen, weil ich auf meiner Webseite einen Termin für die Revolution vorgeschlagen habe.«

Nach meinem Eindruck verstand der Mann ganz klar, dass ich das als Warnung vor den technischen Missbrauchsmöglichkeiten meinte. Bei vernünftigen Leuten musste die Kombination aus Internet, Revolution und Termin die Alarmglocken schellen lassen, auch wenn es sich hier um eine Art Übungsalarm handeln sollte.

»Nimm das mal auf«, bekam die Polizistin aufgetragen.

Wir setzten uns an den Platz mit dem Computer, und ich erklärte noch einmal mein Anliegen. Wenn der Anstoß zur Selbstanzeige nicht von Außerirdischen oder vielleicht staatlichen Telepathen gekommen wäre, hätte ich mich das nie getraut. Aber unter diesen Voraussetzungen zog ich einfach durch, worüber ich mir schon so lange Gedanken machte.

»Warum nehmen Sie den Eintrag denn nicht einfach wieder runter von der Seite?« fragte sie mich.

Ich hob darauf ab, dass das Internet ja nicht vergesse. Sie nahm dann noch die Internet-Adresse auf, also weltpolizei.de, und das war es.

Mein Versuch, die Kontrolle wiederzugewinnen, hatte mit einem Prozess gegen die Stimmen begonnen und endete vorerst in einer Anzeige gegen mich selbst. Ich war gedanklich so oft abgebogen, bis ich mich einmal um mich selbst drehte. Die Stimmen hatten mich doch wieder in die Irre geführt. »So, jetzt zeigen wir uns mal an«, hatten sie gesagt. Aber mit »wir« meinten sie mich. Oder ich meinte mich. Wer weiß. Jedenfalls verließ ich die Polizeiwache beschwingt in der Gewissheit, einen Knoten durchschlagen zu haben.

Heureka

Nach der Selbstanzeige fühlte ich mich wie nach dem letzten Arbeitstag vor der Rente. Der Dienst, den ich geleistet hatte, schien so groß, dass es eigentlich nur meine Lebensaufgabe gewesen sein konnte. Ich spazierte durch die Stadt. Als Weltpolizei einen Termin für die Revolution angezeigt zu haben, bedeutete einen großen Systemhack. Die Nachricht davon bahnte sich ihren Weg durchs telepathische Netz. Während ich quer über das große leere Heiligengeistfeld lief, auf dem sonst drei Mal im Jahr eine große Kirmes stattfindet, beruhigte sich auch der Rummel in meinem Kopf für eine Weile. Die Queen von England und ich bekamen einen telepathischen Kanal geöffnet. Sie stand an der Spitze des stabilsten Gedankennetzes Europas, das sogar durch den Staat des Vereinigten Königreichs ein weltliches Gegenstück hatte, und sie interessierte sich für mich. Für den Gedankenhacker, über den an diesem Tag im großen Weltgedanken alle sprachen.

Ihr Stab hatte sie über mich gebrieft, ich ging aber davon aus, dass sie auch vorher schon von mir gehört hatte. Für die Lenker des Planeten war ich durch die Festlegung eines Termins für die Revolution – und wenn die Weltpolizei den ankündigte, konnte es sich nur um eine Weltrevolution handeln – endgültig zu einer Person der Zeitgeschichte geworden. Mit der Queen dachte ich darüber nach, dass dies ein hervorragendes Druckmittel sei, die Welt bis zum Stichtag 24. Februar 2019 so zu verbessern, dass die Revolution am Ende sogar überflüssig sein würde.

Wir tauschten uns aus über Fehler, Jugend und ihre Jugend und Gerhard Roth, einen Hirnforscher. Den hatte ich in das Gespräch gebracht, das mittlerweile zu einem vom Königshaus mitgeschriebenen Interview geworden war. Roth beschäftigt sich unter anderem mit der Neurologie juristischer Schuld. Ich improvisierte mit der Queen auf dem Gedanken herum, dass die Prozesse im Gehirn chemisch-physikalischen Gesetzen unterliegen. War das Gehirn also nur ein sehr, sehr komplizierter Apparat, der allein den Naturgesetzen gehorcht? Waren all unsere Gedanken dann überhaupt noch »unsere«, oder waren es nur die Produkte irgendwelcher neuronaler Bewegungen, die wir gar nicht im Griff haben?

Unser gemeinsames Nachdenken brachte uns bis hin zu der Frage, ob es im Universum nur Schicksal oder auch Zufall und freien Willen gibt. Und was bedeuteten die verschiedenen Antworten darauf für die Todesstrafe? In der Neurologie, so hatte ich es aufgeschnappt, ist der freie Wille das gezielte Ansteuern der Neuronen im Gehirn. Ansteuern wiederum ist selbst eine Tätigkeit, die auf Neuronen beruht, das Ganze also ziemlich vertrackt und die Todesstrafe vielleicht eher eine Strafe für das Universum, das die Neuronen so funken lässt, als das Herstellen von Gerechtigkeit.

In meiner Kindheit habe ich gern ein Murmelspiel namens »Avalanche«, also »Lawine«, gespielt, bei dem man eine Murmel in ein Gerüst aus Gängen und Kippbrücken fallen lässt, um im Idealfall anderen Murmeln, die vorher steckengeblieben sind, den Weg nach unten freizumachen. Das Universum setze ich in meinen Gedanken oft mit der Unübersichtlichkeit dieses Spiels gleich. Demnach entsteht der freie Wille in einem unübersichtlichen Universum, in dem jede Bewegung physikalischen Gesetzen unterliegt, von den Neutronen, die um einen Atomkern herumsausen, bis zur Flugbahn der Kometen. Am Ende könnte sogar der letzte freie Wille entschlüsselt werden, der in diesem Universum etwas in Bewegung setzt. Auch seine Bedingungen können erkannt und damit auch der böse Wille und die Schuld zu unfreiwilligen Gedankenspielen werden.

In dieser Zeit schrieb ich jede Menge Briefe, an Canon in Tokio, an die Familie Obama in den USA, nach Burma – es war eine ziemlich chaotische Auswahl, aber es kam mir so vor, als könnte ich gar nicht mehr anders, als weltbewegende Dinge von mir zu geben. Ich muss mich fragen, ob diese Aktionen wirklich den gesellschaftlichen Mehrwert hatten, mit dem ich sie vor mir selbst verteidigte. Manchmal kamen mir Skrupel, weil ich den Leuten Arbeit machte. Sicherlich waren meine Briefe an die deutsche und die Welt-Gesellschaft fast immer viel zu kryptisch oder eigensinnig verklausuliert.

Dass ich derart wichtige Briefe, E-Mails und Telefaxe in die Welt versendete, aber so gut wie nie eine Antwort erhielt, ließ mich zwischenzeitlich glauben, dass mich der Geheimdienst von der Welt abgeschnitten habe. Kamen meine Nachrichten vielleicht gar nicht bei den Leuten an, die ich ausgewählt hatte, damit sie meine Arbeit am Weltfrieden unterstützten? So etwas wollte ich natürlich nicht mit mir machen lassen, und ich entschloss mich, der Sache auf den Grund zu gehen.

Nachdem ich es in mehreren Ländern bei Reporter ohne Grenzen versucht hatte, der polnische Geheimdienst nicht ans Telefon ging und die CIA mein R-Gespräch nicht annahm, hatte ich einen jungen Mitarbeiter der schwedischen Säkerhetspolisen in der Leitung. Ich berichtete ihm davon, dass meine Mails offenbar nicht dort ankamen, wo sie sollten. Ich bat darum, ihm eine Mail schicken zu dürfen. Er solle mir sagen, was ich ihm geschickt hatte, damit ich herausfände, ob meine E-Mails wenigstens theoretisch rausgingen. Vollkommen richtig kam die Rückmeldung, dass ich ihm ein YouTube-Video vom Song »Voices Inside My Head« von »The Police« geschickt hatte. Als ich gerade sagte: »In diesem Moment sind Sie vielleicht verwirrter als ich es bin!«, wurde das Gespräch unterbrochen – nach siebzehn Minuten.

Wie ich später feststellte, war an dem Abend Mittsommer. Die Schweden waren am Feiern. Ich stelle mir vor, wie ein erfahrener Mitarbeiter zwischenzeitlich das Büro betreten hatte, in das Gespräch reinhörte und entschied, dass er seinen jungen Kollegen von diesem deutschen Spinner befreite, indem er die Leitung unterbrach.

An merkwürdigen Stellen im System anzusetzen, oder gleich ganz oben, war oft meine Art. Das entsprach eher meinem Tatendrang, als mich an die eingespielten Abläufe der Gesellschaft zu halten. Es ist müßig, darüber nachzudenken, ob ich mehr das Leben anderer verbessern wollte oder mehr mein eigenes. In meinem eigenen Leben gab es auf jeden Fall einiges zu verbessern.

Eines Morgens kam ich von Rumpels Hochzeitsfeier auf dem Land, wo ich auf allerlei Leute getroffen war, die im Hier und Jetzt lebten und keine wahnhaften Weltverbesserungsideen verwalten mussten. Mein Hirn arbeitete die ganze Zeit auf Hochleistung daran, das Revolutionsgeheimnis vor ihnen zu bewahren. Begegnungen mit anderen Menschen waren kompliziert geworden. Nun war ich wieder mit meinen Gedanken allein. Ich trat telepathisch mit Intellektuellen aus der Nachbarschaft in Verbindung. Wir dachten auch über die Idee nach, die bestimmt schon viele hatten, dass man wenig befahrene Straßen und insbesondere einen Hinterhof, wie jenen, an dem meine Wohnung lag, doch mit einem Glasdach vor der Witterung schützen könnte. In diesem Zusammenhang schien uns sinnvoll, wenn man das Dach bei Bedarf öffnen könnte. Doch wie konnten sich die Anwohner darüber einig werden, wann das Dach geschlossen und wann es geöffnet sein sollte?

Plötzlich flog meine Großmutter durchs Zimmer, mal in diese Ecke, mal in jene, warf dabei immer wieder wie beim Cancan ihren Rock hoch, und als sie verschwunden war, hatte ich eine Idee. Es war ein Heureka-Moment, abgesehen davon, dass ich im Gegensatz zu Archimedes nicht nackt aus der Badewanne sprang. Ich hatte eine Methode erfunden, um nachbarschaftlich Entscheidungen zu treffen. Sie war aber auch auf demokratische Prozesse in der Stadt, im Land oder auf dem Erdball anwendbar.

Dazu haben alle Anwohner eine kleine Box in ihrer Wohnung, mit der sie ihre Stimme abgeben können, beispielsweise zur Frage, ob das Dach geöffnet werden soll. Ihre Entscheidung wird an eine im Hinterhof angebrachte elektronische Tafel gesendet, auf der genug Platz ist, um das

Votum jedes Anwohners anzuzeigen. Neben jedem Votum steht ein anderes geheimes Zeichen, das jeweils nur demjenigen bekannt ist, zu dessen Entscheidung es gehört. Dadurch weiß er, dass die eigene Stimme gezählt wurde, ohne dass die Regeln einer geheimen Wahl verletzt würden. Sind nun zwei Drittel der Stimmen für ein Öffnen des Dachs, fahren die Motoren der Dachluken an. Das ist übrigens ein prima Beispiel für eine Abstimmung, bei der eine einfache Mehrheit nicht infrage kommt: Würde das Dach immer dann geöffnet und geschlossen, wenn nur eine Stimme mehr als die Hälfte dafür ist, könnte sich ein gelangweilter Scherzkeks erlauben, die anderen zu nerven, indem er mit seiner Stimme die ganze Zeit das Dach öffnet und schließt.

Um meine Erfindung in die Welt zu tragen, hatte ich dann denkbar komplizierte Einfälle. Ich brachte meine Idee mehr oder weniger deutlich zu Papier und adressierte mehrere Briefe mit verschiedenen Absenderadressen an die »Polizei Eimsbüttel« in Duisburg. Dort war kurz zuvor das Loveparade-Unglück mit vielen Toten passiert. Aus einer Laune meines Hirns heraus wollte ich nun zeigen, dass sich die Idee auch dann durchsetzen würde, wenn ihre Keimzelle eine trauernde Stadt wäre. Ein bisschen wollte ich die Stadt auch wie einen Kumpel auf andere Gedanken bringen. Stadt oder Kumpel, solche Dimensionen waren mir einerlei.

Ich drückte den großen Umschlag mit den lose und nicht gerade fachgerecht eingetüteten Briefen einfach einer Postmitarbeiterin in die Hand, als sie gerade den Briefkasten an der U-Bahn Osterstraße leerte. Das reichte, um zu denken, dass die Idee in der Welt sei. Den Rest mussten die Menschen allein erledigen.

»Was einmal gedacht wurde, kann nicht mehr zurückgenommen werden«, sagt Johann Wilhelm Möbius, der Atomforscher, der sich selbst in die Psychiatrie einweisen lässt. Die Figur in Friedrich Dürrenmatts Stück »Die Physiker« hat eine Entdeckung gemacht, mit der die Welt zerstört werden kann. Damit die Entdeckung nicht in die Hände von Politikern gerät – das Stück entstand zu Beginn des Kalten Krieges –, tut er so, als habe er Wahnvorstellungen, und versteckt sich und seinen Verstand in einer privaten psychiatrischen Klinik.

Ich war in einer ähnlichen Lage, nur spiegelverkehrt: Der Entwurf, den ich in meinen Händen gehalten hatte, konnte die Politik verbessern, nicht verderben. Mein Brief sollte eine lange Laufbahn durch die neuronalen Netze der Erdenbewohner antreten und seine segensreiche Wirkung entfalten, auch wenn der Ausgangspunkt in Duisburg denkbar ungünstig war. Nun, da ich die Idee einmal in die Welt gesetzt hatte, war ich frei. Der Gedanke war da und konnte nicht wieder zurückgenommen werden. Ich musste mich nicht in der Psychiatrie verstecken. Eines Tages würde ich vielleicht als Erfinder eines Abstimmungsapparates in die Geschichte eingehen, dessen Prototyp in einem Hinterhaus erdacht wurde. Aber bis dahin wollte ich meiner Idee nicht im Weg stehen. Wer weiß, ob die Menschen meine Erfindung akzeptiert hätten, wenn sie gewusst hätten, dass sie von mir, einem ehemaligen Psychotiker, stammte.

Ich sehe drei Optionen

Für meine Freunde und Verwandten war ich in meinen Wahnphasen schwer erreichbar, wenn ich nicht gerade etwas von ihnen wollte. Sie hatten keinen Zugang zu meiner Welt, die mir so viel faszinierender und bedeutungsvoller erschien als die, in der ich sonst lebte – und auch sie. Besonders schwierig wurde es aber für alle, wenn ich mich auf Reisen begab. Und das tat ich nicht selten. Die erste Reise, zu der ich psychotisch aufbrach, ging nach Frankreich. Den Entschluss dazu fasste ich kurz nach meinem Heureka-Moment im Hinterhaus.

Eines Abends, ich hatte gerade das Haus verlassen, da führte eine zufällige oder auch notwendige, jedenfalls eindeutige neuronale Verkettung zu einer Idee, die ich die kommenden zwei Wochen nicht hinterfragen sollte: Ich würde von der Bildfläche verschwinden. Wie als Kind bei der Vorstellung meiner eigenen Beerdigung ging ich wieder davon aus, dass die wirklich interessanten Dinge erst wahr werden, wenn ich nicht mehr da bin. Ich wollte die Leute neugierig auf die Briefe und meine anderen Aktionen der letzten Tage und Wochen machen, denn vielleicht war ich es wirklich selbst, der einer Anerkennung meiner Genialität im Wege stand.

Gab es da nicht diesen Nachtzug nach Paris um 21 Uhr 44? Es gab ihn nicht mehr, wie ich später erfuhr, aber mit Umstieg in Köln und Frankfurt wäre ich dennoch am nächsten Morgen dort. Auf dem Weg zum Bahnhof schaltete ich mein Smartphone in den Flugmodus und machte noch beim Supermarkt im Schanzenviertel halt. Ich kaufte einen Rucksack und ein bisschen Verpflegung. Das Wichtigste wurden aber die Sachen, die ich am Regal für Haushaltsgegenstände in den Einkaufskorb lud. Da ich nach Frankreich fuhr, wäre ein Mehrwegkorken bestimmt sinnvoll, schließlich konnte ich nicht immer die ganze Flasche Wein auf einmal trinken. Für den Autor von »Mr. T-Cup«-Büchern durfte ein Tee-Ei nicht fehlen. Aber vor allen Dingen packte ich noch ein Set Teelöffel, sechs an der Zahl, ein. Dass sich damit einmal die Religionen auf einen Kompromissglauben einigen und die Erde nicht mehr wie das Zeug unter unseren Füßen heißen würde, sondern »Der Planet der sechs Löffel«, war mir in dem Moment nicht klar. Aber irgendwas würde ich eines Tages damit anstellen. Mit den vier Saugnapfhaken wollte ich später wie Luther ein paar Thesen irgendwo befestigen, vielleicht an einer Polizeiwache.

Ganz sicher war ich mir nicht, ob es überhaupt möglich war, im 21. Jahrhundert aus Deutschland zu verschwinden, ohne dass es jemand mitbekommt. Allerdings setzte ich darauf, dass diejenigen, die es vielleicht mitbekamen, namentlich meine ominöse Vorstellung vom Geheimdienst, es nicht weitersagen würden.

Am nächsten Morgen passierte ich zwischen Kehl und Strasbourg den Rhein und damit die Grenze. Als mein Waggon auf der französischen Seite ankam, wurde der Zug ganz langsam. Ich dachte, das gehöre zu einer Zeremonie für besondere Gäste, und eine Stimme begrüßte mich: »Willkommen in Frankreich, Herr Longolius!«. Ich war stolz wie Oskar, dass mein Leben diese Wendung genommen hatte, ich zu einer Art James Bond, nur ohne Gewalt, geworden war.

Die Vorzeichen für eine der subjektiv schönsten Reisen, die ein Mensch so machen kann, standen gut. Ich wurde überwacht vom deutschen und vom französischen, ja, sogar vom internationalen Geheimdienst der Vereinten Nationen. So konnte ich selbst von den schärfsten Gegnern nicht umgebracht werden, da der »Termin für die Revolution« ein unberechenbares Eigenleben entwickeln würde, wenn der Kopf dahinter nicht mehr da wäre.

Im Gegensatz zu anderen Psychotikern, die in ihren Wahnvorstellungen von boshaften Agenten oder dunklen Mächten verfolgt werden, hatte ich eine positive Vorstellung von den Geheimdiensten. Sie nutzten all das Wissen über die Vorgänge auf dem Planeten nicht, um im Kampf der Nationen Vorteile zu erschleichen, sondern um gute Ideen voranzubringen. Mit Agenten, die im Saft des Wissens stehend ihren guten Charakter behaupteten, wegen dem sie ihren Job überhaupt bekommen hatten. Die mitangesehen hatten, wie ich mich dafür einsetzte, die wirklich großen basisdemokratischen Ideen in die Welt zu bringen und ihre Umsetzung anzustoßen. Ideen, welche die Agenten bisher gar nicht hatten denken können, weil sie zu beschäftigt waren, an einer Welt zu arbeiten, in der man solche Ideen überhaupt denken konnte. Ich wurde eigentlich nicht überwacht, sondern beschützt. So eine Vorstellung ist wirklich eine prima Voraussetzung für eine interessante und intensive Frankreichreise.

Als ich in Paris ankam, war mir nicht klar, dass ich erst in zweieinhalb Tagen das nächste Mal richtig zum Schlafen kommen würde. Also so zum Schlafen, wie es der Mensch im 21. Jahrhundert offenbar für das höchste der Gefühle hält – und das dürfte nicht kurz vor Sonnenaufgang für eine halbe Stunde vom Tau leicht durchnässt auf dem Radweg neben der Landstraße sein. Obwohl auch das ein Genuss sein kann.

Ich hatte mich überstürzt auf den Weg gemacht. Aber der Plan, den ich haben musste, nahm langsam Form an. Mir schwebte vor, von Portugal ein Schiff nach Amerika zu nehmen, um irgendwann bei der Osterinsel zu landen. Die Idee war zu Hause entstanden, als ich mit dem Laserpointer versuchte, durch den durchsichtigen Globus zu leuchten, um die Städte und Länder des Planeten in meiner Wohnung einzuzeichnen. Dabei fiel mir auf, dass die Osterinsel ziemlich genau am anderen Ende der Welt lag. Geldprobleme mussten sich bei der Reise irgendwie lösen lassen. Jetzt wollte ich aber erst mal einen Reisepass besorgen, denn wann hat man schon mal die Chance, unter dem Schutz der Weltpolitik auf Weltreise zu gehen? Es schien, als könnte ich einfach immer weiter reisen.

Mit Passfotos aus dem Automaten einer Metro-Station schlug ich erst beim falschen Botschaftsgebäude auf. Bei der politischen Vertretung Deutschlands stand ich vor einem schweren schwarzen Eisenzaun und versuchte, mich über die Gegensprechanlage zu artikulieren. Irgendwann kam ein Mitarbeiter heraus und händigte mir einen kleinen ausgedruckten Stadtplan aus, auf dem er mir den Weg zur konsularischen Vertretung zeigte. Weil die bald schloss, musste ich ein derartiges Tempo machen, dass mir auf dem Weg zwar aus dem Augenwinkel der Eiffelturm auffiel, ich ihn aber nicht weiter beachtete. Ohnehin war ich derart im Geheimagentenmodus, dass ich den Turm eher als lästigen Versuch wahrnahm, mich abzulenken, als mich darüber zu freuen, nach acht Jahren mal wieder auf einer Auslandsreise zu sein. Es war Ende August und ein sonniger Tag. Dass ich mir auf der Straße ein frisches T-Shirt und in einem Café für sieben Euro einen Kaffee gekauft hatte, damit ich mich auf der Toilette frischmachen konnte, war die Mühe fast nicht mehr wert, als ich recht abgekämpft bei der richtigen Passstelle ankam.

Der Sicherheitsmann dort schien mich zu erwarten.

Ich kam fast sofort dran und beantragte einen roten Reisepass, nicht so einen vorläufigen grünen, der innerhalb nur weniger Tage fertig gewesen wäre. Der rote Pass kostete 136 Euro, mehr als doppelt so viel wie in Deutschland. Aber wennschon, dennschon. Die Ausfertigung sollte drei bis fünf Wochen dauern. Die Fotos aus dem Automaten reichten. Darauf habe ich einen ganz ordentlichen Bart, der in den kommenden Tagen und Wochen noch länger wurde, während ich in Frankreich blieb, um auf meinen Pass zu warten.

Ich sagte dem Beamten, dass ich gut zwei Stunden entfernt in Le Havre und Umgebung am Ärmelkanal die Zeit verbringen würde. Dorthin, so stellte ich es mir vor, fahren die Pariser in ihre ruhigen Zweitwohnungen und denken nach. Da wollte auch ich hin, um mit wichtigen Parisern gemeinsam nachzudenken. Ich bekam noch Kärtchen mit, auf die deutsche Flaggen gedruckt waren, und E-Mail-Adressen, in denen das Wort »diplo« vorkam, und fühlte mich wie fast bei meiner Bestimmung angekommen.

In der nächsten Nacht, ich war tatsächlich mit dem Zug nach Le Havre gefahren, lief ich stundenlang durch die Stadt, bis ich hinter den Hügeln um das industriell geprägte Zentrum in eine gediegene Wohngegend gelangte. Hohe Mauern trennten die großzügigen Villengrundstücke von der kurvigen Straße, die einen Hügel hinaufführte. Ich stand vor dem Tor eines alten Gebäudes, das ich für eine Kirche hielt, und telepathierte mit den Einwohnern der eindrucksvollen Häuser drum herum. Mein Vorhaben, hier gemeinsam mit den Franzosen nachzudenken, war aufgegangen. Es handelte sich nicht nur um Pariser Regierungsmitarbeiter im Urlaub, aber das spielte auch keine Rolle.

Inzwischen war etwas anderes wichtig. Die Straßen in diesem Viertel waren alle nach Résistance-Kämpfern benannt, die hier in der Gegend gegen die Nazis gekämpft hatten. Die Deutschen waren 1940 in der Stadt eingefallen und hatten den großen Krieg in die Normandie gebracht. Es ergab sich, dass ich mit den Intellektuellen Le Havres darüber telepathierte, ob die Résistance gegen die Nazis damals auch hatte telepathieren müssen. Eine lebhafte Vorstellung entwickelte sich, wie während der Schreckensherrschaft der Nazis jemand, genau wie ich jetzt, stundenlang vor dieser Mauer stand und in Gedanken darum bat, hineingelassen zu werden.

Das Gespräch zog sich ziemlich lange hin, und neben der Frage, warum so etwas wie Faschismus von so etwas wie Gott, wenn es das denn gibt, nicht verhindert worden ist, spielte die Frage, wo ich die Nacht verbringen würde, eine zunehmend größere Rolle. Le Havre konnte sich jedoch nicht entscheiden, ob man mich verstecken sollte oder nicht, jedenfalls führte die lebhafte Diskussion nicht dazu, dass jemand kam, das Tor öffnete und mich hineinließ.

Wieder unten im Stadtzentrum spielte ich noch vor Sonnenaufgang mit dem Gedanken, mir ein Hotelzimmer zu nehmen, doch wenn ich auch mit Größenideen nicht sparsam war, so war ich es mit meinem Geld, dessen Knappheit mir immer noch bewusst war. Ich wünschte mir eigentlich eine Familienpension, worunter ich mir ein günstigeres Zimmer in einem Wohnhaus vorstellte.

Nun war ich ziemlich lange auf den Beinen und lief seit Stunden durch den Ort. An mancher Ecke war ich schon ein halbes Dutzend Mal vorbeigekommen. Inzwischen ging es wohl auf Mittag zu. Als ich eine alte Frau mit strengen Gesichtszügen in meinem gebrochenen Französisch fragte, ob sie eine »Pension de la famille« kenne, und sie mit einem knappen »non« reagierte, bekam ich schlicht einen Weinkrampf. In ihre Antwort interpretierte ich jede Menge Hass auf Deutsche hinein – und ich war doch so auf Versöhnung aus! Es war eigentlich eine simple Rechnung: Im Krieg waren die Deutschen böse und die Franzosen gut. Jetzt wollte ich das Gute, riskierte dafür mein altes Leben und vielleicht sogar mein zukünftiges, da müsste man mich doch in Le Havre willkommen heißen!

Ich folgte den Schildern zum Krankenhaus, weil ich dachte, dort werde es ein günstiges Hotel geben. Schließlich mussten ja die Besucher der Kranken irgendwo übernachten. Und wo eine Nachfrage war, musste es auch ein preiswertes Angebot geben. Dachte ich. Doch als Nächstes stand ich an der Pforte der Psychiatrie, um anzukündigen, dass ich eventuell am Nachmittag besiegt sein und Patient werden würde, was die Mitarbeiter aber nur mit einem müden Lächeln quittierten.

Da stand ich nun, der Erfinder der Weltpolizei, der Anmelder der Weltrevolution, der Konstrukteur des großen Abstimmungsapparates, begleitet vom Geheimdienst, der auf mich aufpasste, und wusste nicht weiter.

Bis zur Dämmerung lief ich aus der Stadt hinaus. In dem Zustand, in den ich kam, schien jede Entfernung auch zu Fuß erreichbar. Gewichtsmäßig hatte ich mich bereits über die vergangenen Wochen einem Marathonläufer genähert, meine Füße trugen mich mit Leichtigkeit durch die Gegend. Die Kraft ließ einfach nicht nach, und tat sie es doch, legte ich mich mit jeweils einem Kleidungsstück unter Steißbein, Schulterblättern und Kopf für eine halbe Stunde auf den nackten Asphalt und machte die Augen zu. Da der französische Geheimdienst mich beschützte und der was auf sich hielt, mochte einfach keine Angst aufkommen. Vielmehr fühlte ich mich selbst neben der dunklen Landstraße geborgen und widersprüchlich frei. Ich ging zwar davon aus, dass ich die ganze Zeit beobachtet wurde, gleichzeitig durfte ich im Rahmen der Gesetze, die einen bei Übertretung ins Gefängnis oder in die Psychiatrie bringen konnten, alles machen.

Ich erlief viele Horizonte und überwand das Gefühl der totalen Erschöpfung immer wieder. Die kleinen Nickerchen wurden zu technischen Notwendigkeiten wie Tankstopps bei einer Autofahrt. Der Gedanke, dass ich auf keinen Fall auch nur einen weiteren Schritt machen könnte, wurde zum nüchternen Signal, mich kurz auszuruhen. Streckenweise fühlte ich mich zwar vollkommen am Ende, doch der Weg zurück war auch keine Option. Der Geheimdienst würde mich schon retten, wenn es zu brenzlig werden sollte, und außerdem war ich offenbar selbst in einem Zustand, in dem ich eigentlich nicht mehr laufen konnte, noch in der Lage weiterzulaufen.

Am nächsten Morgen betrat ich das Industriegebiet, eine gut zehn Kilometer lange Flussinsel an der Mündung der Seine. Stundenlang lief ich an großen Öl- und Chemie-Silos und an Industrieanlagen vorbei, die mit ihren abenteuerlich kompliziert und verknotet verlegten Rohren aussahen, als seien sie von genialen, aber verschwenderischen Elfjährigen entworfen worden. Es stank überall, und der verdreckte Tümpel an der Straße schien mir die perfekte Kulisse für apokalyptische Fotoshootings von Umweltorganisationen zu sein.

In mir reifte der Beschluss, zurück nach Paris zu gehen, indem ich mich zunächst direkt zur Seine begab und dann dem Fluss so lange folgte, bis ich wieder den Eiffelturm sehen konnte. Und diese eine Anlage stand mir im Weg. Ich ging zum Tor, und ein freundlicher Pförtner oder Wächter in Uniform tauchte auf, um mich in Augenschein zu nehmen. Fußgänger kamen hier sonst wohl selten vorbei. In den oberen Stockwerken des Fabrikgebäudes hinter dem Zaun sah ich Büroräume und stellte mir recht bildlich vor, dass dort der Chef saß, der zu entscheiden hatte, ob ich über die Anlage zum Wasser laufen dürfe. Dass dies mein Anliegen war, erklärte ich dem Uniformierten. Er werde mal fragen, erwiderte er überrascht. Ich setzte mich in der Nähe des Tors auf einen kleinen begrünten Hügel und wartete.

Der Weg an der Seine entlang hätte mich, wenn ich einmal diese blinkende, tote Landschaft aus Rohren und

Schornsteinen hinter mir gelassen hätte, durch bewaldetes Gebiet bis nach Rouen gebracht. Auf dem Marktplatz der Stadt war vor 579 Jahren Jeanne d'Arc auf einem Scheiterhaufen verbrannt worden. Im Alter von dreizehn Jahren hatte sie erstmals Visionen gehabt. Die Heilige Katharina und der Erzengel Michael sprachen zu ihr und gaben ihr den Befehl, Frankreich von den Engländern zu befreien. Sie schaffte es, so viele Zeitgenossen und sogar Angehörige des Königshauses von ihrer Mission zu überzeugen, dass man ihr eine Rüstung anfertigen ließ und ihr Soldaten zur Seite stellte. Heute hätte man Jeanne d'Arc, die von vielen Franzosen wie eine Heilige verehrt wird, wahrscheinlich nicht in eine Rüstung, sondern in die Psychiatrie gesteckt. Dass es so ganz anders kam, ist tatsächlich ein Wunder. Doch weder ihre militärischen Erfolge noch ihr rhetorisches Talent retteten Jeanne d'Arc vor der Rache des gegnerischen Herzogs von Bedford, der sie einsperren und als Ketzerin verurteilen ließ. Gegen diese Allianz aus englischem Adel und der Kirche konnte sie nichts ausrichten. Einzelne Irre sind Leuten, die sich vermeintlich nicht irren können, weil sie alle das Gleiche denken, schutzlos ausgeliefert.

Doch bis Rouen sollte ich leider nicht kommen. Als der Wächter wiederkam, verscheuchte er mich so harsch, dass klar war, sein Chef musste seine Kompetenz infrage gestellt haben, weil er ihn mit meinem Anliegen überhaupt behelligt hatte. Wenn ich nicht sofort verschwände, komme die Polizei. Ich dürfe sowieso nicht hier sein. Ich weiß noch, wie ich davon ausging, dass die Polizei wahrscheinlich ziemlich freundlich zu mir wäre, kam dem Platzverweis aber dann nach. Dafür nahm ich mir vor, die Tochter des Chefs nicht von der Bettkante zu schubsen. Vielleicht schaute sie gerade von dort oben mit ihrem Vater aus dem Fenster, dann würde sie mich bestimmt nicht ganz unattraktiv finden.

Durch das Industriegebiet führte eine schnurgerade Autobahn, die »Route Industrielle«, die ich nun anpeilte. Um dorthin zu gelangen, musste ich einen breiten Grünstreifen überqueren. Mitten auf dem Rasen fand ich eine Pappseite, vielleicht aus einem Atlas herausgerissen. Da ich ziemlich verloren war und guter Rat teuer, lag sie jetzt einfach mal meinetwegen dort – vom Geheimdienst abgelegt oder vom Schicksal, das mit dem Urknall seinen Lauf genommen hat und manchmal wie Zufall aussieht. Oder ich war von Außerirdischen zu der Stelle gelenkt worden.

Auf der Vorderseite der Pappe befand sich eine Frankreichkarte. Als ich sie umdrehte, entdeckte ich eine ziemlich lange Liste französischer Vornamen – weiblicher Vornamen, um genau zu sein. Plötzlich wurde mir klar: Ich würde nicht nur mit der Tochter des Chemiebosses schlafen, sondern auch in ganz Frankreich mit Frauen, deren Namen auf dieser, meiner Liste standen. Ha!

Nachdem ich die ganze Nacht durchgewandert und wieder in Le Havre angelangt war, änderte ich meine Pläne jedoch. Nunmehr wollte ich am Ärmelkanal und später an der Nordseeküste entlang zurück nach Hause laufen. Ich war mit den Kräften am Ende, und im Vergleich zu den Osterinseln erschien mir Hamburg wie ein Katzensprung. Neben die Blase, die ich mir gelaufen hatte, klebte ich ein Steinchen, sodass das Auftreten schon vor der Blase schmerzte und ich die Stelle schonte. Ich stellte mir vor, wie französische Elitesoldaten meine Tour eines Tages im Rahmen ihrer Ausbildung nachlaufen und auch den Trick mit dem Steinchen ausprobieren würden.

Weil mich an der Straße Richtung Nordosten der Kirchturm von Octeville-sur-Mer ein bisschen magisch anzog, bog ich in den kleinen verschlafenen Ort ab. Im Tante-Emma-Laden kaufte ich mir Brühwürfel, um neben den Zuckertütchen, die ich mir bei meinen Wanderungen in den Mund kippte, auch etwas Salziges zu haben. Später traf ich im Rathaus, das mir als Touristeninformation dienen sollte, auf den Dorfpolizisten, der mir endlich mit meiner Familienpension weiterhelfen konnte. Kurze Zeit später schlief ich mich richtig aus.

Ich blieb das ganze Wochenende. Weil ich die Gastgeber, ein Ehepaar, wirklich mochte, war ich extra etwas unfreundlich zu ihnen, damit sie mich ohne schlechtes Gewissen gehen lassen konnten. Durch den Schlaf wieder etwas zu Kräften gekommen, zog ich weiter bis ins benachbarte Montivilliers. In einem Freilufteinkaufzentrum kaufte ich mir ein Notebook und richtete es dann bei McDonald's ein. Immer wieder kehrte ich dorthin zurück, um das Internet zu nutzen – nachts auf der dunklen Terrasse.

Beim Auskundschaften der Gegend stieß ich auf einen superschönen kleinen Bauernhof. Als ich mit einer dort lebenden Frau sprach, war ich so durch den Wind, dass ich heute nicht mal mehr weiß, ob ich überhaupt gefragt habe, ob sie und ihr Mann mich für ein, zwei Wochen aufnehmen würden, damit ich an meinem Server für die Probleme der Welt arbeiten könnte. Wahrscheinlich wirkte ich wie eine möglicherweise unheimliche Gestalt, falls man überhaupt nur »möglicherweise« unheimlich sein kann. Danach trudelte ich zwei Tage lang in kilometerweitem Radius wie eine Motte um das Anwesen umher, als sei die Aussicht auf WLAN dort für mich zum Licht geworden. In der zweiten

Nacht schlich ich mich auf den Hof, setzte mich unter einen Apfelbaum und biss in einen der Äpfel. Offenbar hatte er einen Wurm, ich konnte es nicht genau sagen, da es stockfinster war. Erst da wurde mir wenigstens emotional klar, dass ich dort nicht bleiben konnte.

Als ich in der nächsten Sonne an einer kleinen Landstraße entlangging, hielt ein sehr netter Mann mit seinem schwarzen Mercedes an und fragte mich, ob alles in Ordnung sei. Er musste irgendein hohes Tier beim Geheimdienst sein und bat mich schließlich einzusteigen. Ich erzählte ihm, dass ich aus Deutschland abgehauen sei, weil ich so viele gute Ideen hätte, mich aber niemand danach fragen würde. Wir suchten ein Hotel für mich, er hatte sogar angeboten, die Hälfte der Miete zu bezahlen. Etwas wirklich Billiges fanden wir jedoch nicht, was bei ihm zu leichtem Zähneknirschen führte. Zum Abschied gab er mir aber noch eine alte Frankreichkarte aus seinem Kofferraum, eine »richtige Karte«, und wünschte mir viel Glück auf meiner Reise durchs Land. So aufmerksam ich die Karte auch studierte, ich fand darauf keine geheimen Orte eingezeichnet.

In Hamburg machten sich meine Freunde und Verwandten inzwischen längst Sorgen. So plötzlich, wie mir der Gedanke gekommen war, ich müsste untertauchen, so hatte ich ihn auch umgesetzt. Ohne irgendjemandem Bescheid zu sagen. Mein Handy hatte ich zwar dabei, hielt es aber fast immer im Flugmodus, um Strom zu sparen und um die Ortung zu erschweren. Schließlich wollte ich nicht so einfach entdeckt werden können, dass auch der französische Geheimdienst meinen Verbleib nicht hätte geheim halten können.

Irgendwann kam eine E-Mail von meiner Mutter. Sie

schrieb so etwas Ähnliches wie: »Melde dich mal, die drehen hier alle durch und denken, du seist tot.« Hinterher sagte sie mir, dass sie ganz sicher gewesen sei, dass es mir gut ging, und sie sich keine Sorgen gemacht habe. Es war die einzige Mail, die ich mitbekam, und ich ließ sie unbeantwortet. Mein Bruder ging sogar zur Polizei und gab eine Vermisstenanzeige auf, offenbar europaweit. Dass ich meine Mails checkte, traute mir außer meiner Mutter anscheinend niemand mehr zu.

Ganz Frankreich sollte ich nicht mehr sehen. Bei einem Zwischenstopp in Paris wusch ich in einem Waschsalon meine karge Wäsche und wollte dann zum Mittelmeer. Mein Geld reichte jedoch nur bis ziemlich genau in die Mitte des Landes, nach Nevers, von wo aus ich die nächste Riesenwanderung machte. In einer feuchten Nacht saß ich nahe der Loire an einem winzigen Lagerfeuer, das ich irgendwie mit zehn Packungen Streichhölzern zum Brennen gebracht hatte. Es qualmte offenbar so sehr, dass man im nächsten Ort darauf aufmerksam wurde. Irgendwann kam die Gendarmerie auf einem kleinen Weg angefahren. Die Polizisten checkten meinen Personalausweis in ihrem Computer. Entweder fanden sie die Vermisstenanzeige nicht, oder sie ignorierten sie. Was ich jetzt machen wolle, fragten sie mich. In meinem schlechten Französisch setzte ich an: »Je vois trois options …« Ich wollte sagen, dass ich drei Optionen sehe: Entweder ich fahre weiter, ich fahre nach Hause, oder ich komme mit der Polizei mit. Doch bevor ich weiterreden konnte, hatten sie sich schon wieder verabschiedet.

Meine Reise zu den Osterinseln gab ich vorerst auf. Ich musste also nicht länger in Frankreich ausharren, bis mein Pass fertig war. Abgesehen davon war mir ohnehin das Geld ausgegangen, und für eine Übergabe von neuem Geld durch den Geheimdienst war die Gelegenheit nie wirklich günstig. Nach drei Tagen chaotischer Wanderung, die aber auch schön war, mit einer kleinen Gitarre, die ich in Paris gekauft hatte, kehrte ich zum Bahnhof von Nevers zurück. Von dort aus rief ich bei meiner Bank an, die mir komfortablerweise 120 Euro zum Abheben freischaltete. Da es kein reguläres Ticket mehr gab, stieg ich ohne Fahrkarte in den Zug nach Paris. Glücklicherweise ließ mich der kluge, freundliche Schaffner, den ich natürlich für über mich informiert hielt, umsonst mitfahren. So reichte mein Geld in Paris fast auf den Euro genau für die Fahrt zurück nach Hamburg.

Die Leute hatten sich wirklich ziemlich unheilvolle Gedanken gemacht, was mit mir gewesen sein könnte. Doch so richtig Freude, dass ich wieder da war, mochte auch nicht aufkommen. Mein plötzliches Verschwinden rechtfertigte ich vor mir selbst damit, dass ich selbst und ganz persönlich für die Leute doch sowieso nicht mehr zu existieren schien. Sie kannten nur noch irgendeinen langweiligen Typen mit einem für seinen Körperbau grotesk dicken Bauch, der offenbar auch Felix Longolius hieß, der ich aber nicht mehr war. Für mich, der sich all die Jahre seit den Psychosen hinter dieser spießigen Fassade und auch hinter den Medikamenten versteckt gehalten hatte, schien sich niemand wirklich zu interessieren.

Ich konnte den Leuten aber auch nicht sagen, was ich alles erreicht hatte. Ich konnte niemandem von meiner Heldentat, die Revolution verhindert zu haben und sie gleichzeitig in der Hinterhand zu halten, erzählen, auch nicht von den anderen Errungenschaften. Die Leute vermochten allenfalls, dem alten Felix die kümmerlichen Pflichtsympathien entgegenzubringen, die man psychisch Kranken nun mal entgegenbringt, konnten sich aber offenbar nicht vorstellen, dass ich tatsächlich zum »global player« geworden war, wie ich es zehn Jahre zuvor im Abibuch als Berufswunsch angegeben hatte.

Rumpel und Jojo hatten sich in meiner Abwesenheit den Wohnungsschlüssel von meinem Nachbarn geben lassen und die Post geöffnet, um herauszufinden, was mit mir war. Sonderlich böse war ich ihnen nicht. Ich bat sie lediglich, sich selbst anzuzeigen, weil einer der Briefe meiner Meinung nach Beweismaterial gegen die Post darstellte, die ihn geöffnet hatte. Wenn ich heute nochmal überlege, hatte sie sich damit allerdings gar nicht wirklich etwas zu Schulden kommen lassen. Der Umschlag mit meiner Novelle über die Abstimmungsapparate war an die »Polizei in Luxemburg« gerichtet, damit diese ihn einer Brieffreundin in der Nähe des dortigen Präsidiums gab. Ich hatte keinen richtigen Absender draufgeschrieben und konnte deshalb dankbar sein, dass man mich anhand meines Namens auf dem Büchlein ausfindig gemacht hatte, um den Brief zurückzuschicken.

»Bitte zeigt Euch selbst an« verstanden Rumpel und Jojo so, dass *ich* sie anzeigen wollte. Ach, so ein Mist. Wir haben uns ein bisschen gestritten.

Programmieren, bis der Obermedizinalrat kommt

»Wenn Sie die Sachen bis 14 Uhr nicht weggeschafft haben, landet alles im Müll!«

Das hatte ich gerade noch gebraucht. Die beiden Polizisten standen im Hausflur und betrachteten die Kartons mit meinem spärlichen Hab und Gut. Ein paar Freunde hatten mir noch geholfen, die Wohnung auszuräumen und alles zusammenzupacken. Ich wusste nicht, wohin damit.

Den Schlüssel hatte ich vor zwei Tagen abgeben müssen. Seither versuchte ich, mir aus meinem Fahrrad und dem Bett einen Wagen zu bauen, mit dem ich meinen Kram abtransportieren konnte. Irgendwie schaffte ich es, bei meiner nächtlichen Arbeit im Hof gerade eben so leise zu bleiben, dass die Nachbarn nicht die Polizei riefen. Vom stundenlangen Schrauben in diesen nasskalten Novembertagen gingen meine Hände ziemlich kaputt. Vielleicht würden mir immerhin neue Fingerabdrücke wachsen, wenn die Hände wieder verheilten, dachte ich, auch wenn ich nichts verbrochen hatte, wofür das gut gewesen wäre.

Jetzt waren wegen der Kartons auch noch die zwei Polizisten aufgetaucht und machten gehörig Druck. Ich glaube zwar nicht, dass sie die Sachen wirklich in den Müll geworfen hätten, aber ich wollte sie auch nicht herausfordern. Meine Bettkutsche rollte bei einem Test einen Meter, doch sie sollte nie ganz fertig werden. So wurde sie doch nicht der Startschuss zu einer Entschleunigung der Gesellschaft, wie ich es mir zwischenzeitlich ausmalte.

Ich war in einer ziemlich aussichtslosen Situation. Vor vier Jahren war das Betreuungsverfahren aufgehoben worden. Alle, die sich damit auskannten, sahen mich damals auf einem guten Weg. Ich hatte gute Noten an der Uni, eine Band, einen Job, der mir gefiel, und eine eigene kleine Wohnung. Alles lief so gut, dass der Arzt sogar glaubte, ich könne vielleicht ohne Medikamente leben. Ungefähr im März 2010 hatte ich die letzte Dosis genommen. Jetzt war Dezember, und ich hatte nichts mehr: Ich erhielt keine Ausbildungsförderung mehr, hatte meinen Job verloren, und nun auch noch meine Wohnung. Was mir blieb, waren Freunde, die mir in dieser Notsituation halfen.

Mein Freund Kamil war plötzlich da und bot mir an, zwei Nächte in seiner Wohnung zu schlafen, während er in Polen sei. Die anderen Freunde halfen mir, die Sachen schnell nach unwichtig und wichtig sortiert auf Dachböden und in Kamils Wohnung zu schaffen. Ich blieb dann erst einmal dort. Kamil war, glaube ich, extra nach Polen gefahren, um eine Therapie wegen seiner Depressionen zu machen, vielleicht wollte er aber auch erst mal nur Freunde besuchen. Jedenfalls rief er mich aus einem psychiatrischen Krankenhaus an. Während wir telefonierten, war ich wohl so jenseits von normalen sozialen Zusammenhängen und er so verunsichert, dass er mir in Aussicht stellte, ich könne bis Januar bleiben.

Kamil war ein paar Jahre älter als ich. Nach seiner Schulzeit war er aus der Enge einer polnischen Kleinstadt nach Hamburg gekommen. Früher hatte er oft mit seiner Gitarre auf der Wiese am Kanal vor meiner Schule gesessen, wo wir nach dem Unterricht auch abhingen. Er arbeitete viel und hart in einem Gemüsegeschäft. Ich besuchte ihn oft zu Hause, dann aßen wir die leckeren Sachen, die er vom Laden mitbrachte und in der Pfanne anbriet. Manchmal reparierte ich seinen Computer. Er war, glaube ich, der Einzige, von dem ich noch eine Festnetztelefonnummer kannte und auch benutzte. 2011 ist er gestorben, ich kann sie immer noch auswendig.

In den vergangenen Jahren hatte ich manches Mal mit ihm über seine Depressionen gesprochen. Einmal begleitete ich ihn ins UKE, das ihn aber wegen fehlender Krankenversicherung abwies. Da lag sein Abschiedsbrief schon bereit, den er nachts zuvor verfasst hatte. Vielleicht hatte ich durch die ständig aussichtslos erscheinende Sorge um meine Mutter so viel Erfahrung mit Menschen, die von den vermeintlichen Vorteilen des Todseins reden, dass man irgendwie gut mit mir darüber sprechen konnte. Nicht selten hätte ich mir aber eine psychologische Schulung gewünscht, auch wenn es in der Psychologie auch keine ultimative Gebrauchsanweisung fürs Leben geben sollte.

Jetzt aber war Kamil, obwohl es ihm selbst nicht gut ging, für mich da und überließ mir seine Wohnung.

In meinem alten Briefkasten, auf dem noch ein paar Tage lang mein Name stand, fand ich ein Schreiben vom Gericht.

»Sehr geehrter Herr Longolius, Sie erhalten anbei Kopie des Schreibens mit der Bitte um Stellungnahme binnen fünf Tagen.« Beigefügt war der Bericht eines Obermedizinalrats vom Gesundheitsamt.

Es war Anfang Oktober gewesen, gut drei Wochen vor dem Rausschmiss aus meiner Wohnung, als dieser Obermedizinalrat mich mit seinem Klingeln aus dem Schlaf riss. In dieser Zeit saß ich in 25-Stunden-Schichten am Rechner und arbeitete an einem Kommunikationsserver für Geheimdienste, Medien und NGOs. Die Idee war, eine Art Notrufsystem für die Probleme dieser Welt zu schaffen.

Nun störte der Besucher meinen dringend benötigten Schlaf. Er stellte sich vor als jemand, der mir helfen wolle, weil sich andere Sorgen machten. Nach wenigen Minuten sagte er mir ins Gesicht, ich hätte »Denkstörungen«. Der Besuch war sicher gut gemeint, und doch konnte ich diesen Befund nicht annehmen. Was hätte ich darauf sagen sollen?

Es hatte etwas von einem »Catch 22«. In dem gleichnamigen Buch von Joseph Heller versucht ein Bomberpilot, sich wegen Geisteskrankheit als fluguntauglich einstufen zu lassen. Die klare Selbsterkenntnis, die er unter Beweis stellt, wird ihm jedoch mit Verweis auf die ominöse Regelung 22 als Beleg für seine geistige Gesundheit ausgelegt. Er muss weiterfliegen. Meine Situation war ähnlich, nur genau andersherum: Welche mögliche Antwort hätte ich geben können, die den Obermedizinalrat davon überzeugt hätte, dass ich *keine* Denkstörungen hatte? »Sie haben recht, ich habe wohl wieder Denkstörungen« wäre wahrscheinlich am aussichtsreichsten gewesen.

Stattdessen fragte ich: »Warum?« Weil ich bemerkte, dass ich dabei ein wenig meine Stimme hob, schob ich noch hinterher: »Entschuldigung, ich habe keinen Grund, aggressiv zu werden.« Doch er antwortete, dass ich »wirklich keinen Grund« hätte, aggressiv zu werden, was mir später ziemlich provokant vorkam. Warum ich Denkstörungen hätte, erklärte er mir nicht, es sei denn, ich bekam es nicht mit. Dennoch vertraute ich ihm.

Mir war bewusst, dass ich ein Problem hatte, und das teilte ich dem Mann auch mit: Mein Vermieter hatte mir fristlos die Wohnung gekündigt, weil ich seit zwei Monaten die Miete nicht überweisen konnte. *Das* bereitete mir Sorgen. Wie sollte ich ohne Geld und ohne Wohnung leben?

Zum Abschied sagte mir der Obermedizinalrat, ich könne mich bei seinem Amt, dem Gesundheitsamt, melden, wenn ich Hilfe bräuchte oder sie anzunehmen bereit wäre. Dabei hatte ich ihm ja gerade gesagt, dass ich Hilfe brauchte – gegen den Vermieter!

Nun stand ich im Treppenhaus vor meinem ehemaligen Briefkasten und las, was der Mann wenige Tage nach unserem Gespräch an das Amtsgericht über mich geschrieben hatte:

»Im Laufe des Gesprächs zeigten sich formale und inhaltliche Denkstörungen (Gedankenabbrechen, assoziative Lockerung, paranoides Erleben). Der Patient verfügt über keine Krankheitseinsicht, seine Kritikfähigkeit scheint gemindert zu sein.«

Er regte eine »gesetzliche Eilbetreuung« an, um eine »Eskalation« zu verhindern.

Das Schreiben regte mich auf. Nicht wegen der unterkühlt-bürokratischen Form, mit der mir das Gutachten einfach per Kurzmitteilung weitergeleitet wurde. Und auch nicht, weil ich Hilfe grundsätzlich abgelehnt hätte – im

Gegenteil. Aber mir schien in der Betreuungsanregung, die offenbar in großer Eile verfasst worden war, fast nichts zu stimmen, außer meinem Namen und der Feststellung, dass ich in einer schwierigen Situation sei. Ich litt nicht »seit circa drei Jahren unter paranoider Schizophrenie«, sondern hatte bis vor Kurzem, genau wie alle anderen in der Firma, gesund gearbeitet. Ich hatte nicht die »medikamentöse Behandlung abgebrochen«, sondern sie ganz sanft und normal nach der schulmedizinisch vorgesehenen Zeit abgeschlossen. Die vorige gesetzliche Betreuung war nicht »vor einigen Monaten«, sondern vor vier Jahren aufgehoben worden. Insbesondere der Satz, die »ärztliche Behandlung sowie andere Hilfsangebote lehnte er vehement ab«, löst in mir heute noch den selben Ärger aus wie damals, da ich »vehement« gar nichts abgelehnt hatte.

Die Krux wird schon in der Aussage »krankheitsbedingt wurde ihm die Wohnung gekündigt« deutlich. Was soll das sein, eine krankheitsbedingte Wohnungskündigung? Wenn ein Vermieter eine Wohnung kündigt, weil der Mieter krank ist, wäre das ungesetzlich – und das hätte dann für die Behörden im Vordergrund stehen sollen. Mir hingegen wurde die Wohnung gekündigt, weil ich keine Miete gezahlt hatte! Aber das warf ich mir nicht vor: Ich arbeitete so hart an einer besseren Welt, dass ich es ziemlich offensichtlich fand, dass es da einen Fehler im gesellschaftlichen System gibt, wenn jemand wie ich als Konsequenz auf der Straße landete!

Zugegeben: Als psychiatrische Einschätzung war die Feststellung, dass ich krank war, sicher richtig. Ich war ja psychotisch! Nicht nur, dass ich die ganze Zeit Stimmen hörte. Ich gab auch weiterhin allem, was um mich herum passierte, einen Sinn und änderte ihn wieder, wenn es mir gerade passte.

So bargen die formalen Fehler der Betreuungsanregung eine verdeckte Botschaft. Möglicherweise wollten mir der Obermedizinalrat und das Gericht auf diese Weise zu verstehen geben, dass sie damit einverstanden wären, ja sogar erwarteten, dass ich widerspräche. Gleichzeitig ging ich davon aus, dass der Fall einmal bei einem europäischen Gericht landen würde. Also verfasste ich meinen Widerspruch an das Amtsgericht auf Englisch, um auf lange Sicht Kosten für Übersetzungen zu sparen.

Der Widerspruch lautete darauf, dass ich mit dem Experten, der das Betreuungsverfahren angeregt hatte, nicht einverstanden war, da seine Einschätzung »missbräuchlich« schlecht recherchiert sei und ganze Abschnitte daraus nicht der Wahrheit entsprächen. Allerdings hätte ich auch auf Klingonisch widersprechen können statt auf Englisch, da mein Schreiben sowieso komplett ignoriert wurde.

In der Art ging es weiter. Ein zweiter Berichterstatter von der Betreuungsstelle tauchte mit meiner Tante vor Kamils Wohnungstür auf, als ich nicht da war. Er schrieb seinen Bericht kurzerhand, ohne mich gesprochen zu haben, stützte sich dabei auf Telefonate mit meiner Tante, meinem Onkel und meinem Bruder. Eine »nicht ausschließbare Suizidalität« geisterte durch dieses Schreiben und ein »völlig wirklichkeitsentferntes Verhalten mit einem erheblichen Bedrohungsszenario« für mich selbst.

Letzteres stimmte natürlich. Doch warum hat sich nicht einmal jemand mit mir hingesetzt und vertrauensvoll mit mir geredet, ohne mir mit Begriffen wie »Denkstörungen« Angst zu machen? Es wäre herausgekommen, dass ich einen totalen Helferkomplex hatte. Ich hätte gesagt, dass ich ein System programmieren wollte, um die Welt besser zu organisieren. Einen Weltverbesserungsserver. Man hätte erfahren, dass ich die Hilfe nicht gleich annahm, weil mich niemand fragte, warum ich mich so verhielt. Und vielleicht verstanden, dass ich mir total allein gelassen vorkam, abgesehen von den Stimmen, die ich hörte.

Abends ging ich mit meiner Tante etwas essen. Statt mir zu sagen, dass sie tagsüber mit dem Mann von der Betreuungsstelle vor Kamils Tür gestanden hatte, diskutierten wir über Sardellen und warum ich die als Vegetarier nicht essen wollte. Eine weitere Möglichkeit, mit mir in Ruhe über eine mögliche Betreuung zu sprechen, verpuffte. Ob meine Verwandten etwas hätten ändern können, werde ich nie wissen. Im Rückblick bleibt für mich das Gefühl, dass mir dieses Verfahren aufgedrängt wurde, ohne dass sich jemand ernsthaft mit mir und meiner Welt befasst hatte. Ich fühlte mich überrollt, als krank abgestempelt. Aber es fällt mir schwer, diese Zeit von außen zu betrachten.

Manche Erinnerungen schmerzen bis heute. Etwa, dass mein Bruder das Programm, an dem ich tagelang gearbeitet hatte, schlicht als »weirdo crap«, also die Scheiße eines verrückten Typen, bezeichnete. Das war niederschmetternd und wandelte sich ins Bedrohliche, als er auch noch ankündigte, gemeinsam mit anderen Familienmitgliedern eine Betreuung anregen zu wollen. Auf der einen Seite war er gemein, auf der anderen nahm er mich noch viel zu ernst, denn er dachte ja, mit dem Runterputzen meiner Arbeit bei mir einen Erkenntnisprozess in Gang setzen zu können. Jedenfalls war das psychologisch ziemlich fatal, da ich mich nun mit umso größerem Eifer darin versenkte, die Welt mit der Software neu zu ordnen. Mein Bruder war eben kein Psychologe.

Genauso wenig wie mein Onkel, der ordentlich Dampf bei den Ämtern machte. Vielleicht hatte er den armen Obermedizinalrat überhaupt erst dazu gedrängt, so eine gepfefferte Betreuungsanregung zu schreiben. Immer wieder sagte er: »Ich verstehe nicht, warum deine Freunde zu dir halten.« All das machte mich misstrauisch gegenüber den Vorgängen, die da scheinbar unaufhaltsam liefen und von meinen Verwandten für richtig gehalten wurden.

In Kamils Wohnung hatte ich inzwischen begonnen, als Dankeschön für die Unterkunft die kleine Terrasse zum Wintergarten umzubauen. Seit der Bettkutsche löste das Zusammenschrauben von Holz zu irgendwelchen Konstruktionen ein erhebendes Gefühl der Selbständigkeit bei mir aus. Gerüchte, ich wolle bei Kamil wohnen bleiben, nährte ich zusätzlich dadurch, dass ich den Nachbarn im Hausflur kleine Zettel hinterließ, in denen ich ihre angebliche Spießigkeit anprangerte.

Aus drei Laptops und drei zusätzlichen Monitoren, die ich über eine Software mit nur einer Maus und einer Tastatur ansteuern konnte, hatte ich mir meine kleine Schaltzentrale gebaut. Dabei stellte ich mir vor – oder besser: lebte ich die Vorstellung –, dass meine Computeraktivitäten in entfernten Geheimdienstbüros ebenfalls über die Mattscheibe liefen. Da ich scheinbar die Gedanken der Agenten hören konnte, die mich überwachten, kommunizierte ich mit ihnen durch das, was ich am Computer eingab.

Mein Plan, wie vereinbart bis Januar wieder auszuziehen, baute darauf, dass mir das Gericht bald eine finanzielle Entschädigung zusprechen würde für das »Unrecht«, das mir angetan worden war. Damit würde ich erst mal über die Runden kommen. Vielleicht war ich in meinem Antrieb, eine Zukunft zu planen, ein bisschen gelähmt, weil der Betreuer alle Anstrengungen hätte rückgängig machen können, sobald er in meinem Leben an die Macht käme. Aber ich will mich nicht damit herausreden. Ich hätte wenigstens versuchen können, einen alternativen Weg zu gehen, statt weitgehend abzuwarten.

Ich erhielt eine E-Mail von meinem wahrscheinlich zukünftigen Betreuer, auch wenn ich nicht wahrhaben wollte, dass ich sehr wahrscheinlich einen Betreuer bekommen würde. Nach Meinung aller außer mir – ich wurde auch nicht gefragt – sollte es derselbe Mann werden, mit dem ich mich vor einigen Jahren gut verstanden hatte. Reell betrachtet hatte er mir bei der ersten Betreuung ja auch geholfen, jedoch hielt ich die Realität inzwischen wahlweise für einen furchtbaren Status quo, aus dem die Leute rauszuholen offenbar meine Aufgabe geworden war, oder für etwas, in dem mich alle ganz toll fanden, mich aber schlecht behandelten, damit ich am Ende noch toller dastehen würde. Ich antwortete dem Betreuer, dass er mir helfen könne, indem er die Betreuung ablehne. Er ließ mich dann erst mal in Ruhe.

Mir war klar, worum es ging: Einen Betreuer zu bekommen hieß in meinem Fall nicht nur, Hilfe mit Ämtern und Behörden, beim Schuldenabbau oder bei der Wohnungssuche zu erhalten. Es hieß, dass der Betreuer die Möglichkeit bekommen sollte, beim Amtsgericht eine Zwangseinweisung zu beantragen. Dieses Damoklesschwert hing nun über mir.

Eine so weitreichende Entscheidung trifft allerdings nicht ein Mensch allein nach Gutdünken. Betreuungsverfahren unterliegen Regeln und Gesetzen, und es sind mehrere Instanzen daran beteiligt. Die Mitarbeiter des Gesundheitsamtes wollten schnell etwas tun, damit meine objektiv desolate Lage verbessert werden konnte. Ein Betreuungsverfahren war das Mittel der Wahl. Um es in Gang zu setzen, musste der Obermedizinalrat den Richter von der Notwendigkeit überzeugen, umgehend einen Betreuer einzusetzen. In einem akuten Fall wie meinem kann der Richter im Eilverfahren einen vorläufigen Betreuer bestellen. Voraussetzung ist neben einem ärztlichen Zeugnis, dass der Richter den Betroffenen einmal gesehen hat.

Der Tag der Anhörung kam, und meine sieben Sinne wollten kein Gleichgewicht mehr finden bei den diversen Realitäten, die sie wahrnahmen. Bei der Akteneinsicht hatte ich gesehen, dass der Betreuer, der Obermedizinalrat, der Berichterstatter von der Betreuungsstelle und eben auch noch mein Onkel zu der Anhörung eingeladen waren. In dieser Runde würde ich auf ziemlich verlorenem Posten stehen, weshalb ich kurzerhand mein »Radioübertragungsset« reaktivierte. Das bestand aus einem Rucksack mit einem Netbook darin, zwei Mikrofonen in den Seitentaschen und einer Software, die ich mit meinem Smartphone so einstellen konnte, dass es eine Liveübertragung zu dem Internetradio gab, das ich auf meiner Webseite eingerichtet hatte. Einige Wochen zuvor hatte ich damit bereits von einer Krawall-Demonstration im Schanzenviertel berichtet und mit einem Bereitschaftspolizisten im »Weltpolizei-Radio« gesprochen. Jetzt hatte ich vor, die Anhörung im Internet zu übertragen, damit der Geheimdienst und meine Fans, die ich mir spontan herbeifantasierte, miterlebten, wie unfair das Verfahren war. Doch die Zeit war knapp, und ich schaffte es auf dem Weg zum Gericht nicht, ein Problem mit meinem Prepaid-Tarif zu lösen, weshalb der Rucksack seine Funktion nicht übernehmen konnte.

Außer dem Richter war niemand gekommen, und ich stellte mein Gepäck in die Ecke, um mit ihm zu klären, wie wir das Betreuungsverfahren aus der Welt schafften. Es wurde ein freundliches Gespräch, aus dem ich mit dem Eindruck herauskam, der Richter hätte – jetzt, da er mich kennengelernt hatte – auch keine Lust mehr darauf, mir einen Betreuer aufzuzwingen. Er hingegen notierte in seinem Vermerk, ich habe »denkgestört, fadenverlierend und angestrengt« gewirkt. Zudem hielt er zwar fest, dass ich Rosenkohl in mein Brot einbuk, vergaß aber die wichtigere Tatsache, dass mein Widerspruch gegen das Betreuungsverfahren bis dahin nicht in die Akte aufgenommen worden war.

Mit den Stimmen war ich offen umgegangen. Der Begriff des »Stimmenhörens« sei irreführend, sagte ich dem Richter. »Wenn, dann nimmt man Gedanken wahr, deren Ursprung man außerhalb von sich vermutet. Ich könnte das besser formulieren, wenn ich häufiger danach gefragt werden würde.« Er schrieb aber in seinen Vermerk, ich hätte gesagt, das Stimmenhören »liege jetzt nicht vor«, sowie: »Er könne es nicht formulieren.«

Nun mag eine Anhörung zu der Frage, ob man gesetzlich betreut und möglicherweise zwangseingewiesen werden darf, nicht der optimale Ort sein, um gemeinsam über den Begriff des Stimmenhörens nachzudenken. Dennoch hätte der Richter respektieren können, dass ich mich bislang in beiden Gesprächen, die in dem Verfahren geführt worden waren, geöffnet hatte. Ich hatte auch den Wunsch geäußert, mir selbst Hilfe zu suchen, wenn auch »vom Staat« und, »um nicht zu sterben«. Daraus hätte er vielleicht erkennen können, dass es für mich leichter gewesen wäre, mich auf etwas einzulassen, wenn die drohende Zwangsbehandlung erst mal vom Tisch wäre. Natürlich hätten er und die anderen Instanzen dann einiges an Verrücktheit zulassen müssen.

Auf der einen Seite stand ich, der irgendwann geradezu einen journalistischen Eifer entwickelte, darzustellen, wie man mit Leuten wie mir – ohne Wohnung, ohne Geld – umgehen würde. Obwohl meine Recherchen erst begannen, als ich bereits ziemlich in der Misere war, sah ich mich auf einer Undercover-Mission, bei der ich herausfinden wollte, ob man auch ohne Geld leben konnte. Es kam mir alles vor wie ein Spiel. Sogar die schlechte Behandlung, die mir widerfuhr, deutete ich noch in etwas Gutes um: Ich würde eines Tages von hanebüchenen Missständen berichten können! Zwischendurch dachte ich sogar, dass man mich *absichtlich* so schlecht behandelte, damit ich darüber berichte. Als wäre alles genau so inszeniert worden, wie es war, damit es ein Happy End gibt.

Auf der anderen Seite waren die Ämter und Gerichte. Der Obermedizinalrat und mein Onkel hatten die rote Linie immer näher herangeholt, die sogar eine Zwangseinweisung rechtfertigen kann: Sie waren der Auffassung, von mir gehe eine Selbst- oder gar Fremdgefährdung aus. Aufgrund der früheren Betreuung und der drohenden Obdachlosigkeit schien der Beschluss ohnehin vorbestimmt. Im Gesetz heißt es, ein Betreuer dürfe »nicht gegen den freien Willen des Volljährigen« bestellt werden. Bei psychisch Kranken kann es jedoch sein, dass eine »freie Willensbildung« nicht mehr möglich ist, weil etwa der Wahn einen daran hindert, zu erkennen, dass man krank und hilfsbedürftig ist.

Ein Amtsrichter ist aber auch kein Psychologe, also beruft

er einen psychiatrischen Gutachter, der eine Empfehlung abgibt. Dieser trägt eine ziemlich große Verantwortung, denn je nachdem, wie sein Urteil in punkto freie Willensbildung, Selbst- oder Fremdgefährdung ausfällt, wird der Richter sein Urteil fällen.

Solange alle ihren Job gewissenhaft machen, ist so ein Verfahren eine gute Sache. Doch wenn man sich vorstellt, eine von vielen Akten zu sein, die in diesem Apparat weggearbeitet werden, kann einem schon mulmig zumute werden. Grundsätzlich hatte ich ja Vertrauen in die Instanzen. Ich konnte nur nicht nachvollziehen, dass sie eine Betreuung für notwendig hielten. Außerdem war nicht von der Hand zu weisen, dass ein richtiges Betreuungsverfahren ohne psychiatrisches Gutachten rechtlich eigentlich nicht gegen meinen Willen möglich war. Allerdings handelte es sich hier um ein Eilverfahren, und dafür waren die Bedingungen gegeben.

Mir drohte, bald im Winter draußen schlafen zu müssen. In solchen Fällen sollten die Gerichte durchsetzungsstark beim Anordnen von Maßnahmen sein. Notfalls gegen den Willen derjenigen, die nicht einsehen, dass sie eventuell nur noch sechs Stunden Lebenszeit haben, bevor sie erfrieren. Zumal sie die Dinge am nächsten Morgen im Krankenhaus mit einem Kaffee in der Hand und pappigen Brötchen mit Industriemortadella dann vielleicht doch anders sehen. Wahrscheinlich war ich ein solcher Fall.

Der Richter beschloss per einstweiliger Verfügung, mir vorläufig für die Dauer von sechs Monaten einen Betreuer zu bestellen. Doch ich wollte es nicht wahrhaben. Dachte stattdessen immer, die Leute verhielten sich mir gegenüber so, damit es ja nicht aussähe, als würde die Weltpolizei mit Samthandschuhen angefasst. Vielmehr spekulierte ich darauf, dass sich eines Tages Mythen um mein Martyrium ranken würden. Dass ich heute noch so darüber schreiben kann, als wäre ich im Recht gewesen, liegt entweder daran, dass ich den Wahn nicht überwunden habe. Oder es liegt daran, dass es doch möglich gewesen wäre, mich auf geschicktere Weise aus meinem Selbstbild der Unfehlbarkeit zu befreien und wieder an die sympathische, fehlbare Gesellschaft zu gewöhnen. Heute würde ich da gern einen Kompromiss finden.

Damals, als mir der Betreuungsbeschluss zugestellt wurde, war ich allerdings gar nicht mehr kompromissbereit. Ich tippte sofort eine Beschwerde, und die Sache ging in die nächste Instanz, ans Landgericht Hamburg.

Der Kampf gegen die Gerichte verengte meinen Blick, mein Umfeld nahm ich kaum noch wahr. So traf es mich völlig unvorbereitet, als Kamil plötzlich wieder in der Tür stand. Es war eine Woche vor Weihnachten und nicht, wie angekündigt, im Januar. Er war fix und fertig, noch mehr, als er das Chaos sah, das in der Wohnung herrschte. Zwar bot er mir an, dass wir erst einmal gemeinsam dort wohnen, doch ich lehnte ab und versprach, binnen sechs Stunden das Feld zu räumen.

Es endete damit, dass ich meine Sachen in seiner Abwesenheit, soweit ich es schaffte, zusammenpackte und dann blitzschnell und unbemerkt in den Hausflur stellte. Ich verschwand in der Annahme, ein internationales Team von jungen Geheimdienstagenten würde sich ebenso blitzschnell und unbemerkt darum kümmern. Man muss verstehen, dass ich mich jetzt darauf berufe, krank gewesen zu sein. Kamil musste letztendlich Rumpel anrufen, der ihm half, die

Sachen auf den Dachboden zu stellen, statt dass sich irgendwelche Agenten darum gekümmert hätten.

Es ist furchtbar, dass ich mit meiner gelebten Räuberpistole Belastungen und Leid verursacht habe und nicht mehr in der Lage war, jemandem Halt im Leben zu spenden, der es gebraucht hätte. Ich muss undankbar gewirkt haben, eine schlimme Erinnerung. Es wäre anders gekommen, wenn ich mir nicht schon wieder vorgenommen hätte, die Welt zu verändern. Oder wenn ich dabei so gehandelt hätte, dass nicht andere für diese Veränderung Opfer bringen mussten.

Während meiner folgenden »Flucht« war ich drei Monate später wieder in Hamburg und besuchte ihn. Wir stritten uns über die Bauten auf der Terrasse. Ich wollte ihn mit meiner Aufbruchsstimmung anstecken und bemerkte nicht, dass ich wohl einen armseligen Eindruck hinterließ. Als er mir etwas von meinen Sachen vom Dachboden holte, nutzte ich die Gelegenheit, zu verschwinden, weil ich weiteren Streit vermeiden wollte. Ich ließ ihm ein bisschen Geld da und eine dumme Nachricht, die ich auf die Rückseite eines Reiseplans Berlin-Warschau schrieb, den ich zufällig in meiner Tasche hatte. Tage später kam ich mehrmals wieder, um ihn zu besuchen, und wunderte mich, dass er nicht zu Hause war. Schließlich bekam ich von seinem Bruder die schreckliche Nachricht, dass er sich in Warschau umgebracht hatte.

Sofort schrieb ich der Polizei von der kleinen Nachricht mit dem Geld, die ich dagelassen hatte, und dass mich die Gerichte für verrückt erklärt hätten und ich deshalb keine Hilfe mehr für meinen Freund habe sein können. Erst dann begann ich, um ihn zu weinen.

Sie können mich mal ... ordentlich begutachten

Ich stand am Rand eines Zebrastreifens und konnte nicht mehr weiter. Es war Heiligabend, ich befand mich auf dem Weg nach Karlsruhe. Doch jetzt, auf diesem Zebrastreifen in Essen, war Schluss.

Eigentlich wollte ich zum Bundesgerichtshof und noch schnell vor den Feiertagen einen der Anwälte davon überzeugen, dass der Betreuungsbeschluss nicht gerecht sei. Knapp zwei Wochen zuvor war ich beim Landgericht gescheitert. Dem Anhörungsvermerk nach zu urteilen, redete ich wirres Zeug, wobei der Richter viel Wert darauf legte, jede meiner Sprechpausen mit Auslassungspunkten zu protokollieren, etwa wenn ich nach Worten gesucht hatte und dabei mit den Fingern auf dem Tisch klopfte. Am Ende kündigte er an, er werde die Beschwerde abweisen.

»Was ist dann die nächste Instanz?«, fragte ich ihn.

»Das ist der Bundesgerichtshof in Karlsruhe.«

»Wie soll ich denn dahin kommen, wenn ich doch betreut bin?«

Der Betreuer sagte beruhigend, er werde mich »nicht am Bahnhof am Ärmel festhalten«, wenn ich dahin wolle.

Der Richter hielt zu diesem Moment nur fest: »Jetzt wird deutlich, dass ein zielführendes Gespräch mit dem zunehmend angespannt und nervös wirkenden Betroffenen keinen Sinn mehr ergibt und die Anhörung wird um 12 Uhr beendet.« Im Anschluss besprach er sich noch kurz mit meinem Betreuer, der »umgehend« beim Amtsgericht einen Antrag auf geschlossene Unterbringung stellen wollte, was er auch am selben Tag noch tat. Zusätzlich beantragte er ein fachärztliches Gutachten zur Frage, ob eine geschlossene Unterbringung zur Heilbehandlung notwendig sei.

Ich aber machte mich umgehend auf den Weg nach Karlsruhe. Der Verlust der Bleibe und die empfundene Ungerechtigkeit der Betreuung vermischten sich in meinem Kopf zu einem Bedrohungsszenario, zugleich wurde ich von meiner Eitelkeit und anderen schlechten Charaktereigenschaften getrieben.

Wegen des krassen Wintereinbruchs saß ich, teils für volle Tage und Nächte, an verschiedenen Bahnhöfen fest. Ich hatte vor, das Gerichtsverfahren günstig zu halten, indem mir nur Regionalzüge erstattet werden müssten, wenn ich erst beim BGH gewonnen hätte, doch das funktionierte nicht, weil ohnehin fast kein Zug fuhr. Außerdem erstatten Gerichte wahrscheinlich keine Schwarzfahrten, auch wenn das in meinem Fall unfair schien. Unfair, aber irgendwie erhebend war auch, dass die Züge ganz offensichtlich nur meinetwegen so gesteuert wurden, dass ich mein Ziel auf keinen Fall erreichen konnte.

Ich hatte ewig nicht gegessen und geschlafen. In den Katakomben des Essener Hauptbahnhofs konnte ich nicht bleiben, weil sie, extra um mich in den Wahnsinn zu treiben, furchtbar stanken. Wie ich Jahre später feststellte, tun sie das eigentlich immer. In einem Kiosk verlangte ich von jeder Zigarettenmarke eine Packung. Der Verkäufer fing zwar an, sie bereitzulegen, als er jedoch merkte, dass ich sie einfach mitnehmen wollte, schmiss er mich verständlicherweise raus. Er konnte ja nicht wissen, dass ich aufgrund des besonderen Umstands, dass ich vom Staat verfolgt wurde, das Recht dazu hatte.

Kurz bevor ich irgendwo in der Stadt ans Ende meiner Kräfte kam, nahm ich noch den Slogan eines Supermarkts »Bio für alle« viel zu ernst. Ich setzte an, einen dieser Metallständer für die Warenauslage vor den Supermarkt zu stellen, um für alle zu grillen, doch ein Mitarbeiter beförderte mich vor die Tür.

Am Zebrastreifen kamen die normalen Autos alle an mir vorbei, aber ein Ersatzbus der Deutschen Bahn musste stehen bleiben. Der Fahrer und sein Begleiter stiegen raus und waren so nett, mich hineinzubitten. Ein paar Meter weiter fuhren wir auf einen Parkplatz und warteten auf die Polizei, die mich mit auf die Wache nahm. Ich gab so etwas bekannt wie: »Ich stelle mich in einem Betreuungsverfahren!« Nach einer Weile holte mich ein Krankenwagen ab. Als der Arzt ein EKG machen wollte, fragte ich, ob es davon einen Ausdruck geben werde. Da das nicht der Fall war, lehnte ich die Untersuchung ab. Ohne Nachweis konnte ich die Ergebnisse nicht in das Betreuungsverfahren einbringen, also sah ich keinen Sinn darin.

Wenig später betrat ich die geschlossene Abteilung der Psychiatrie. Dort schluckte ich zwei Tabletten, um hinterher sagen zu können, dass sie überflüssig gewesen seien. Die weitere Einnahme verweigerte ich.

Drei Tage nach Heiligabend kam eine Richterin. Sie schrieb all die Sachen, die ich zu sagen hatte, sorgfältig auf. Die Anhörung fand im Aufenthaltsraum statt. Während des Gesprächs blieb ich im Türrahmen stehen.

»Ich bin seit drei Tagen hier, weil ich hier auf Quatschbasis untergebracht bin. Das ist rechtswidrig, unmenschlich und willkürlich. Ich will Amnesty International anrufen. Sagen Sie mir die Nummer. Warum meinen Sie, Sie können mich beurteilen? Sie kennen mich gar nicht.«

Lediglich meinen Eingangssatz »Sie können mich mal … ordentlich begutachten« notierte sie leider nur zur Hälfte.

»Es geht darum, das vorher beschlossene Unrecht geradezurücken. Ich will die Betreuung nicht«, erklärte ich ihr.

Sie entgegnete, dass sie nicht da sei, um über die Betreuung an sich zu entscheiden.

Auf Basis eines gefaxten Antrags des Betreuers und eines ärztlichen Attests stimmte sie einer sechswöchigen Unterbringung zu. Dem Betreuer erteilte sie eine »vorläufige« Genehmigung für die Dauer von sechs Wochen, mich »mit Freiheitsentzug unterzubringen«.

Gerade für eine Stunde vom Stationspersonal an mein Notebook gelassen, fing ich an, eine Online-Anzeige bei der Hamburger Polizei gegen den Betreuer zu verfassen. Einmal wegen Vereitelung einer Straftat, weil er nach der Anhörung am Landgericht den Richter nicht angezeigt hatte – er war immerhin mein einziger Zeuge für das »supragesetzlich motivierte Urteil«, wie ich es bezeichnete. Außerdem wegen eines Bruchs der Schweigepflicht, weil er meiner Familie verraten hatte, wo ich war.

Es ist eine vertrackte Sache, wie man es finden soll, dass der Betreuer Kontakt mit Verwandten hat. Aber in dem Moment hat mich kirre gemacht, dass mein Wunsch übergangen wurde, die Familie da rauszuhalten. Meine Mutter rief mich jedenfalls auf der Station an. Sie hatte vom Betreuer gehört, ich habe auf einer Kreuzung in Essen den Verkehr lenken wollen. »So entstehen Gerüchte«, hätte ich mir sagen können, aber die ganze Situation kam mir so bedrohlich vor, dass sich das Gerücht wie eine gezielte Verleumdung anfühlte.

In meinem Kampf gegen die Betreuung konnte ich eine solche Verleumdungsgeschichte nicht brauchen. Ich dachte ja, wenn ich das Gerichtsverfahren erst gewonnen hätte, läge mir die Welt zu Füßen. Zwar hatte ich die letzten Monate meinen Weltverbesserungsserver nicht ansatzweise fertigbekommen, aber ich wollte weiter daran arbeiten dürfen.

Irgendwann sprach mich der behandelnde Arzt an, ob ich das Medikament, welches ich die Jahre zuvor genommen hatte, jetzt endlich wieder nehmen wolle.

»Wollen Sie *Abilify* (so hieß das damals) zum neuen Soma machen?«, hatte ich erwidert. »Das ist die Droge aus dem Roman *Schöne Neue Welt*, die alle glücklich macht. Kennen Sie, oder?«

Währenddessen versammelten sich, von mir unbemerkt, Pfleger um mich herum. Plötzlich stürzten sie sich auf mich und zerrten mich in mein Zimmer. Ich glaubte – und glaube – fest an das Gute in allen Ärzten, und auch an den allgemeinen Sinn der Psychiatrie. Deshalb war ich überzeugt, es komme ausgesprochen selten vor, dass jemand so gegen seinen Willen behandelt wird, und wollte den anderen Patienten keine Angst machen, ihnen könne so etwas auch passieren.

»Normalerweise sieht das anders aus!«, rief ich.

Ich war mir sicher, dass mir das Krankenhauspersonal die Boshaftigkeit, die ich empfand, nur vorspielte. Doch die Aktion wirkte so eingeübt, dass ich mich wahrscheinlich auch irrte, was ihre Seltenheit betraf.

An allen Gliedmaßen festgehalten, sah ich einen der Männer eine Spritze aufziehen. Er fragte noch schnell »Machen wir jetzt fünf oder zehn?«, womit die Dosis gemeint war. Kurz bevor er die Spritze setzte, gab ich meine Gegenwehr auf, damit er mich nicht verletzte. Bei der Injektion handelte es sich um Haldol, ein starkes Neuroleptikum, also ein Medikament, das die Wahnvorstellungen bekämpft. Das mag schon sehr vielen Leuten in gefährlichen psychotischen Zuständen geholfen haben. Doch ob es ein sinnvolles Mittel gegen meinen Wahn war, dass ich mit dem Betreuungsverfahren politisch verfolgt wurde, da habe ich so meine Zweifel. Es wirkt zunächst sedierend und hemmt dann später die psychotischen Symptome.

Die Stimmung auf der Station war nervös. Soweit ich mich erinnere, fing irgendwo jemand an zu schreien. Ich selbst bekam eine taube Zunge und hatte Sorge, ich könnte sie verschlucken. Damit man das im Fall der Fälle bemerken würde, setzte ich mich im Essbereich auf einen der Tische, sodass ich runterfallen würde, wenn sich mein Zustand verschlechterte. Einer der Pfleger machte mich aber umgehend dafür an und verscheuchte mich. Am Computer ergänzte ich die Anzeige gegen den Betreuer um einen Hilferuf an die Hamburger Polizei, weil man mich einer schmerzhaften Haldol-Zwangsbehandlung unterziehe. Als das rauskam, erhielt ich Computerverbot.

Das Krankenhaus in Essen badete aus, was in Hamburg

verbockt worden war, nämlich mit mir ein vertrauenserweckendes, nachvollziehbares Betreuungsverfahren zu führen. Nach heutiger Rechtsprechung und einem modernen Psychiatrieverständnis dürfte ich überhaupt kein Kandidat für eine Zwangsbehandlung gewesen sein, da ich – abgesehen von der Gegenwehr in Sachen Betreuung – zumindest anfänglich nach Kooperation mit den Ämtern lechzte und weder fremdgefährdend war, noch wirklich fahrlässig mit meiner eigenen Gesundheit umgegangen bin oder gar lebensmüde gewesen wäre. Das lässt meine Behandlung wie ein Relikt aus früheren Zeiten erscheinen.

Silvester wurden unheimlich viele Brötchen und Aufschnitt bereitgestellt. Nach Absprache mit den Pflegern knallte ich bereits am frühen Abend mit einer aufgeblasenen Papiertüte mein Feuerwerk ab und wollte mir nun für den besonderen Anlass gern zehn Brötchen schmieren. Es waren ausgesprochen kleine Brötchen, und vielleicht hat der Magen mehr Platz, wenn man nur eine Niere hat. Ohnehin war ich so ziemlich der Einzige auf der Station, der Interesse an dem Buffet zeigte. Dennoch kam irgendwann einer der Pfleger und stellte mich deshalb zur Rede. Allerdings war ich nicht bereit, mir Vorschriften machen zu lassen. Er verbat mir ausdrücklich, mehr als drei Brötchen zu nehmen, und ging davon. Es war klar, dass er gleich wiederkommen und sein Verbot notfalls mit Gewalt durchsetzen würde.

Ich fing an, Luft in meinen Lungen zu sammeln, um so laut es ging meine Position mitzuteilen. Als er zurückkehrte und anfing, mir das Tablett wegzunehmen, rief ich mit allem, was ich hatte, und in der Hoffnung, irgendwo würde mich jemand hören und verstehen:

»Ich will mir zehn Minibrötchen schmieren!«

Es donnerte durch die Station. Ich war noch am nächsten Tag heiser. Bei dem Pfleger die blanke Wut. Er bestand darauf, dass ich mir eine durchschnittliche Anzahl Brötchen schmiere, weil der Durchschnitt gesund ist und Leute gesund zu machen seine Aufgabe war. Ich hingegen wollte einfach ein bisschen Gelage in dieser tristen Silvesternacht. Menschen sind eine seltsame Spezies, die sich untereinander über so etwas streiten kann.

Mein Zimmernachbar hatte als Zahntechniker gearbeitet. Jetzt war er überzeugt, eines Tages etwas sehr Wichtiges machen zu sollen. Er wusste nur noch nicht, was das sein würde. Nachts schlief er schon längst, wenn ich den kleinen Tisch neben mein Bett stellte und ein Handtuch zum Abdunkeln vor die Lampe hängte, um an einem Schreiben an die Essener Gerichte zu arbeiten. Eines Tages erzählte ich ihm von der Möglichkeit, die Siebentagewoche abzuschaffen, und regte ihn an, sich eine Alternative auszudenken. Wenig später hatte er unverkennbar mit so etwas wie Begeisterung eine unregelmäßige Abfolge von Arbeits- und freien Tagen aufgeschrieben. Irgendetwas ritt mich, ihm zu sagen, dass das Wichtige, das er machen sollte, vielleicht war, mich in der Psychiatrie zu treffen. Da hatten sich zwei gefunden. Doch das überzeugte ihn wiederum nicht dauerhaft, wenn überhaupt. Er hatte in diesen Tagen bereits Ausgang und wurde später auf die offene Station verlegt.

Im Nebenzimmer gab es eine liebe ältere Dame, mit der ich immer zusammen aß und die mich sehr an meine Oma erinnerte. Eines Nachts hörte ich sie wimmern. Ich ging zu dem Pflegerzimmer mit dem großen Fenster, vor dem oft die fixierten Patienten in ihrem Bett auf dem Flur lagen, und wollte Bescheid geben, dass da etwas nicht stimmte. Doch die ließen mich abblitzen.

Als ich selbst nachguckte, kniete und lag meine Freundin halb auf dem Boden, weil sie entweder aus dem Bett gefallen war oder in Richtung meines Zimmers betete, da war ich mir nicht ganz sicher. Ich wollte ihr beim Aufhelfen nicht wehtun, weshalb ich erst mal Hilfe zu holen versuchte, indem ich zwei Knöpfe an der Wand drückte, offenbar ein altes und ein neues Notrufsystem der Station. Eines von beiden machte ganz eindeutig auch etwas, nämlich ein stechendes Piepen. Als nach ein, zwei Minuten niemand gekommen war, schaltete ich es aus, setzte mich auch auf den Boden, damit sie mich bemerkte, und half ihr irgendwann zurück ins Bett.

Ich fand es überhaupt nicht in Ordnung, dass kein Pfleger gekommen war. Auf dem Flur fiel mir auf, dass an der Notausgangstür ganz oben am Schließmechanismus ein kurzes Kabel verlegt war. Wenn ich das rausziehen würde, bekäme man das Personal wohl zu Gesicht, dachte ich mir und nahm einen Teelöffel, mit dessen Stiel ich das Kabel mit einem leichten Zug raushebelte. Jetzt piepte die ganze Station. Mir wurde erst später klar, dass ich hätte abhauen können, weil die Tür plötzlich entriegelt war. Aber ich wollte ja, dass das Gericht die Unterbringung aufhob und ich ganz offiziell rausdurfte.

Tatsächlich erschien ein Pfleger und versuchte, sich einen Überblick zu verschaffen. Er schloss den Notausgang ab und schaltete irgendwie das Piepen aus. Die anderen Patienten, oder Kunden, wie es zumindest auf den somatischen Stationen des Krankenhauses hieß, schliefen derweil wohl einfach weiter. Den Teelöffel packte ich zu meinen Sachen.

Zwei Tage später versuchte ich, mit dem Münzfernsprecher die Polizei zu erreichen. Die 110 war gesperrt, aber über die Vermittlung kam ich zu einer Dame durch, die bei der Polizei arbeitete. Ich berichtete, dass ich auf einer Station sei, wo die Patienten schlecht behandelt würden. Sie leitete mich zum Notruf weiter.

»Die Pfleger verhalten sich wie Krösusse, und der Notausgang war zwei Tage abgeschlossen!«, klagte ich dort.

»Von wo rufen Sie an?«, fragte der Polizist.

»Ich rufe von der geschlossenen psychiatrischen Station des Klinikums Essen an.«

»Okay, danke. Tschüss!« Er legte auf.

Ich durfte dann erst mal nicht mehr allein telefonieren, weil sich die Polizei dagegen ausgesprochen habe, wie mir gesagt wurde.

Dennoch tauchten plötzlich zwei Polizisten auf. Die Hamburger Polizei hatte meine Anzeige, wie ich später den Akten entnahm, nach Essen weitergeleitet, und man wollte offenbar doch nach dem Rechten sehen, obwohl ein Polizist vermerkt hatte: »Allein beim Lesen der Online-Anzeige ergibt sich auch für medizinisch-psychiatrisch nicht vorbelastete Leser wie z. B. den Unterzeichner der Verdacht, dass der GES psychisch auffällig ist.« Ich sah mich schon auf dem Revier als Weltpolizist mit den »Kollegen« fachsimpeln und konnte mir sehr lebhaft vorstellen, in die Medien zu kommen. Deshalb bat ich den Pfleger, mir meine Schere zu geben, damit ich mir im Bad den ausgewucherten Bart frisieren konnte, während die Polizisten sich gerade im Pflegerzimmer mit der Ärztin unterhielten.

Vielleicht hätten die Polizisten in diesen Minuten gern mit mir sprechen wollen, um sich ein eigenes Bild zu machen. Im Nachhinein tut es mir ihnen gegenüber leid, dass sie meine Behandlung überprüft haben und dann hören mussten, dass ich mich gerade schön mache. Das dauerte natürlich ein bisschen, zumal ich mir aufgeregt ausmalte, wie ich gleich frei sein würde. Als ich schließlich aus dem Bad kam, sah ich die beiden durch die verschlossene Sicherheitsglastür schon wieder von dannen ziehen.

Ob im Krankenhaus oder im Gefängnis: Wenn man glaubt, im Recht zu sein mit seiner juristischen Gegenwehr, erwartet man vom Gericht, dass es einen aus der Gefangenschaft befreit. Mit einer Zwangsbehandlung kommt es einem vielleicht noch schlimmer vor. Oder wäre es ohne beruhigende Medikamente noch schlechter auszuhalten?

Mich machten sie erst mal unkonzentriert. Das Stimmenhören, für das mein Kopf eigentlich auf Hochtouren lief, wurde durch die Medikamente weniger intensiv. Hat man sich in etwas verrannt, können einem Antipsychotika andere Sichtweisen eröffnen. Der Patient soll seine verrückten Ideen nicht mehr so hoch bewerten, sondern sein Denken wieder an der Wirklichkeit ausrichten.

Doch mein Wahn hatte einen Anteil, der allzu real war: Das Betreuungsverfahren hatte wirklich stattgefunden. Die Zwangsbehandlung bestärkte mich sogar in meiner Auffassung, verfolgt zu werden. Ich hielt mich zwar nicht für einen politischen Gefangenen, aber für einen politischen Patienten. Das alles musste etwas mit dem Revolutionstermin zu tun haben. Waren meine Größenideen nun auch ein bisschen weniger lebendig, so mochte der nötige fundamentale Selbstzweifel dennoch nicht aufkommen. Die Ärztin wies ich darauf hin, dass man eines Tages kommen werde, um zu fragen, ob man die Station für Dreharbeiten nutzen dürfe.

Denn das schien mir sehr wahrscheinlich: dass es einmal einen Film darüber geben würde, wie mich die Ärzte auf Medikamente setzen mussten, weil ich nicht sagen durfte, dass mich das Gericht wegen des Revolutionstermins aus dem Verkehr gezogen hatte.

Selbst in dieser Fantasie konnte ich alle Maßnahmen gegen meinen Systemhack nachvollziehen, sogar gutheißen. In meiner Story bekamen die Menschen zwar nicht von Prometheus das Feuer, aber aufgrund der technologischen Entwicklung die Möglichkeit, Revolutionstermine festzulegen. Dass ich selbst dabei unter die Räder der Geschichte geriet, war ein Dilemma.

An der Zimmertür einer geheimnisvollen Patientin, die man nie zu Gesicht bekam, wurde ein Schild mit einem beängstigenderen Warnzeichen aufgehängt, als ich es jemals in Hollywood-Biodesaster-Filmen gesehen habe, und die Pfleger betraten es nur in monströser Schutzkleidung. Eines Abends ging ich davon aus, dass mein Dauer-Psychosen-Schwarm Tine in dem Zimmer war, um besser mit mir telepathieren zu können. Und außerdem, damit wir in einer Nacht-und-Nebel-Aktion gemeinsam verschwinden könnten. Die Erwartung eines solchen Happy Ends war ein sehr bedeutendes Gegenstück zu den Opfern, die ich meinte, aufzubringen, um die Gesellschaft aufzurütteln. Auch war es einfach langweilig, seit drei, vier Wochen den Flur auf- und abzugehen, sodass die Vorstellung als Unterhaltung herhalten musste.

Ganz real war ein Mitpatient, etwas jünger als ich, der manchmal heftige Krampfanfälle oder Spastiken hatte. Wie es so meine Art war, konnte ich zwar strikt dagegen sein, selbst Medikamente zu nehmen, gleichzeitig aber ihm gut zureden, die Medikamente zu nehmen, die ihm die Ärzte geben wollten. Als ich dann sogar zwischen ihm und den Ärzten vermitteln wollte, wurde mir die Tür des Pflegerzimmers vor der Nase zugeschlagen, obwohl ich noch rief: »Es geht nicht um mich!«

In der Langeweile des Stationsalltags führte kein Weg daran vorbei, dass ich meinen Optimismus und konstruktiv gemeinte Ideen mit den anderen Patienten teilen wollte. Einer Frau im Rollstuhl, die ich oft beim Rauchen im Kabuff traf, malte ich die technologischen Möglichkeiten aus, einen elektrischen Rollstuhl mit Sprachbefehlen zu steuern. Sie wurde ab und zu für eine sogenannte Elektro-Krampf-Therapie abgeholt, umgangssprachlich: Elektroschocks, die übrigens in der modernen Variante unter Vollnarkose durchgeführt werden.

Als ich einmal mit den anderen Patienten an die frische Luft gehen durfte, war die Frau ganz bedrückt. Die Pfleger hatten ihr verboten, mitzugehen, wenn sie sich nicht die Zähne putzte. Es war dann irgendwie an mir, sie zu motivieren, sich wenigstens kurz mit dem Finger Zahnpasta in den Mund zu schmieren. Ich glaube heute noch, mindestens genauso wichtig wie die Zahnpflege war, dass sie mal an die Luft kam, und frage mich, ob die Pfleger ihr das ewig verboten hätten. Aber als jemand, der sich schon einige Zeit in Psychiatrien aufgehalten hat, weiß ich, dass man viele solche Einzelsituationen rauspicken kann. Das heißt aber nicht, dass die Krankenhausmitarbeiter den Menschen nicht grundsätzlich helfen wollen.

Bei meinem ersten unbegleiteten Ausgang schaffte ich es mit Ach und Krach in einer Stunde zum Gericht, um einen Hilferuf abzusetzen, und wieder zurück. In den vorangegangenen Wochen hatte der Oberarzt beim Gericht eine schriftliche Bestätigung erwirkt, dass ich Akteneinsicht nehmen dürfe. Dennoch wurde sie mir verwehrt, weil es kein Personal gab, das mich hätte begleiten können. Das Gericht hatte mir stattdessen inzwischen per Fax Unterlagen zukommen lassen. Aber ich wollte mich auch einfach bei der Richterin vom Landgericht vorstellen. Meine Beschwerde gegen den Unterbringungsbeschluss wies sie trotz all meiner Bemühungen zurück.

Mein anderer Onkel aus Dortmund hatte mich auf der Geschlossenen zwei Mal besucht, einmal sogar mit meiner Tante, und mir sinnvolle Sachen mitgebracht, unter anderem Klamotten, ein Radio und eine Taschenlampe. Nicht nur weil er das krasse Gegenteil meines Hamburger Onkels war, der seinen Bruder mir gegenüber absurderweise immer für sein soziales Engagement verurteilte, hatte ich ziemlich viel Vertrauen zu ihm. Dennoch überwog mein Misstrauen gegenüber allem, was zu relativieren drohte, dass ich vollkommen zu Unrecht in dieser Situation war. Ein bisschen widerstrebte mir die Hilfe durch Verwandte sogar deshalb, weil mein Fall in die Justizmühle dadurch abgefedert wurde. Zu sehr gefiel ich mir in der Rolle der verfolgten Unschuld.

Nach vier Wochen wurde ich auf die offene Station verlegt, und das Gericht hob den Unterbringungsbeschluss auf. Nach sieben Wochen begann ich, die Medikamente abzulehnen. Man sollte Psychopharmaka nicht plötzlich absetzen, sondern muss sie langsam reduzieren, weil sonst Entzugserscheinungen auftreten können, die mit den wieder einsetzenden Symptomen zusammen eine unangenehme, bisweilen gefährliche Mischung ergeben. Weil absehbar war, dass ich die Therapie abbrechen würde, hatten die Ärzte die Tabletten wohl auch bereits sehr niedrig dosiert.

Noch auf der Geschlossenen war in einem Arztgespräch der Begriff »Langzeitunterbringung« aufgekommen. Jetzt hatte ich mich freigenervt, äh, -gekämpft. Zum Abschied drückte mir der alte, eigentlich gemütliche Doc, der mit mir die Zwangsbehandlung durchgemacht hatte, den Arztbrief in die Hand. Sehr passend und wahrscheinlich leicht humoristisch gemeint, stand darin als Diagnose lediglich der – nach meinen Recherchen altmodische und nicht mehr gebräuchliche – Begriff: »Prozesspsychose«.

Außerirdische

Am 9. Februar 2011 verließ ich morgens gegen zwanzig nach zehn das Essener Krankenhaus. Es war ein kalter, aber schneefreier Wintertag. Mein Gepäck bestand aus einem Rucksack und drei Taschen, die ich mir alle über die Schultern hängte. Ich trug das lila Sweatshirt, das mein Onkel mir mitgebracht hatte. Den Reißverschluss hatte ich für etwas anderes gebraucht und durch eine schicke Knopfleiste ersetzt. Die Knöpfe hatte ich auf meiner großen Fahrt sowieso dabei, sie waren mir sehr wichtig, auch wenn sie kein einziges Mal als Zahlungsmittel akzeptiert wurden. Irgendwann hatte ich kleine rosa Handschuhe gefunden, bei denen ich einfach die Fingerspitzen öffnete und dann sogar das Telefon bedienen konnte. Aus einem Schal nähte ich Pulswärmer für die Hand- und Fußgelenke. Die Joggingschuhe fütterte ich mit Zeitungspapier. So ausgestattet machte ich mich von dannen.

Ich hatte kein Ziel, keinen ausgereiften Plan und keine Medikamente. Meine Probleme schleppte ich mit mir, aber ich fühlte mich gelöst. Dieser katastrophale Winter, der mit dem Rauswurf aus der Wohnung begonnen hatte, nahm eine neue Wendung und steuerte auf einen unwahrscheinlichen, interplanetarischen Höhepunkt zu.

Ein paar Tage trieb ich mich in meiner Geburtsstadt Bonn herum, dann rief ich meinen Bruder an. Wenn er mir wirklich helfen wolle, seien seine Bemühungen für eine Betreuung zwar kein guter Schritt gewesen, aber etwas Geld wäre toll. Doch die »Western Union«-Stellen, die mir noch vor der nächsten Nacht welches hätten zukommen lassen können, waren bereits geschlossen. Stattdessen schickte er mir per E-Mail ein Online-Ticket für eine Bahnfahrt nach Berlin. Spät in der Nacht kam ich bei ihm und seiner jungen Familie an.

Für mich war das alles aufregend. Mit einer Nacht Schlaf hielt ich zwei Tage durch, in denen mir nichts etwas anhaben konnte. Im Notfall machten mir meine Außerirdischen telepathisch Mut. Für meinen Bruder war das ebenfalls aufregend, allerdings nicht im positiven Sinne, sondern Stress pur. Meine Berichte über Kontakt zu Außerirdischen machten wohl sehr deutlich, dass da jemand in Schwierigkeiten war.

Ein paar Tage später hatten wir einen Termin bei einer Anlaufstelle für psychisch Kranke. Als mir im Gespräch mit einem Psychologen gesagt wurde, dass ich der Grund dafür sei, dass mein Bruder und seine Frau die Kinder nachts in ihr Bett holten, ließ ich für einen Moment innerlich alle Verteidigungswaffen fallen und fragte:

»In welches Krankenhaus kann ich gehen?«.

Doch so schnell ging das nicht. Bald wurde mir klar, dass die Ängste um die Kinder unberechtigt waren. Doch so konnte es trotzdem nicht weitergehen.

Mein Bruder und ich waren uneins in der Frage, ob ich in die Psychiatrie müsse. Im Zuge dieses Konflikts flog ich mehrmals halb oder ganz bei ihm raus. So oder so musste er mir Feuer unterm Hintern machen, sonst hätte ich mich bei ihm festgesetzt. Schließlich fand ich so ziemlich im letzten Moment für zwei Wochen ein Zimmer in einer WG. Ich trieb mich ein wenig in Berlin herum, schaute beim »Chaos Computer Club« vorbei und versuchte erneut, einen Anwalt zu finden, der das Betreuungsverfahren für mich stoppte. Dann wusste ich nicht mehr weiter.

Ich rief Naomi, meine Freundin aus der Uni, in Hamburg an und fragte, ob ich bei ihr und ihrem Mann unterkommen könne. Das hielt ich sogar für eine Win-win-Situation. Am Vortag hatten sich Erdbeben, Tsunami und Reaktorkatastrophe in Japan ereignet, und Naomi machte sich bestimmt große Sorgen um ihre Freunde dort. Davon konnte ich sie vielleicht ablenken. Der Gedanke, die Hilfe sei gegenseitig, war ein innerer Kuhhandel, damit ich die Kuh, nein: mich, vom Eis bekam. Es war dieser Winter, in dem wahnsinnig lange eine Eisdecke auf den Straßen lag.

Zurück in Hamburg spielte sich mehrmals das gleiche Spiel ab: Freunde ließen mich zwei Nächte bei sich pennen, dann hatte ich sie so sehr mit der Ungerechtigkeit meiner Situation und eines Lebens ohne Geld zugetextet, dass die einzige scheinbar harmonische Lösung darin bestand, dass ich weiterzog. Bis ich es durchgefroren und verzweifelt beim nächsten Freund versuchte oder nochmals beim selben, hing ich manchmal, so ab drei Uhr nachts, bei Erikas Eck rum, zu dieser Tageszeit unter der Woche insbesondere ein Treffpunkt für Taxifahrer. Ich nippte an einem Kaffee, machte mit dem Computer rum und nickte zwischendurch mit dem

Kopf auf dem Tisch weg. Tagsüber schlief ich auf Parkbänken, was ziemlich gemütlich sein kann, wenn man so fertig mit der Welt und derart abgemagert ist. Auch fuhr ich mal nach Lübeck zu einem Freund von Simon. Dort fand ich einen der rundum wärmsten Plätze zum Ausruhen. Samson ließ mich stressfrei in seinem Gästezimmer übernachten, aber ich war so getrieben, dass ich auch dort nur eine Nacht blieb.

Eines Tages kam ich auf die Idee, mit dem Fahrrad von Hamburg nach Lübeck zu fahren. Über einen Aushang in der Uni stieß ich auf einen jungen Mann, dem ich für zwanzig Euro das uralte »Vaterland«-Fahrrad abkaufte, das er von seinem gerade verstorbenen Vater geerbt hatte. Wie es so meine Art war, kündigte ich ihm an, damit vielleicht einmal die Tour abzufahren, die Che Guevara in jungen Jahren in Südamerika mit dem Motorrad gemacht hatte. Es war ein toller Erwerb, und den wollte ich mit diesem flotten Spruch ehren, der immer schöner schien, je mehr ich darüber nachdachte. In diesem Geist fuhr ich nachts los, machte gemütliche Pausen und dachte darüber nach, ob die Wärmebildkamera der Drohne, die nach meiner festen Überzeugung über mir schwebte, erfassen konnte, wenn ich pupste. Ich fühlte mich überwacht von freundlichen Geheimdiensten. Immer an den Landstraßen entlang, die sich um die Autobahn schlängelten, radelte ich in den Sonnenaufgang.

Mein Blogeintrag mit dem Revolutionstermin hatte 2008 die Warnung enthalten, am Tag der Tage im Jahre 2019 besser nicht das Auto spazieren zu fliegen. Inzwischen, verrieten mir Stimmen, sei es in geheimen Forschungen zu den großartigsten technischen Fortschritten gekommen. Als ich im Morgengrauen auf einer kleinen Brücke die Autobahn überquerte, tat ich das deshalb in der erhebenden Erwartung, gleich ein fliegendes Auto zu sehen. Für mich wäre das ein Zeichen gewesen, dass ein wichtiger Teil der Menschheit immer an mich geglaubt hatte – für einen Moment rechnete ich sogar damit, gleich selbst mit dem Fahrrad abzuheben.

Am Tag hatte ich ein gutes Stück der Strecke hinter mir, da riss auf einer Straße mit Kopfsteinpflaster die Fahrradkette. Gerade hatte ich telepathisch erfahren, dass es viele reiche Sponsoren für die Revolution gäbe. Ich wollte eine Welt ohne Geld schaffen, und das musste irgendwie finanziert werden. Es konnte kein Zufall sein, dass die Kette vor diesem einen Haus gerissen war. Einer der Sponsoren musste darin leben. Zur Belustigung aller, die mir gerade aus Geheimdienstbüros auf der ganzen Welt zusahen, versuchte ich, meine Spur bis zu der Stelle zu verwischen. Denn die Revolutions-Sponsoren sollten vorerst geheim bleiben, und aus einem komplizierten Gedankengang heraus war ich der Meinung, sie könnten auffliegen, wenn jemand meinen Reifenspuren folgte.

Ich trug das Fahrrad ein ganzes Stück weit und nutzte eine Straßenunterführung, um die Spurensicherung und die Polizeihunde in den nächsten Tagen endgültig zu verwirren. Dann rollte ich einen kleinen Berg hinab und bog an einer Kreuzung mit Schwung in eine andere Straße, ohne mit den Füßen auf den Boden zu kommen. Vielleicht verstand ich inzwischen selbst nicht mehr richtig, warum ich das alles tat, jedenfalls schloss ich das kaputte Fahrrad irgendwo an. Am Ende der Straße setzte ich mich an die Bushaltestelle, während es allmählich dunkel wurde.

Die Haltestelle lag an einer schönen kleinen Allee. Die Autobahn war gerade noch in Sichtweite, aber kaum zu hören. Meine Fahrt konnte nicht weitergehen, ich wollte zurück nach Hamburg. Laut Fahrplan fuhr aber kein Bus mehr. Ich traute dem nicht ganz, vielleicht würde doch noch einer kommen, notfalls extra für mich.

Da näherte sich vom anderen Ende der Straße langsam ein Auto. Genau vor dem geretteten Haus kamen drei oder vier Gestalten hinter den Alleebäumen hervor, huschten vor dem Auto durch das Scheinwerferlicht und versteckten sich hinter den Bäumen auf der anderen Straßenseite. Schließlich verschwanden sie in der Dunkelheit, die das Auto hinter sich herzog.

Es war lediglich eine kleine Geste gewesen, doch brach ich kurze Zeit später zu Fuß in der Gewissheit auf, dass sich die Agenten nicht mehr nur mit der Drohne aus der Luft um mich kümmerten, sondern ganz in der Nähe waren. Beruhigt konnte ich das Restrisiko auf mich nehmen, an dem bellenden Höllenhund des letzten Hauses am Rand der Ortschaft vorbei in die Landschaft zu wandern.

Den stundenlangen Fußmarsch zurück nach Hamburg habe ich als klare, gute Nachtwanderung in Erinnerung. Wenn man mit einem Auto über die Kreuzung von zwei Landstraßen braust, nimmt man sie gar nicht richtig wahr, die letzte Kreuzung lässt die vorletzte im Rausch von A nach B verschwinden. Zu Fuß, zumal in der Nacht, kommt eine Kreuzung minutenlang auf einen zu. Man baut eine Beziehung zu ihr auf und muss sich wieder von ihr trennen, wenn man in den nächsten Wegesabschnitt eintaucht. Das Licht der Straßenlaternen geht wieder in die erstaunlich helle Dunkelheit der Nacht über, und die Landschaft lässt einen wissen, dass man hier und nicht woanders ist, statt dass sich das immer gleiche Muster der im Scheinwerferlicht leuchtenden Straßenmarkierungen dominant auf der Netzhaut spiegelt.

Ich drang in eine gewachsene Häuserfamilie mit einem großen Stall vor, in dem viele Tiere standen, die aber alle zusammen nur vier Geräusche pro Minute machten. Davor stand an einer Weggabelung ein schöner Baum, den man rechts oder links liegen lassen konnte. Die telepathischen Wegbeschreibungen der Anwohner nahm ich nicht blind an. Aber ich unterhielt mich mit ihnen und berichtete von der tollen Zukunft, für die ich diese Wanderung machte.

Noch im Dunkeln erreichte ich die Ausläufer der Stadt und bald die erste U-Bahn-Haltestelle. Vielleicht fuhr ich ein paar Stationen, oder ich ging weiter. Irgendwann war da eine helle, mehrspurige Straße und rechts ein Waldweg. Die Straße schien zu rufen: Noch eine Stunde und du bist wieder in deinem Viertel! Und der Waldweg zu flüstern: Hier ist nochmal die schöne Nacht, bevor die Sonne aufgeht.

Auf dem Waldweg war es wirklich dunkel, denn so wie hier waren mir die Bäume auf den langen Landstraßen nicht über den Kopf gewachsen. Mein Wille weiterzugehen hätte eigentlich nicht so viel stärker als Hunger, Durst und Müdigkeit sein dürfen, aber die Stimmen machten mir Mut. Der Weg beschrieb einen Bogen nach links, und vor mir war schon wieder die Helligkeit der Stadt zu erahnen. Auf der rechten Seite fiel es wohl zu einem Bach hin ab, über dem ein bisschen Nachthimmel zu sehen war. Ich blickte zum Boden, und er glitzerte, vielleicht vom Mondlicht.

Doch da war mehr. Ich folgte dem Glitzern mit den Augen und tauchte ein. Da waren kleine Gestalten, zu groß für Käfer, aber eigentlich zu klein, um so intelligent zu sein, wie sie wirkten. Es mussten lebendige Roboter sein. Ich sah sie, aber sie waren nicht wirklich da. Es waren Projektionen, die mir von einem fernen Planeten übertragen wurden. Eigentlich mochte ich mich nicht sattsehen, doch rechts dahinter lag eine ganze Stadt, im Miniaturformat in einen Busch gezaubert und doch zu den Seiten hin riesengroß. Eine Art Präsentation des Lebens einer weiter fortgeschrittenen außerirdischen Zivilisation. Die Stadt war dunkel, aber einladend und überraschend heimelig. Links davon, auf der anderen Seite des Wegs, erblickte ich zwei Dutzend Außerirdische. Bei einem oder zweien von ihnen hatte man sich wohl nicht die Mühe gemacht, ihnen für den Auftritt die mir gewohnten Arme und Beine zu verpassen. Insgesamt sahen sie aber einfach so aus wie das Beste aus »Star Trek« und »Star Wars« hoch zehn und in real.

Wir unterhielten uns über Gott und die Welt, während zwei von ihnen direkt vor und rechts neben mir standen und so taten, als würden sie mich mit abgefahrenen Geräten untersuchen. Wahrscheinlich waren es Wissenschaftler. Ich ging davon aus, dass die Geheimdienstagenten mich immer noch, und zwar aus Richtung des kleinen Bachs hinter mir, beobachteten und dass sie die Erscheinungen auch sahen. Die beiden außerirdischen Wissenschaftler bestärkten mich in dieser Vorstellung, weil sie sich in Richtung des Bachs mit Leuten unterhielten und ihnen sagten, dass sie »auch nicht wüssten«, was ich sei, und man mich trotzdem nicht wie »E.T.« mit und in irgendwelchen Apparaten untersuchen solle.

Die Außerirdischen, die immer noch, wie für das Gruppenfoto einer interstellaren Botschafter-Konferenz, ein paar Meter weiter vor mir standen, sahen alle sehr lieb aus, auch wenn man dem einen oder anderen von ihnen vielleicht nicht hätte begegnen wollen, wenn er gerade nicht im diplomatischen Dienst und schlecht drauf war. Aber alle waren sie wunderschön. Neben, vor und hinter ihnen waren immer mehr Leute zu sehen. Hatten schon die ersten alle unterschiedlich ausgesehen, so waren die neuen nochmal anders. Leider behielt ich von dem, was gesagt wurde, nur eines:

»Sie machen das schon!«.

Irgendwie waren sie da, um mich kennenzulernen, obwohl sie offenbar schon alles über mich wussten. Also waren sie da, damit ich sie kennenlernte und ein bisschen, um mir mitzuteilen, dass ich inzwischen eine Person der interstellaren Zeitgeschichte war. Oder werden sollte. Oder werden durfte. »Sie machen das schon!« behielt ich im Ohr.

Als alle Fragen geklärt waren, schickten mich meine neuen Freunde aus aller Welt weiter, und unter dem Applaus eines tausendköpfigen Publikums setzte ich meinen Weg fort. Fassungslos über diese Begegnung und in glücklicher Demut überquerte ich eine im Mondlicht wunderschön glitzernde Wiese und musste sehr weinen.

Neustart

In den folgenden Tagen versuchte ich, mich in Zügen warmzuhalten, bis ich in Schwerin mürrisch und ohne Ticket für ein paar Minuten in der Zelle der Bahnhofswache landete. Ich musste natürlich ignorieren, dass mir verboten wurde, nochmal ohne Ticket in den Zug zu steigen, und fuhr zurück nach Hamburg.

Später kündigte ich in einem Supermarkt an, Mundraub zu begehen. Die Verkäuferin nahm mein Angebot an, die Polizei mit meinem Handy anzurufen, allerdings wurde dadurch offenbar kein Einsatz ausgelöst. Ich wartete mit dem bisschen mitgenommenen Brot und Frischkäse noch fünfzehn Minuten vor dem Laden darauf, ob doch noch ein Streifenwagen kommen würde, dann ging ich zum Universitätsklinikum.

Für eine Nacht kam ich in die Geschlossene. Weil mir am nächsten Tag ein Frühstück mit Fleisch zugeteilt wurde, fühlte ich mich so hintergangen, dass ich nach einer Unterredung mit einer Ärztin wieder rausdurfte, bevor ich einen

Richter zu Gesicht bekam, der die Unterbringung gegen meinen Willen hätte ermöglichen können.

Ich war obdachlos, kämpfte aber nach wie vor gegen meinen Betreuer und das ganze Verfahren an. Von Unterlagen, die mir relevant erschienen, machte ich Kopien und schickte dem Bundesgerichtshof einen sogenannten Antrag auf Verfahrenshilfe, der schließlich über hundert Seiten umfasste. Was ich zu diesem Zeitpunkt nicht wusste: Entweder, weil ich den Betreuer mit einem Telefax überzeugt hatte – es war scharf, ein bisschen gemein, aber für mich auch aus heutiger Sicht, bis auf die Gemeinheiten, nachvollziehbar – oder, weil es ihm inzwischen völlig egal war, falls ich vor die Hunde ging, hatte er die Aufhebung der Betreuung beantragt. Er berichtete von meinen Versuchen, mich durch Rechtsmittel und Ortswechsel der Betreuung zu entziehen, und teilte dem Gericht mit, dass ich möglicherweise in der Lage sei, mir selbst Hilfe zu suchen, und die Aufhebung mich sogar entlasten könne. Der Betreuungsbeschluss wäre Ende Mai 2011 ohnehin ausgelaufen, und das war nur noch wenige Wochen hin. Danach wäre ich den Betreuer womöglich losgeworden, doch es kam anders.

Es scheint vielleicht widersinnig, aber obwohl ich gegen den Betreuer kämpfte, suchte ich wieder und wieder Hilfe in der Psychiatrie. Mir blieb nicht mehr viel anderes übrig, trotz meines überaus ambivalenten Verhältnisses zu den Medikamenten. Ein zweites Mal sprach ich beim Universitätsklinikum vor und wurde gar nicht erst aufgenommen, sondern an ein Krankenhaus in Wandsbek verwiesen, das für Leute ohne Wohnsitz zuständig war. Beim dritten Mal sagte ich, mich habe eine Windmühle auf den Hippocampus, also aufs Hirn, geschlagen, aber es sei mir egal, ob ich im normalen Krankenhaus oder in der Psychiatrie behandelt werde. Man brachte mich in die Geschlossene, und als ich am nächsten Tag joggen gehen wollte, blieb die Stationstür für mich zu. Es war Mai 2011. Ein Richter beschloss die Unterbringung, wenig später wurde auch der Betreuer erneut »vorläufig« für ein halbes Jahr eingesetzt.

Ich bekam wieder Spritzen. Die erste wurde verabreicht, als ich gerade auf dem Bett lag, sodass man mich nur noch festhalten musste. Ich stellte fest, dass lediglich mein eines Knie frei geblieben war, und kündigte dem Pfleger mit der Spritze trocken an, dass ich ihm »jetzt mit dem Knie ins Gesicht trete«. Zwar empfand ich die Spritze als echte Bedrohung, weil ich erwartete, dass mir etwas amputiert würde, für das es noch nicht einmal Prothesen gibt. Aber es schien wenig erfolgversprechend, sich mit einem Tritt dagegen zu wehren. Ich wollte die Pfleger bloß warnen, damit sie beim nächsten Mal besser aufpassten.

Vor der dritten Spritze versuchte ich, einen Plan zu entwickeln, wie ich mich verbarrikadieren könnte, aber zum einen war das sowieso aussichtslos und zum anderen schienen mir die Spritzen inzwischen das Selbstvertrauen zu nehmen, überhaupt Widerstand leisten zu können. Die Prozedur wurde dann alle zwei Wochen wiederholt, wobei ich ab dem dritten Mal nicht mehr körperlich dagegen ankämpfte.

Die Amputation, je nach Perspektive auch Befreiung, von meiner Gedankenwelt war für mich echt furchtbar. Außerdem stellte sich nachts eine Nebenwirkung ein: Wann immer ich kurz vorm Einschlafen war, begann einer der Füße zu schmerzen – eine neurologische Sonderbarkeit, die unter dem Begriff »restless legs« läuft. Ich lief dann auf der Station herum, legte mich hin, bis die Schmerzen zurückkamen, und stand wieder auf. So ging das bis spät in die Nacht. Irgendwann spielte es sich so ein, dass ich von der Nachtschicht Baldrian bekam, was natürlich das eigentliche Problem nicht löste, aber ein bisschen Trost spendete.

Nach einem Spritzen-Manöver kam einer der jungen Ärzte auf mein Zimmer und erzählte mir derart durcheinander etwas von mehreren Medikamenten, dass ich hinterher nicht wusste, welches er nun genau meinte (abgesehen davon, dass ich ja gar keins wollte). Ich ging ihm hinterher und fragte nach. Da er gerade meine Zimmertür schließen wollte, kam es dazu, dass er von außen und ich von innen drückte. Es gab gar keinen Grund, die Tür unbedingt zumachen zu wollen, ich durfte mich frei auf der Station bewegen. Schließlich gab er nach.

Wir standen uns gegenüber. Und dann erinnere ich es so, dass er nach meinem Kopf griff. »Ich nahm das Moment der körperlichen Auseinandersetzung an«, erklärte ich später gegenüber der Polizei.

Seit einiger Zeit äußerte ich den Wunsch, in die Forensik verlegt zu werden, weil es mich zum Verzweifeln brachte, nichts gegen die Zwangsbehandlung ausrichten zu können. Bevor ich in die Forensik käme, so meine letzte Hoffnung, müsste ein neues Verfahren eröffnet und ein psychiatrischer Gutachter bestellt werden.

Der Arzt und ich machten einen kleinen Ringkampf, bei dem seine Brille aber »auf seiner Nase und unbeschädigt« blieb. Soweit ich zurückdenken kann, hatte ich außer mit meinem Bruder noch mit niemandem gekämpft. Der Arzt ließ es irgendwie zu, dass ich ihn unter den Arm nahm, bis ich auf dem Boden lag.

»Hilfe!«, rief er.

»Ich will in die Forensik!«, rief ich.

Die Pfleger kamen, und ich verstand die Situation sofort so, dass mich der Arzt zu diesem Kämpfchen provoziert hatte. Ich beleidigte ihn ein bisschen dafür und ärgerte mich, dass ich darauf reingefallen war. Dann hüpfte ich so bereitwillig auf das Fixierbett, dass man doch Abstand davon nahm, mich zu fesseln.

Als Nächstes rief ich beim Amt an und fragte den Obermedizinalrat, bei dem das alles angefangen hatte, warum er mich damals als denkgestört bezeichnet hatte. Als er nur sagte: »Sie *waren* damals denkgestört!«, legte ich entnervt auf. Kurze Zeit später packte ich ein paar Sachen ein und versuchte heimlich, meine Zimmertür mit einem Stuhl unter der Klinke zu blockieren. Dann nahm ich den Tisch mit dem einen Bein in der Mitte und schleuderte ihn mit allem, was ich hatte, wie einen großen Hammer gegen das Sicherheitsfenster. Keine Chance.

Nach zwei Monaten fand auf der Station eine Anhörung bei demselben Richter statt, der mir am Anfang so viel Raum gelassen hatte, das Verfahren unfair zu finden. Arzt und Betreuer gaben ihre pessimistischen Einschätzungen ab, beide brachten eine Langzeitunterbringung ins Spiel. Nachdem ich ein Jahr zuvor mit der Selbstanzeige für den Revolutionstermin begonnen hatte, einen großen Teil meiner Persönlichkeit, vielleicht auch meines Gehirns, für die Verwahrung dieses Geheimnisses abzusperren, platzte es – ungefähr so – aus mir heraus:

»Ich will, dass Sie das ins Protokoll aufnehmen. Ich denke, Sie machen das nur wegen meiner Selbstanzeige für den Revolutionstermin!«

Vielleicht hatte ich vor lauter Aufregung etwas die Stimme gehoben, aber gewiss nicht so sehr, dass mich der Richter hätte rausschicken müssen. Er tat es trotzdem. Im Anhörungsvermerk stand später: »Nachfolgend verlangte der Betroffene die wortgenaue Protokollierung einer Erklärung und einer Selbstanzeige, die jedoch derart denkgestört vorgetragen wurde, dass ich in meinem Notizzettel lediglich das Wort ›Revolution‹ zu notieren vermochte und sich auch nicht aufklären ließ, was mit der ›Selbstanzeige‹ inhaltlich gemeint oder gewollt war.« Die Unterbringung wurde für sechs Wochen verlängert.

Bei Gesprächen mit den Ärzten im UKE muss ich schon sehr misstrauisch gewirkt haben. Das lag wohl daran, dass ich mich ständig mit juristischen Spitzfindigkeiten befasste. Genau das dürfte aber auch der Hauptgrund für die Stabilität meines Wahns gewesen sein – ich bin mir da ziemlich sicher. Hätten psychologische Gespräche – die in einem psychiatrischen Behandlungskonzept nicht abwegig klingen, wie ich finde – eben dieses juristische Kopfkino nicht behandeln müssen?

Stattdessen erinnere ich lediglich ein einziges Gespräch, in dem es dem Arzt – kein Psychologe – nicht nur darum ging, dass ich die Medikamente freiwillig nahm, weil sie mir sonst mit Zwang verabreicht würden. Er erzählte etwas von »Konstruktionen« der Realität und fragte, ob ich schon mal davon gehört hätte. Für die Universität hatte ich einmal einen Text über den Konstruktivismus verfasst, den ich »Reportage« nannte. Mit dem Titel »Sprachreise einmal anders – Klettern zwischen Realität und Wirklichkeit« erklärte ich Solipsismus, Konstruktivismus und Realismus zu Bergen, die es zu erklimmen gelte.

Der Arzt war einverstanden, dass ich ihm die Arbeit mal gab. Seine E-Mail-Adresse fand ich später auf der Webseite des Krankenhauses. Beim nächsten Arztgespräch war jedoch wieder Konfrontation wegen der Behandlung angesagt, und er erwähnte nur, »sogar den Text gelesen« zu haben, ohne weiter darauf einzugehen.

Vielleicht hätte es das Eis gebrochen, wenn er mich dafür gelobt hätte. Er hätte auch mit dem Text argumentieren können, dass meine innerlichen Konstruktionen der Realität offenbar unvereinbar mit denen aller anderen seien. Stattdessen kam nur rüber, dass er genervt war, sich die zweieinhalb Seiten durchgelesen haben zu müssen. Also zog ich mich wieder in meinen Kokon zurück.

Anfang Mai war ich ins Krankenhaus gegangen. Fünf Monate, fünf richterliche Anhörungen auf der Station, neun Gerichtsbeschlüsse, einen wochenlangen Streit zwischen Amtsgericht und Bundesgerichtshof um die Akten, einen Befangenheitsantrag gegen einen der Richter und endlich doch auch ein Gutachten später kam ich in eine Langzeitunterbringung. Der Facharzt hatte dies in seinem Gutachten empfohlen, und das Amtsgericht war dem gefolgt. Nur so könne es gelingen, »eine tragfähige Behandlungseinsicht und möglicherweise Krankheitseinsicht zu implementieren«. Es gehe nicht darum, den Patienten »wegzuschließen«, sondern darum, dass mir eine feste »Tagesstruktur«, Medikamente und Gruppentherapie helfen sollten, ein »angemessenes Sozialverhalten« zu erlernen.

Da in Hamburg keine geeignete Einrichtung vorhanden sei, müsse die Unterbringung in Niedersachsen oder Schleswig-Holstein erfolgen. Die Wahl fiel auf das Psychiatrie-Dorf des Klinikums Wahrendorff. Ein Taxi fuhr mich in Begleitung eines Sozialarbeiters hin. Dort verbrachte ich über ein Jahr. Es war eine leere Zeit.

Weil das Wunder beim BGH ausgeblieben war, weitere juristische Gegenwehr zwecklos erschien und ich mir nach kontinuierlichem Medikamentennachschub keine Heldenrollen mehr zuschrieb, widersprach ich diesem Beschluss schon gar nicht mehr, sondern wies nur noch einmal mit einer »Richtigstellung« auf Fehler und Seltsamkeiten des Verfahrens hin. Sozusagen »für die Akten«, die inzwischen vierhundert Seiten und zwei Bände stark waren.

Der Gutachter hatte mich als »kooperativ« sowie »zeitlich, örtlich und zur eigenen Person vollständig orientiert« beschrieben. Dennoch empfahl er die Langzeitunterbringung, damit ich nicht »das Schicksal eines chronifizierten Psychotikers erleiden, nämlich zum Drehtürpatienten werden und schlimmstenfalls das Leben eines sogenannten Langzeitpsychotikers am Rande der Gesellschaft führen« müsse. »Diese Entwicklung sollte unbedingt verhindert werden.« Im Rückblick bin ich dafür dankbar! Womöglich wurden die Möglichkeiten einer norddeutschen Psychiatrie des Jahres 2011 voll und zu meinen Gunsten ausgeschöpft. Diese Möglichkeiten enthielten dann aber offenbar nicht, dass man sich mit dem Patienten auch mal in Ruhe unterhält.

Mein juristischer Widerstand gegen die Zwangsbehandlung wurde im Grunde pathologisiert, und die Therapie bestand aus einem Medikament, das gegeben wird, wenn alle anderen nicht wirken. Mit »Clozapin«, das auch »Leponex«

heißt, wie ein strubbeliger Charakter aus »Hallo Spencer«, verdoppelte sich mein Gewicht auf 120 Kilo. Nachts schlug ich mir auf den Brustkorb, um die Pumpe in Gang zu halten, und wachte jeden Morgen auf einem vom Sabbern durchtränkten Kopfkissen auf. Da das Medikament tödliche Nebenwirkungen haben konnte, wurde einmal im Monat eine Blutuntersuchung bei mir durchgeführt. Oft schloss ich beim Einschlafen mit dem Leben ab.

Die Arztgespräche fanden unregelmäßig, etwa ein Mal die Woche, in einem Glaskasten bei offener Tür auf der Station statt. Man musste sich dafür in einer Schlange anstellen. Die Gespräche dauerten meiner Erinnerung nach zehn bis dreißig Sekunden und riefen bei mir eher den Eindruck hervor, dass ich bei Widerspruch noch mehr Medikamente bekäme. Dass es zumindest aus meiner Sicht auch politische Gründe gab, warum ich dort gelandet war, behielt ich für mich.

Das im Jahr 1862 gegründete Klinikum Wahrendorff wirkte auf mich wie eine auf den schlechten Eigenschaften des Kapitalismus aufbauende, gewinnorientierte Maschine. Wenn man bedenkt, dass psychisch Kranke erst im beginnenden Industriezeitalter weggesperrt wurden – anfangs noch zusammen mit allen anderen ökonomisch und sozial nicht mehr integrierbaren Individuen wie Krüppeln, Waisenkindern, Kriminellen und gealterten Prostituierten –, scheint eine sozialkritische Betrachtung nicht ganz abwegig. Damals scheint es wirklich nicht um Hilfe oder Heilung gegangen zu sein, sondern ausschließlich um das Aussortieren von Sonderlingen aus der Gesellschaft. Der tiefgreifende soziale Wandel in der Zeit der Hochindustrialisierung, also ab 1870, führte dann zu einem sprunghaften Anstieg der psychiatrischen Anstalten in Deutschland. Erst in den siebziger

Jahren des 20. Jahrhunderts setzte sich langsam die Einsicht durch, dass psychiatrische Kliniken keinen Gefängnischarakter haben sollten.

Seither hat sich einiges getan. Im Zentrum der Langzeitunterbringung oder, wie man heute sagt, der »Eingliederungshilfe« im Heimbereich Wahrendorff steht ein geregelter Tagesablauf mit morgendlichem Aufstehen, gemeinsamem Frühstück, Gruppen- und Beschäftigungstherapie.

Individuelle Therapiegespräche mit einem Psychologen, wie ich sie mir gewünscht hätte, gehörten jedoch nicht zum Aufgabenbereich des Heims. Die zuständige Institutsambulanz bietet zwar eine psychologische Betreuung, aber davon bemerkte ich nichts – warum auch immer. Dass mir der Aufenthalt im Heim nicht gefallen würde, war bereits einkalkuliert worden. Der Facharzt hatte schon in seinem Gutachten darauf hingewiesen, dass die »relativ lange Unterbringungsdauer« mich »anfänglich verstimmen« möge, dem könnte jedoch durch »konsequente medikamentöse und gruppentherapeutische Maßnahmen entgegengewirkt werden«.

Im Anschluss an die zwölf Monate im Psychiatriedorf sollte ich ins betreute Wohnen Downton-Hannover kommen. Auch diese Maßnahme hatte der Facharzt in seinem Gutachten empfohlen, damit ich langsam zurück in ein selbstbestimmtes Leben finden könne.

Der Schritt verzögerte sich jedoch einige Monate. Ich hatte mich mit meiner Mitpatientin Karla verschworen, die einen Monat nach mir ihre Langzeitunterbringung wegen Depressionen antrat, und mich in sie verliebt – das erste Mal seit neun Jahren beruhte das wenigstens ein bisschen auf Gegenseitigkeit. Spontan fragte ich beim Standesamt nach, wie das Prozedere bei einer Heirat wäre, damit ich dafür sorgen konnte, dass auch sie Freigang erhielt. Karla sagte dazu nur »Ach, Felix« und meinte – mit der Konnotation, dass ich das eigentlich wissen müsse –, dass ich nicht für eine ernsthafte Beziehung infrage kam. Als sie dann kurz vor mir in das betreute Wohnhaus in der Stadt ziehen durfte, bin ich nicht gleich hinterhergegangen. Die unvermeidbar scheinenden emotionalen Fallen wollte ich mir ersparen.

Ich parkte erst mal in einer Art Wohngemeinschaft auf dem Krankenhausgelände, durfte nachmittags mit dem Laubbläser beim Pflegen des Klinikgeländes helfen und arrangierte mich mit den Mitbewohnern aus dem Haus und aus den Sitcoms im Fernsehen. Einmal wies ich die Krankenpflegerin zurecht, als sie eine Patientin minutenlang regelrecht anschrie. Die Frau war auf der Treppe zusammengebrochen und hatte offensichtlich eine Angstattacke. Doch statt sie zu beruhigen, forderte die Pflegerin sie nur aggressiv dazu auf, sich nicht anzustellen und wieder aufzustehen. Immerhin entstand nach meiner willkommenen Unterstützung gegen die Pflegerin ein bisschen Hausgemeinschaft.

Der Gutachter meinte zwar, dass ein »Neustart« woanders als in Hamburg »durchaus positiv« sein könne. Doch ich ließ mich nicht umtopfen. Nach ein paar Monaten fand ich mit einem sogenannten Dringlichkeitsschein wieder eine Wohnung in Hamburg.

Kurz vor dem Umzug hatte sich in Hannover eine neue Ärztin erbarmt, mich von den mentalen und auch physischen Fußfesseln des alten Medikaments zu befreien, und verschrieb mir wieder meine modernen Smarties. Während das alte Medikament in Fachkreisen auch als »dirty drug« bezeichnet wird, weil es breit und ungenau wirkt und dämpft, hatte ich mit den neueren Tabletten plötzlich wieder eine lebendige Biografie, Träume – und Rechte.

Ich lag zwei Nächte wach und musste mir Beruhigungsmittel besorgen, damit ich wieder schlafen konnte. Grübeleien nahmen ihren Lauf. Meine Hand legte sich auf die Klinke zur Tür, die ins Wunderland führte. Dahinter ging offenbar einiges vor sich. Ich horchte. Als ich darüber nachdachte, ob ich in den letzten zwei Jahren gemeinsam mit den Gerichten einen Justizskandal gezimmert hatte, knackte drüben am Fenster im Dunkeln mein Computermonitor im Rhythmus meiner Überlegungen. Ein Knacken bedeutete Ja, zwei Mal Nein.

Das Manuskript

In ihren letzten Stunden lag meine Mutter in einem Dreibettzimmer im Krankenhaus. Nach der langen Zeit, die sie zu Hause fast nur im Bett verbracht hatte, wurde sie nun abwechselnd auf der linken und der rechten Seite von einem Luftpolster angehoben. Die Ärzte werden selten jemanden mit einem über Jahre so geschundenen Körper versorgt haben. Ihre Haushaltshilfe hatte sie zum zweiten Mal innerhalb weniger Wochen auf dem Boden liegend vorgefunden und den Krankenwagen gerufen. Ich konnte als Erster von vier Verwandten hinfahren. Dass sie gerade starb, machte ich mir nicht bewusst. Ein Mal ganz kurz wurde sie wach und sagte wie entschuldigend: »Ich habe doch Multiple Sklerose!« – ich glaube wegen der Überdosis Tabletten, die sie genommen hatte.

»Hau ab!«

Sie war noch ein zweites Mal aufgewacht. Mir fiel erst später auf, dass ihre letzten Worte dieselben waren, mit denen ich, wenn damals auch telepathisch, zehn Jahre zuvor ihre eigene Mutter verabschiedet hatte. Ich blieb aber. Schließlich schickte mich eine Ärztin vor die Tür, wo ich weiter wartete. Es dauerte nicht lange, da kam die Ärztin heraus und fragte, ob meine Mutter reanimiert werden solle.

»Ich glaube, wir haben das in der Familie besprochen«, antwortete ich und gab ihr zu verstehen, dass sie nicht aktiv werden solle, was sie nach meinem Eindruck auch nicht für sinnvoll gehalten hätte. Später, während ich wieder dachte, die Welt gerettet zu haben, stellte ich mir vor, was passiert wäre, wenn ich etwas anderes gesagt hätte. In meiner Fantasie wäre meine Mutter dann von den besten Ärzten – Leibärzten von Präsidenten – gepflegt und noch einmal sehr glücklich geworden.

Noch Jahre später verspürte ich etwas, das ich »Phantomsorgen« nannte: das Gefühl, irgendwo in Ostdeutschland gehe es jemandem seit Langem sehr schlecht. Jemandem, der sagt, das sei meine Schuld und ich könne helfen, wenn ich hinführe. Aber wenn ich da war, wusste ich nicht, wie.

Nach dem Tod meiner Mutter und meiner Entlassung aus Wahrendorff versuchte ich, mich in meiner neuen Wohnung und in meinem neuen Leben einzurichten. Waren meine selbständigen Entscheidungen zu Beginn der Behandlung bekämpft worden, so war ich nun nicht darauf vorbereitet, dass sie wieder möglich und nötig waren.

Nach der langen Zeit sah das freie Leben unendlich unorganisiert, ineffizient und auch wenig gemeinschaftlich aus. Warum kocht sich jeder sein eigenes Süppchen, wenn man doch auch einfach sagen kann, dass um Punkt 18 Uhr Essensausgabe ist? Warum dachten alle Leute, sie seien etwas Besseres, obwohl doch jeder mit irgendeinem Beschluss aufgrund irgendeiner Diagnose untergebracht war? Ach, richtig! Die Leute mit ihren schicken Autos und Klamotten und ihren von Verrenkungen durchtrainierten Körpern, deren Essensausgabe aus Supermarktregalen bestand, wussten noch nicht einmal, was ein Unterbringungsbeschluss ist. Ich musste mich neu orientieren, und beide, die Welt und ich, hatten sich verändert.

Naomi und ich bildeten wie schon vor meiner langen Psychose wieder ein ziemlich dynamisches Duo. Dabei blies sie, inzwischen verheiratet, Trübsal, während ich ihr Gesellschaft leistete – gut gelaunt und bis über das Risiko hinaus, mich in dieser Beziehung selbst zu betrügen, an »mehr« interessiert. Über viele Handy-Nachrichten mit kreativen Relativierungen der Aussichtslosigkeit des Lebens machte ich schier täglich Feinjustierungen daran, dass sie ihr Leben lebenswert fand, war aber zugleich auch ihr Co-Depressiver. Sie wiederum gab mir das warme Gefühl von freundschaftlicher Liebe und das Bewusstsein, dass es in der Welt auch tolle körperliche Liebe gibt, wenngleich das ein wenig wie die Karotte vorm Kopf eines Esels hing.

Meine Wohnung war sogar größer und günstiger als meine winzige letzte, obwohl ich sowieso vorläufig Rentner war und mir über die Miete keine Gedanken machen musste. In meine Zufriedenheit funkte jedoch immer wieder der Gedanke, klarstellen zu müssen, dass mein Niedergang in den letzten zweieinhalb Jahren nur sehr bedingt meine Schuld gewesen sei. Der Gedanke schwelte, aber er setzte meinen Lebensentwurf nicht in Brand. Noch nicht.

Ein paar Monate konnte ich die Flammen unter Kontrolle halten und quasi ein Kraftwerk drum herum errichten. Eigentlich wäre ich gern Gegenstand der Forschung geworden.

Doch statt Psychologie- und Medizinprofessoren zu kontaktieren, steckte ich meine Energie ins Schreiben. Ich stellte mir vor, ein Schizophrenie-Experte hätte mich in seine Universitätsvorlesung eingeladen, damit ich Studenten von mir berichtete. Es war ein Versuch, meine Geschichte aufzuarbeiten und dabei noch etwas Sinnvolles zu tun, indem ich Studenten dabei half, später vielleicht bessere Ärzte zu werden. Die Zuhörer, die ich in Wirklichkeit gebraucht hätte, waren zwar erfunden, aber der Trick funktionierte, jedenfalls vorerst.

Ich begann zu schreiben:

Während die Studenten am Ausgang einen kleinen Stau bewältigten, war ich glücklich. Meine Idee, bei der mich Professor Heise von Anfang an unterstützt hatte, als Psychotiker in einem Psychiatrieseminar von meinen Erfahrungen zu erzählen, war ein guter Schritt. Ich fühlte mich auch heute wieder nicht sofort bemitleidet, krank oder vorgeführt.

Gerade ist die erste Veranstaltung zu Ende gegangen. Es ging zunächst um ein Kennenlernen, und ich war bemüht, einen guten Eindruck zu machen. Es ging aber auch gleich zur Sache. Meine Reflexionen zum Graubereich zwischen kranker Psychose und Metaphysik führten zu einem Durcheinander. Und wenn ich dann anfange, von einem Graubereich zu sprechen, der eigentlich nicht in der Mitte, sondern an der Spitze liegt, einer grauen Spitze aus Psychose und Metaphysik, dann kann ich mir zwar selbst noch folgen, falle aber manchmal von der grauen Spitze in ein schwarzes Loch.

Heise hatte meinen Auftritt zuvor mit dankenswerten Worten eingeleitet. »Unser Gast schrieb mir vor einigen Monaten einen Brief mit der Bitte, sich der Forschung zur Verfügung stellen zu dürfen. Bei ihm sei vor einigen Jahren eine chronische

Schizophrenie diagnostiziert worden, doch er halte sich insgesamt für psychotisch gesund, nicht krankhaft psychotisch. Er habe sich zwar im Sinne einer Psychose phasenweise geirrt. Er wolle aber dafür kämpfen, dass psychotisches Erleben als Erkenntnisprozess stärker gewürdigt wird. Und außerdem wolle er die Metaphysik nicht den Religionen überlassen.«

Dann richtete er sich direkter an die Studenten: »Wenn alles so klappt, wie wir uns das vorstellen, dann werden viele von Ihnen in wenigen Jahren praktizierende Psychiater sein. Es könnte sein, dass vor Ihnen dann jemand wie Herr Longolius sitzt. Und der echte steht uns jetzt hier zur Verfügung. Seine Krankheit reflektiert er außergewöhnlich stark und konsistent. Deshalb, denke ich, werden Sie ein paar Einblicke gewinnen können, die Ihnen in Ihrer späteren Praxis helfen werden.«

Ich leitete meinen Vortrag ein: »Ich will versuchen, Sie abzuholen, wo Sie gerade sind. Vor Ihnen stehe ich, ein Schizophrener, der das Wort hässlich findet, aber damit arbeiten wird, was es bedeutet: Es ist ein Oberbegriff für Leute, die sich phasenweise extrem irren, und bei denen man dieses Irren auf eine Krankheit zurückführt. Heutzutage würde man sagen, es handelt sich um eine Stoffwechselstörung. Eine Stoffwechselstörung der für das Denken zuständigen Botenstoffe im Gehirn. Die Pillen dagegen wandern zwar erst mal in den Bauch, aber wie Sie wissen, hängt das alles irgendwie miteinander zusammen. Eine Denkkrankheit, oder damit es alle gehört haben: eine Krankheit des Denkens.

Jetzt kenne ich aus eigener Erfahrung verschiedene Stufen des Irrens. Die höchste Stufe bildet hierbei der Wahn. Unter Wahn versteht man einen Zustand, in dem der Betroffene sich so sehr irrt, dass es für ihn mehr Sinn ergibt, sich weiter zu irren, als seine Annahmen der Situation zu hinterfragen. Der Wahn wird, vereinfacht gesprochen, noch von Sinnestäuschungen gekrönt. Vielleicht sind sie die Ursache für den Wahn, vielleicht sind sie auch nur Beiwerk.

Aber stellen wir uns ein Gehirn im Wahn vor. Gehen wir einmal davon aus, dass ein Gedanke ein Zustand des Gehirns ist, bei dem verschiedene Hirnareale erregt sind und im Zusammenspiel Bewusstsein und Unbewusstes erzeugen.

Die Frage muss bleiben, wo das Bewusstsein aufhört und das Unbewusste anfängt, und ich will hier auch vernachlässigen, ob das Unbewusste zum Denken gehört. Ich finde, das Unbewusste hat hier in dem Seminar sowieso nichts zu suchen, und hoffe, Sie hören mir alle gut zu.

Nehmen wir also an, das Bewusstsein wird durch das Zusammenspiel verschiedener Hirnareale erzeugt und ein wichtiges Medium dieses Zusammenspiels ist zum Beispiel ein Botenstoff namens Dopamin.

Wird ein Gedanke gebraucht, schicken alle Hirnareale, die das für nötig erachten, unter anderem eine bestimmte Menge Dopamin los. Die Areale sind aktiviert und aktivieren sich gegenseitig. Es kommt zu dem Gedanken.

Was im wahnhaften Gehirn nun nicht zu funktionieren scheint, ist, dass sich die kleinen Boten im Gehirn, salopp gesagt, danach wieder um etwas anderes kümmern. Stattdessen ist so viel Dopamin unterwegs, dass die Verbindungen zwischen den Hirnarealen, nach einem der Krise des Betroffenen entsprechenden Muster, zu Trampelpfaden werden. Irgendwann nimmt der Gedanke dann nur noch diese Wege.

Nach Trampelpfaden kommen Straßen und Autobahnen. Aber ich bleibe mal bei Trampelpfaden – vielleicht in einem hübschen grünen Gehirndschungel.

Und dieser Dschungel ist groß.«

An dieser Stelle machte ich einen Cut. In der erfundenen Vorlesung gab ich mich sehr reflektiert. Ich hatte eine verhältnismäßig klare Haltung zu meinem Wahn, denn ich betrachtete ihn von außen.

Aber da war noch mehr. Ich musste doch auch Dampf ablassen, der durch das psychotische Feuer entstanden war, das mich auch nach der langen Zeit im Krankenhaus immer noch und mit neuer Kraft auf Trab hielt. Was hatte ich nicht alles erlebt! War es nicht ein toller Plot für ein Buch, für einen Film, für ein Theaterstück? Ich wollte meine Geschichte einfach mitteilen. Ich wollte, dass die anderen wissen, was in meiner Welt alles passiert war.

Also konstruierte ich einen zweiten Handlungsstrang. Ich setzte ein Team von sechs jungen Agenten des Bundesnachrichtendiensts in ein Büro, in dem sie von ihrem Vorgesetzten den Auftrag bekamen, mich zu überwachen. Ein gewisser Felix Longolius habe bei 54 Geheimdiensten die Stimmen angezeigt, die ihn in den Selbstmord treiben wollten.

Ich schrieb mir die Welt von der Seele, wegen der ich ins Krankenhaus gekommen war. Ich malte mein Wunderland bis ins kleinste Detail aus und verzierte es noch. Mein persönliches Geheimdienstteam, das ich mir in der Psychose eigentlich etwas vager vorgestellt hatte, arbeitete für die Geschichte sehr konkret in einem Bunker tief unter der Norddeutschen Erde. Im Verlauf der Handlung sollte nämlich noch eine Atombombe auf das Büro des BND zufliegen, weil er zum Unmut anderer Länder allen Ernstes gegen Gott ermittelte.

Mir auszumalen, die Welt meiner Psychose sei real gewesen, stand in ziemlichem Gegensatz zu meiner gleichzeitigen Annäherung an die schulmedizinische Haltung zur Schizophrenie. Doch ich driftete ab. Und in dem Maße, wie ich der Faszination des Wahns wieder Raum gab, wuchs auch der Wunsch nach Wiedergutmachung. Beim Bundesgerichtshof sind gut vierzig Anwälte zugelassen, die Hälfte davon schrieb ich an. Ich ging zum Kopierladen, machte einen enormen Stapel von Abzügen der wichtigsten Unterlagen und brachte die Umschläge zur Post.

Noch war ich nicht wieder total psychotisch, stellte ich mir nur die weiten Kreise vor, die ich zu ziehen meinte. In den nächsten Tagen trudelten, wahrscheinlich von einem fluchenden Postboten gebracht, die nicht ganz dünnen Umschläge von fast allen Anwälten wieder bei mir ein. Tenor der Begleitschreiben: Aus den Unterlagen gehe hervor, dass die Sache bereits entschieden sei, die Rechtsmittel seien erschöpft, »die Unterlagen senden wir zu unserer Entlastung zurück«. Löschflugzeuge warfen ihre Ladung über meinem brennenden Dickkopf ab, doch das Feuer fand einen Weg.

Auf eine Anfrage beim Amtsgericht hin besuchte mich eine Sozialarbeiterin. Zu meiner Überraschung wurde die Betreuung daraufhin einfach aufgehoben! Das, wogegen ich so lange gekämpft hatte, gab es nicht mehr. Die Ämter waren zu der Einschätzung gelangt, dass mein Zustand sich verbessert habe. Ich hätte also meinen Frieden damit machen und mich auf die Zukunft konzentrieren können. Doch das tat ich nicht. Für mich war die Sache nicht beendet. Ich war besessen von dem Gedanken, dass mich das Betreuungsgericht damals unfair behandelt hatte. Was ich durchlebt hatte, war Unrecht gewesen, ein Skandal, und das würde ich noch beweisen. So funkte es wieder in meinen Gedanken. Der Justizkrimi war spannend wie eh und je.

Nichts konnte mich von der Überzeugung abbringen,

dass meine Einweisung nicht das Ende, sondern der Anlass der Psychose war, wie eine »self-fulfilling prophecy«. Es machte mich verrückt. Es war aufregend. Es war mit gesundem Menschenverstand nicht zu erklären. Ich hörte auf, Medikamente zu nehmen.

An meinem Schreibtisch in der Sonne sitzend dachte ich darüber nach, dass sich sicherlich einer der deutschen Nachrichtendienste für meinen Fall interessieren würde. Ich malte mir aus, wie sich ältere, kurz vor der Pensionierung stehende Nachrichtendienstler mit Silberrücken und Pfeife über mich austauschten. Im nächsten Moment unterhielten sie sich dann mit mir. Was ich gerade noch in mein Buch reflektierend über die Psychose geschrieben hatte, war ohne spürbaren Übergang wieder die Welt geworden, in der ich lebte.

Im Januar 2013 war ich nach über einem Jahr aus dem Klinikum Wahrendorff entlassen worden. Im Juli wurde die Betreuung aufgehoben. Nur drei Monate später, im Oktober 2013, alarmierte mein Bruder wieder die Behörden, ich sei »auf dem Weg in die vierte Psychose« und hätte den Kontakt abgebrochen. Dabei hätte er doch nur den Fernseher einschalten müssen, um mich zu sehen.

Der Weltfernsehsender

Neben dem Stimmenhören ist das Gefühl, beobachtet oder auch abgehört zu werden, typisch psychotisch. Wie ein Mensch im Wahn dieses Gefühl deutet, hängt unter anderem von seinem Charakter ab. Im Baukasten meiner Persönlichkeit lagen ein paar Dinge parat, aus denen ich mir mein neues Weltbild zusammenzimmerte. Da waren etwa meine Affinität zum Fernsehen und der Wunsch, eines Tages Schauspieler zu werden. Es gab den alten Traum, die Welt zu verbinden und zu verbessern. Einen »offenen Kanal« zu schaffen. Mein Hang zu technischen Frickeleien spielte ebenfalls eine Rolle. Die Revolution durfte nicht fehlen. Und eine Prise Romantik.

Denn nach wie vor suchte ich nach dem Glück durch Frauen. Um mir dabei Chancen auszurechnen, musste ich nur davon ausgehen, dass sich dieses Glück hinter großen, noch zu erlangenden Erfolgen versteckte. Die Vorstellung dieser großen Erfolge führte dazu, dass ich sie schon in mein Selbstbild einbaute, bevor sie erreicht waren. Ich nahm quasi bei der Zukunft einen Kredit auf, einen Riesenkredit, und kaufte mir damit eine Fantasiewelt.

Wenn ich das so herleite, erscheint die Fantasiewelt als Mittel zum Zweck. Als hätte die Menschwerdung in meinem Fall zu nichts weiter geführt, als dass die Triebe die Intelligenz wie einen Lustgarten nutzten. Ohne zu merken, dass der Garten zum Gefängnis wurde.

Mediziner sprechen vom »Truman-Syndrom«, wenn jemand sich einbildet, sein ganzes Leben sei eine Fernsehshow, alles, was er erlebe, sei inszeniert. Auch mir kam es so vor, ich rede jedoch ungern von einem »Syndrom« – schon weil es so schön war. Ich als Weltpolizist war natürlich nicht, wie Truman in dem amerikanischen Spielfilm, in einem riesigen Fernsehstudio unter einer Kuppel gefangen. Mein Studio war die Welt.

Das Agententeam, das mich überwacht hatte, war mittlerweile als Bildregie tätig. Ich ging davon aus, dass um mich herum alles abgesperrt und jeder, dem ich begegnete, quasi Schauspieler seiner selbst war. Für den im Durchmesser fünf oder zehn Kilometer starken Ring um mich herum sorgte die französische Armee.

Es ergab sich, dass das Programm, in dem ich nun den ganzen Tag durch Hamburg lief, in immer mehr Ländern gezeigt wurde. Bei den ersten Ländern war es noch aufregend, wenn sich ihre Fernsehstationen auf die Übertragung aufschalteten. Mein Team gab mir dann einen Hinweis, dass etwa gleich das iranische Staatsfernsehen die Live-Bilder senden würde. Ich bekam noch ein kleines Briefing, was ich bei der Begrüßung beachten müsse und wo wir die Zuschauer *abholten*. Dann hieß es »Drei, zwei, eins … wir sind im Iran!«. Aus dem Off war eine Simultanübersetzung zu hören. Die erste Mitteilung lautete in etwa: »Liebe Mitmenschen, der Weltfriede ist erreicht.«

In dem Programm ging es nicht um mich. Eine neue Weltordnung war am Entstehen. Und ich war ihr Botschafter.

Vorerst war mein psychotisches Ich mit der Aufmerksamkeit der Nachrichtendienste und des zugeschalteten Fernsehpublikums sehr glücklich, und ich hielt mich im Umgang mit der damit verbundenen Macht für sehr geschickt. Unabhängigkeitskämpfer und Terroristenführer wurden vom Geheimdienstteam mit den neuesten technischen Möglichkeiten ausfindig gemacht und angerufen. Sie ließen sich überzeugen, ihre Waffen niederzulegen. Es gab keine Todesstrafe, keine Rache. Sehr bildlich stellte ich mir vor, wie verschiedenste Kämpfer nach langen Telefonaten feststellten, dass sich die Menschenrechte auf dem Planeten durchgesetzt hatten, und zwar aus gutem Grund. Wie gefolterte und fast verhungerte Gefangene freigelassen wurden und es oft nur mit letzter Kraft möglich war, die Peiniger hinterher vom Selbstmord abzubringen.

Wenn die neuen Zuschauer erzählt bekamen, auf welch gewitzte Art das Team und ich wichtige Leute davon überzeugt hatten, sich zusammenzuraufen, lächelte ich kurz in die versteckten Kameras und spürte ganze Nationen zurücklächeln. Wirklich in die Richtmikrofone gesprochen habe ich nur im äußersten Notfall etwas, ansonsten saß im Fernsehstudio ja ein junger Mann aus dem Agententeam, der simultan meine Gedanken aussprach.

Es bestand keine Eile, aber die Gelegenheit schien günstig, die Demokratie zu ihrer Bestimmung zu führen und erstmals in der Geschichte des Planeten eine echte Weltordnung einzuführen. Deren Grundzüge stellten sich bald als ziemlich simpel dar: Auf der ganzen Welt würde die Basisdemokratie eingeführt, und wenn die Menschen irgendeinen Mist wollten, dann griff eine noch zu schaffende Weltpolizei ein. Da die Weltbevölkerung die Entstehung des Paradieses voll und ganz an den Computermonitoren und Fernsehern mitverfolgen konnte, war die Begeisterung groß.

An einem sonnigen Septembertag des Jahres 2013 wurden in den sechs Erdteilen entsprechende Volksabstimmungen durchgeführt. Das war ein großes Kuddelmuddel! Fernsehsender machten improvisierte Telefonvotings, und Wettbüros stellten ihre Infrastruktur zur Verfügung. Die Kontinente und der Zusammenschluss der Inseln hatten zwei Hauptfragen zu klären: In welcher Stadt bei ihnen das Weltpolizei-Hauptquartier errichtet werden sollte und wie sie in Zukunft abstimmen wollten.

Als ich die Reeperbahn überquerte, auf der früher die Taue für die Schifffahrt hergestellt worden waren, kam mir ein Einfall, der erst wie eine Schnapsidee erschien: Wie wäre es, wenn man in Europa Seile durch die Länder verlegen würde? Um bei einer Entscheidung für »Ja« oder »Nein« zu stimmen, müsste man nur an einem von zwei Seilen ziehen. Die Seile würden in der Mitte Europas zusammenlaufen, wo man einen riesigen Apparat bräuchte, der anzeigte, an welchen Seilen am stärksten gezogen wurde.

Die Briten und Iren waren als Erste hellauf begeistert, und alle Frauen freuten sich schon darauf, dass ihre Männer dann endlich mal trainieren würden. Ganz Europa würde zum Abstimmungsapparat werden. Die Seile über die Alpen zu verlegen schien technisch anspruchsvoll, doch die Bergsteiger waren Feuer und Flamme, ihr Können unter Beweis zu stellen. Kurzerhand war die Idee so gut wie eingetütet.

Unter Filmtheoretikern gibt es die Annahme, die »Star Wars«-Filme seien so erfolgreich gewesen, weil sie genau die richtige Mischung aus Action und Liebesszenen hätten, um das Publikum bei der Stange zu halten. Auch solche Überlegungen führten dazu, dass die ersten weltweiten Abstimmungen zu Ende sein sollten, wenn Tine und ich uns nach einer langen Suche irgendwo, aber jedenfalls vor den Kameras, fanden. Die Freude auf das baldige Wiedersehen nahm mich jede Stunde etwa fünfzehn Minuten voll in Beschlag, und die restlichen fünfundvierzig Minuten waren oft nur wie das Rahmenprogramm für die Liebe. Wenn auch eines, für das allein sich die Show lohnte.

Ich setzte darauf, dass die Regie ein Happy End einrichten würde. So steuerte ich den alten Elbtunnel an und hoffte, in der Mitte auf Tine zu treffen, die mit etwas Glück von der anderen Seite kam.

Nachdem ich mich ein paar Minuten an der tiefsten Stelle des Tunnels, genau unter der Elbe, hingesetzt hatte, sprach mich sogar das erste Mal einer der schauspielenden Passanten an und fragte, ob mit mir »alles in Ordnung« sei. Der Tunnel lud wirklich nicht zum Verweilen ein. Von den lokalen Sendeanstalten waren bereits die ersten Prognosen eingegangen, und mein Team und ich waren stolz, dass die Abstimmungen so an Fahrt gewannen. Offenbar war das Universum aber der Meinung, dass die Erdbevölkerung noch nicht mit der Abstimmung fertig war. Auf der anderen Elbseite nahm ich den Fahrstuhl wieder nach oben.

Die Gegend dort ist ziemlich verlassen. Ich setzte mich geschafft an einen Kantstein und ließ mir von den Stimmen versichern, dass sich die Mühe noch lohnen würde. Es war ein schöner Tag, ein Eisverkäufer fuhr mit seinem Wagen vor, klappte den Laden auf, und ich kaufte mir als einziger Kunde weit und breit eine Kugel in der Waffel. Ein netter Einfall der Regie. Der Verkehr floss wie an der Perlenkette an mir vorbei, und ich musste mir keine Sorgen machen, dass mich jemand im Fernsehen mit seinem Auto umfuhr.

Manche Leute, die an mir vorbeigeschickt wurden, hatten sich um die neue Weltordnung verdient gemacht. Damit ich sie nicht ansprach und mich etwa bedankte, flüsterte mir die Regie immer erst hinterher ins Ohr, für welche tollen Ideen etwa die Frau mit dem grünen Pullover oder der Junge im Rollstuhl, die eben an mir vorbeigekommen waren, verantwortlich zeichneten.

Ich verließ die Straße und ging querfeldein. Bei einer Plantage pflückte ich mir einen schönen roten Apfel, den ich später als Erinnerung, ja fast als Reliquie, zu Hause aufbewahrte, denn an diesem Tag ging es noch im wahrsten Sinne des Wortes um einen Höhepunkt der Menschheit. Währenddessen zeichnete sich die neue Weltordnung allmählich heraus. Für die sechs Zentralen der Weltpolizei waren die Entscheidungen so gut wie gefallen, während Nairobi zur Hauptstadt des Planeten werden sollte. In der Sahara könne man eine Landebahn für die Außerirdischen errichten, scherzte ich.

Während mir Milliarden Menschen dabei zusahen, wie ich, von einer Drohne gefilmt, über eine Wiese zwischen einem Elbarm und einem kleinen Waldstück spazierte, dachte ich mit den telepathischen Köpfen in einem großen Gedanken darüber nach, wie die Ergebnisse von globalen Abstimmungen ermittelt und bekannt gegeben werden könnten. Der Mount Everest, der höchste Punkt des Planeten, rückte dabei in den Fokus.

Meine Mutter hatte einmal einen Freund, einen Lotsen, mit dem ich ein paar Tage zum Segeln geschickt wurde, als ich noch ein Kind war. Er fabulierte davon, dass die Zukunft der Menschheit auf dem Meeresgrund in Unterwasserstädten liege. Diese absurde Idee schien plötzlich Sinn zu ergeben, nur würde man den künstlichen Lebensraum nicht unter Wasser schaffen, sondern am Gipfel des Mount Everest. Am höchsten Punkt der Menschheit würden wir eine Station errichten, mit Sauerstoffzufuhr und einem Gebäude, in dem der Luftdruck ausgeglichen würde, einer Bergbahn, und was sonst noch alles nötig wäre. Das schien auch perfekt, um das Leben auf Raumschiffen zu üben.

Die Erdteile würden der Gipfelstation aus sechs Richtungen ihre Abstimmungsergebnisse übermitteln. Ich war dafür, das mit großen Signalfeuern auf den umliegenden Bergkuppen zu machen, wie ich es wohl einmal in einem »Herr der Ringe«-Film gesehen hatte. Auf der Station würden Vertreter aller Länder das Ergebnis verarbeiten und mit Lasern ins Tal übermitteln. Einen weiteren Laserstrahl würden wir ins All senden, erst einmal nur symbolisch für die Außerirdischen – später vielleicht, um an interplanetaren Abstimmungen teilzunehmen. Statt »Menschen gegen Menschen« würden wir uns in Zukunft wieder auf die eigentlichen Gegner besinnen: den Tod und alle anderen Probleme dabei, das Wunder der bewussten Existenz im Universum zu bewahren.

In dem Moment platzte mir am Fuß eine Blase, die ich mir gelaufen hatte. Ich versuchte, noch ein bisschen zu humpeln, doch Tine würde ich dieses Mal nicht mehr treffen. Die Abstimmung war vorbei. Von den lokalen Sendeanstalten kamen erste Rückmeldungen der Begeisterung.

Da saß ich. Am Rand eines kleinen Feldwegs im hohen

Gras. Ich zog mir die Schuhe und die Socken aus. Stille. Die Außerirdischen beglückwünschten mich und machten mir Mut, dass ich die Zukunft als Starthelfer der neuen Weltordnung würde bewältigen können. Eine dicke, wunderschöne Fliege landete auf einer meiner Zehen und machte keine Anstalten, wieder wegzufliegen. Sie glänzte golden, und ich war froh, in diesem Moment nicht ganz allein zu sein. Ein Stück entfernt flog ein Schwarm Gänse aus dem Gras los und an mir vorüber. Vom Flughafen direkt vor mir startete eine große Maschine.

In Erinnerung an die Blase, welche die neue Weltordnung besiegelte, schlug ich Tine in einem gemeinsamen privaten Gedanken vor, unser Kind, falls es dazu kommen würde, Blasebalg zu nennen. Blasebalg Longolius. Oder mit ihrem Nachnamen, da war ich offen. Doch der Gedanke war anscheinend doch nicht so privat gewesen, und wenige Stunden später meldete mir das Team, dass erste Eltern ihren Neugeborenen den Namen Blasebalg gegeben hatten.

Dieser Tag, an dem der Weltfrieden live im Fernsehen ausbrach, war wunderschön. Ich genoss meine Rolle als Hauptdarsteller, auch wenn mich im Programm niemand ansprach. Die Regie bestimmte alles, und die wusste, was sie tat.

Trotzdem wurde es mir langsam zu viel. Ich begann, gegen meine Rolle aufzubegehren, wenn auch subtil und ohne mir dessen bewusst zu sein. Abends saß ich in meiner Wohnung und spielte für das Weltpublikum ein paar alte Audiokassetten ab, auf die ich als Kind selbst ausgedachte Nachrichten gesprochen hatte.

»Bonn. Bundeskanzler Kohl berichtete auf dem viereckigen Tisch, dass sie die atomare Rüstung abbauen wollen.«

Als meine Stimme im Kassettenrekorder gerade die Ergebnisse einer Fantasiewahl bekannt gab, drückte ich die Stopp-Taste. Mir war eine Idee gekommen, eine weltbewegende Idee, die ich sofort mitteilen wollte, und zwar so, dass man es hören konnte:

»Ich wünsche mir einen Weltfernsehsender, der dem Zufall eine Chance lässt!«

In vollem Bewusstsein für die historische Tragweite des Moments sagte ich es in die versteckten Mikrofone in meiner Wohnung. Ich wollte, dass das Programm auch mal von anderen gestaltet wurde und nicht immer nur von mir. Auch aus anderen Ländern sollte übertragen werden.

Gedacht, getan. Nachdem alle Stimmen überzeugt waren, schlossen sich die Sendeanstalten des Planeten erneut zusammen: zur größten Fernsehshow der Menschheit, zur größten Show, die man auf einem Planeten überhaupt durchführen konnte. Ich wollte ein Programm schaffen, das alle verbindet und alle beteiligt – und ich wollte die ständige Liveübertragung loswerden. Eine Art »offener Kanal« für die ganze Welt. Dann würde ich nicht ständig im Fokus stehen. Mit Ach und Krach überredete ich das Agententeam, mir dabei zu helfen, und tauchte eine Weile ab.

Das ging einige Zeit lang gut. Ich war froh, dass meine Idee für einen »Weltfernsehsender« Wirklichkeit geworden war. Aber warum war ich der Einzige, der den Sender nicht empfing? Ich rief irgendwo an, bei Amnesty International oder wahrscheinlich sogar bei der Polizei, um mich zu beschweren. Vielleicht würde ich es noch für ein, zwei Tage aushalten, aber dann wollte ich endlich in die Gemeinschaft aufgenommen werden, die ich herbeigeführt hatte.

Stattdessen wurde ich wieder auf den Sender geholt. Irgendwie konnten sich die Leute nicht sattsehen an dem immer etwas gebeugt gehenden, meist ernst aussehenden und dann wieder freundlich-verschmitzt lächelnden Gesicht der Weltrevolution mit der angehenden Halbglatze. Da im Großen und Ganzen alles erreicht war und ich wahrlich keinen Personenkult um mich wollte, endete inzwischen fast jeder Gedanke damit, dass ich, so sie das auch wollen würde, mit Tine etwas Urlaub machen oder ansonsten meine Ruhe haben wollte.

Ein bisschen genoss ich die Aufmerksamkeit aber dann doch noch und freute mich, wenn die Weltregie gelegentlich zu mir schaltete und ich alle dazu ermahnen konnte, »dem Zufall eine Chance« zu lassen. Wie als ich in den Schanzenpark einbog, kein großer, aber auch kein kleiner Park, mit einem Hügel in der Mitte, auf dem sich ein riesiger alter Wasserturm befindet. Im schummerigen Licht einer Laterne saß auf einer Parkbank ein Mann, um die sechzig, mit gewaltigem Bart. Offenbar einer der alten Geheimdienstagenten, mit denen ich das alles geplant hatte. Er bat mich, ihm einen Joint zu drehen.

Ich hatte seit drei Jahren nicht gekifft und mir eigentlich vorgenommen, es erst dann wieder zu tun, wenn der Funk-Sänger George Clinton und der ehemalige US-Präsident Bill Clinton, der bekanntlich Saxofon spielt, gemeinsam ein Konzert geben würden. Also nie. Aber man muss ja dem Zufall eine Chance lassen. Ich setzte mich zu dem Mann.

Er machte auf mich insgesamt einen gepflegten Eindruck, schien sich aber ein bisschen als Obdachloser aufgebrezelt zu haben – für die Kameras würde es reichen. Die Zuschauer sollten wohl denken, dass die Begegnung rein zufällig sei und das Organisationsteam ihn übersehen habe, als es die Stadt und damit die Szenerie für die Fernsehshow räumen ließ. Er hatte noch eine Flasche dabei, deren Inhalt er mir als Rotwein anpries, und extra Pappbecher, sodass ich weder Nein sagen konnte noch wollte. Aus seinem Gras hätte man auch zwei Joints drehen können, aber ich nahm gleich alles. Wie ich von den Stimmen erfuhr, hatten die Clintons bereits geübt und standen jetzt gemeinsam hinter einer Bühne bereit, ich glaube in Chicago.

Da ich den Joint gebaut hatte, war es auch an mir, ihn anzurauchen. In die Kameras, die irgendwo an einem Baum oder im gegenüberliegenden Gebüsch platziert worden sein mussten, sagte ich Worte, auf die ich mich insgeheim seit Jahren gefreut hatte:

»Sehr verehrte Damen und Herren, ich freue mich sehr, Ihnen die nun folgenden Künstler vorstellen zu können. Heißen Sie im Weltfernsehsender willkommen: George und Bill Clinton und die P-Funk Allstars!«

Nach einigen Zügen und als mein Drink leer war, musste ich mich bei dem alten Mann empfehlen. Ich dankte und ließ meine Beine wacklig den Rest erledigen.

Ich bekam Lust, das Publikum auf herkömmlichem Weg darüber zu informieren, was ich dachte, und sprach mit den Kameras. Noch im Park blieb ich stehen und spreizte meinen Zeigefinger ab:

»Das ist so ein Weltfernsehsender, bei dem der Hauptdarsteller einen Joint raucht!«

Nach ein paar Metern blieb ich wieder stehen und erhob erneut meinen Zeigefinger und meine Stimme, um auszusprechen, was ich gerade telepathisch empfangen hatte:

»Unser Weltfernsehsender wird nicht nur von uns auf der

Erde verfolgt. Die Außerirdischen heißen uns willkommen im Universum!«

Das Universum versammelte sich mit Chips und Popcorn, oder was man da so alles unter Snacks verstand. Gespannt haftete es an jeder meiner Bewegungen. Ich musste feststellen, dass das Universum offenbar eine Art Drehbuch für diesen Moment vorsah. Es kam mir sogar so vor, als konnte ich immer nur das tun, was ich gerade tat. Selbst die provokanten Sprüche, selbst der Humor schien sich auf den unveränderbaren Gleisen der Weltgeschichte abzuspielen.

Das Publikum sollte es wissen:

»Es gibt ein Drehbuch, in dem steht, dass ich denke, dass es ein Drehbuch gibt!«.

Vor Lachen musste ich mich an einer Bushaltestelle auf den Boden legen. Nachdem ich wieder aufstehen konnte und meine Wohnung anpeilte, grunzte ich noch, wie in Nachwehen, mehrmals auf. Das gelblich weiße Licht der Straßenlaternen säumte meinen Weg durchs Universum. Vor dem Nachthimmel türmte sich meine Hochhaussiedlung auf. So schlurfte ich dahin, ein ehemaliger Irrer, dem sich jetzt die Welt angepasst hatte, statt andersherum. Eigentlich konnte es nicht weiter gehen als bis hierher. Ich hatte mich selbst, live im Fernsehen, über die Sendung lustig gemacht und für einen Moment die Kontrolle übernommen.

Doch die hohen Herren von der irdischen Senderegie konnten sich nicht durchringen, die Sendung zu beenden. Oder wenigstens woanders hinzuschalten. Das Publikum, eben noch elektrisiert von der neuen, friedlichen Weltordnung, war launisch und ungeduldig wie alle Fernsehzuschauer. Das Universum sprach jetzt mit einer Stimme zu mir und berichtete von Leuten, die gelangweilt seien. Von

Leuten, denen diese Höhepunkte vor Augen zu führen schienen, dass sie selbst Gefangene seien. Gefangene einer Wiederholung, Gefangene des Universums. Jemand wolle, dass ich erschossen werde.

Eben noch war ich im Zentrum meiner Fantasie überglücklich gewesen. Für einen Moment schien ich sogar die Regie übernommen zu haben. Die Clintons hatten gespielt. Ich hatte einen Joint geraucht. Über die Paradoxie dieses ganzen Quatschs herzlich gelacht. Dann kippte es wieder. Auf die Euphorie folgte die Langeweile, und dann sehr schnell die Angst. Irgendein schlecht gelaunter oder depressiver Zug in mir funkte jetzt in die Senderegie und schaltete von der Komödie zurück auf Horror.

Jeden Moment erwartete ich, dass mich eine Kugel durchbohrte und mein Gehirn langsam, aber doch innerhalb von Sekunden, für immer runterfahren würde. Drüben auf dem Hochhaus sei ein sehr alter Mann, eigentlich Millionen von Jahre alt, mit einem Gewehr, der den Weltfernsehsender satthabe. Nicht in erster Linie wegen der Gemeinschaft, die dieser schuf, sondern weil der Mann die Zeit nach dem Höhepunkt nicht mehr ertragen konnte. Ich ging weiter. Niemand schoss. Zu Hause hing ich mich über die Kloschüssel und kotzte drei Mal. Für jeden Weltkrieg ein Mal.

Strahlenkanonen

Ein paar Wochen nach meiner Horrorvorstellung mit den Scharfschützen erreichte ich erneut einen Tiefpunkt. Ich wurde beschossen. In meiner Wohnung und auch während ich auf Wanderung war. Die Schmerzen waren nicht auszuhalten. Eines Tages, ich war gerade am Fähranleger in Wedel angekommen, reichte es mir. Es hörte einfach nicht auf. Die ganze Welt schaute zu, aber niemand half mir.

Zunächst ging ich davon aus, dahinter stecke irgendeine abgefahrene Gedankentechnik. Ich war sauer auf die Außerirdischen, dass sie das als Administratoren des telepathischen Netzes zuließen. Doch das reichte irgendwann nicht mehr als Erklärung. So sehr ich mich auch dagegen wehrte, schließlich musste ich den Begriff zulassen: Offenbar wurde ich mit Strahlenkanonen beschossen. Eine Technik, mit der man über die Luft Schmerzen verursachen konnte.

Ich setzte mich an die Elbe und klappte mein Laptop auf. Dann eben so. Das Online-Formular der Polizei Hamburg gab mir zehntausend Zeichen, um den Sachverhalt darzulegen.

Am Willkommenshöft sitzend werde ich durch von Unbekannt gehandhabte, mir in ihrer Bauart nicht bekannte und nicht erreichbare Geräte dazu gebracht, eine Anzeige zur Existenz von ebensolchen Geräten einzugeben.

Mir war klar, woher der Beschuss kam. Die Agenten saßen in ihrer Schaltzentrale und kommentierten die über Wochen ansteigenden Strahlendosen. Aber ich konnte es nicht beweisen. Meine Stimmen hatten mir versichert, dass sie das Protokoll vor Gericht bestätigen würden. Aber ich hoffte, dass es so weit nicht kommen würde.

Ich bin Geschädigter. Ich würde es jedoch vorziehen, wenn Sie meine Anzeige zwar ernst nehmen, die Menschheit jedoch bis auf Weiteres ohne mich eine Lösung für die damit verbundene Problematik findet.

Da ich umgangssprachlich: telepathisch mit dem Personenkreis in Kontakt stehe, aus dem heraus das/die Gerät/e bedient werden, kann ich Ihnen berechtigte Hoffnung machen, dass die folgende Aufstellung hilfreich sein wird.

Natürlich dürfte es sich bei meinen Beschwerden um eine Mischung aus echten Schmerzen, ähnlich dem »restless legs«-Syndrom, und kleinen Zipperlein gehandelt haben, die ich Kraft Autosuggestion aufbauschte. Erlebt habe ich sie jedoch in Kombination mit den Stimmen als sehr existenziell. Am Wasser sitzend, den Laptop mit dem Polizeiformular auf dem Schoß, protokollierte ich den Strahlenbeschuss jetzt sekundengenau.

00:40:54 Zeitangaben-Kontrolle: Vereinzeltes mittelgroßes Containerschiff passiert mit Bug die Verlängerung des rechten Geländers des Willkommenshöft Richtung südliches Elbufer

00:47.07 rechte Kniekehle

00:47:19 rechter Oberschenkel über Knie

00:47:26 rechte Wade oben

00:47:41 rechter Oberschenkel über Knie

00:47:56 linkes Fußgelenk vorne 2,5 cm weiter links

00:48:11 rechter Hoden unten

00:48:27 beim Aufschreiben vergessen

00:48:38 linkes Fußgelenk vorne 2,5 cm weiter links, rechter Oberschenkel über Knie, rechter Unterkiefer unten 2 cm neben Kinn, linke Seite schwach von der Hüfte bis unter die Achsel (Letzteres evtl. für diese Anzeige nicht relevant)

Die oben erwähnten verursachenden Geräte sind jedoch vor allen Dingen in der Lage, einen Herzrhythmus zu erkennen und zu beeinflussen.

Bitte schreiben Sie mir ein Fax, falls ich bei Ermittlungen behilflich sein soll.

Eigentlich hatte ich mich mit den Stimmen darauf geeinigt, dass sie sich selbst anzeigen. Abgesehen davon, dass sie mir gerade ein Folterwerkzeug am eigenen Leib zu demonstrieren schienen, verstand ich mich ja ziemlich gut mit ihnen. Die Strahlenkanonen sollten verboten werden, außer für den Rettungsdienst, der damit die Körperfunktionen von Verletzten diagnostizieren und sie im Notfall als Defibrillator einsetzen könnte. Auch deswegen erstattete ich Anzeige. Diese Technik sollte vor ein deutsches Gericht kommen.

Da mein Bruder mich vorher gefühlt ein Dutzend Mal angerufen hatte, um mir zu sagen, dass er wieder eine Betreuung anregen werde, wenn ich nicht zum Arzt ginge, zeigte ich ihn mit einem zweiten Formular auch noch an. Der Vorwurf: Stalking. In der Beziehung hätte ich mir an die eigene Nase fassen können, da ich Tine alle paar Wochen Nachrichten über Facebook schickte, obwohl sie unbeantwortet blieben.

Als ein paar Tage später zum hundertsten Mal die Strahlenkanonen zum Einsatz kamen und ich mich wirklich bedroht fühlte, ging ich zu der Polizeiwache in meiner Nachbarschaft. Statt nur um Hilfe zu bitten, weil es mir schlecht ging, wollte ich sie überzeugen, dass die Gefahr real sei. Ich musste so tun, als sei die Welt noch wie früher, denn die Polizisten würden leugnen, dass sie mich aus dem Fernsehen kannten.

»Ich habe draußen mein Auto geparkt, und da drin ist eine Strahlenkanone«, sagte ich zu dem aufnehmenden Beamten. Das Folgende möge er bitte nicht persönlich nehmen: »Wenn Sie das nächste Mal zur Toilette gehen, um sich einen runterzuholen, drücke ich hier auf den Knopf an meinem Ärmel und verursache mit der Strahlenkanone einen Herzinfarkt bei Ihnen.«

Jemanden bei einer so schambesetzten Handlung umzubringen wäre der perfekte Mord gewesen. Die Ermittlungen zur Todesursache würden bald eingestellt werden, weil bei einer derart delikaten Situation gar keiner wissen wollte, ob noch mehr dahintersteckte. Den Polizisten musste klarwerden, welche Gefahr von diesen Geräten ausging.

Die Beamten konnten mir nicht helfen. Sie versicherten mir noch, dass sie wirklich Polizisten seien und die Wache echt. Doch ergriffen sie keine Maßnahmen gegen die Strahlenkanonen. Ich zog wieder von dannen. Meine Stimmen fanden immer neue Ausreden, warum sie mich weiter beschießen mussten und warum nicht endlich jemand kam, um sich für meine Rolle im Weltfernsehsender zu bedanken. Ich beschloss, abzuhauen.

Weil ich die bekannteste Wohnung der Weltgeschichte hatte, war es mir zu schade, sie nach meiner Abreise ungenutzt zu lassen. Die Regie und ich besprachen, dass andere meine Rolle übernehmen sollten, um die Last der Aufmerksamkeit von meinen Schultern zu nehmen. Meinem ersten Nachfolger hinterließ ich einen Willkommensbrief und machte mich am Abend auf die Reise. Im Philosophenturm auf dem Universitätscampus hängte ich meinen Zweitschlüssel ans schwarze Brett. Die Stimmen sagten mir etwas später, niemand Geringeres als Barack Obama habe ihn sich geschnappt und gerade meine Wohnung betreten, um das Studio einzuweihen und zu sehen, wie ich so gelebt hatte. Am Bahnhof stand ein Polizeiwagen. Stolz ging ich hin und sagte, dass gerade der Präsident der Vereinigten Staaten von Amerika in meiner Wohnung sei. Der Beamte fuhr nur cool die Scheibe hoch.

In dem Film »Truman Show« rudert der Held schließlich zum Horizont und stellt fest, dass dort nur eine Leinwand ist, auf die ein Himmel projiziert wird. Meinen Ausstieg aus dem Weltfernsehsender stellte ich mir anders vor, nicht als Durchbruch, sondern als Happy End. Ich wollte ja nicht, dass die Show zu Ende ging, ich wollte nur nicht ständig von den Kameras verfolgt werden. Ich machte mich auf den Weg nach Düsseldorf. Denn für das große Finale schien der dortige Flughafen auserkoren. Die Bürger der Stadt hatten sich in meiner Vorstellung bereits auf dem Rollfeld vor einer Großbildleinwand versammelt.

Der Flughafen war bis auf wenige Statisten geräumt worden, damit die weibliche Hauptdarstellerin und ich dort zur Belohnung für den Weltfrieden vor den Augen der globalen Öffentlichkeit verstecken spielen könnten. Die telepathische Mitteilung »Es ist Euer Flughafen. Viel Spaß!« führte zum zweitstärksten Lachanfall meines Lebens. Solche grellen Lachanfälle gehören tatsächlich zum Krankheitsbild. In Filmen werden sie oft gruselig dargestellt. In Wahrheit sind sie eher traurig, weil niemand mitlacht.

Fasziniert von der Situation kaufte ich mit dem letzten Geld, das mein Konto hergab, an einer Flughafenbar einen Gin Tonic und genoss für einen Moment die Vorfreude auf das baldige fulminante Ende der ersten Show. Doch das Lachen blieb mir später im Halse stecken, als die Frau, in die ich nicht ganz zufällig auch im richtigen Leben verliebt war, nicht zu finden war.

Nachdem ich die Nacht auf der Sitzbank eines der Cafés verbracht hatte, hing ich weiter am Flughafen ab. Schnorrte draußen Zigaretten, wurde mal von der Security nach meiner Bordkarte gefragt, aber nicht rausgeschmissen, obwohl ich keine hatte. Ich zog meine Schuhe aus, damit ich in »unserem« Terminal barfuß laufen konnte. Die Schuhe wurden in meiner Abwesenheit eingesammelt. Kurz darauf sprach mich ein reisender Brite oder Ire an. Er sei – kurz gesagt – auch mal verrückt gewesen und bot mir seine Laufschuhe an, die genau passten. Ich war so weit. Meine Filmfrau und ich konnten jetzt, nach dem Stress der letzten Wochen, zur Osterinsel fliegen. Oder auf die Bahamas, jedenfalls irgendwo hin, wo nicht dieser Stress war.

Das Finale zog sich hin, obwohl es mir nur noch darum ging, dass wir aus dem Blickfeld der Kameras kamen – meinetwegen, nachdem wir uns für die Schlussszene einmal geküsst hatten.

Es war Anfang November 2013, der Zahltag vom Amt war gekommen. Nachdem ich die letzten vierundzwanzig Stunden, wie gesagt teils barfuß, vorm Terminal Zigaretten geschnorrt hatte, kaufte ich Tabak, etwas zu essen und viel zu teuren Kaffee. Ich nahm mir ein Hotelzimmer, Vorkasse – kein Problem, bald würde ich kein Geld mehr brauchen.

Ich streunte am Flughafen herum, ging Büroflure ab und Kellertreppen hinunter und hatte wohl großes Glück, dass die eine Tür zum Rollfeld abgeschlossen war. Insgesamt benahm ich mich aber pfleglich, und die Security ließ mich vorerst gewähren. Vielleicht hatten sie so jemanden noch nicht gesehen, der sich an imaginäre Mikrofone gewandt zwischen all den Reisenden sachlich, aber auch mal energisch, mit dem Nahostkonflikt auseinandersetzte. Flüchtig werden manche Reisende gedacht haben, ich telefonierte mit einem Headset. Andere, insbesondere die Angestellten der vielen Läden, werden vom zweiten Tag an jedoch zunehmend irritiert gewesen sein.

Das Hotelzimmer hatte bei meiner ersten Anfrage siebzig Euro kosten sollen. Als ich später wiederkam, musste ich jedoch hundertzwanzig Euro zahlen. Das wollte ich mir keine zweite Nacht leisten. Hier und da harrten Leute in der Halle aus. Ich interpretierte das als Zeichen, dass der Flughafenbetreiber als Vorbild im Weltfernsehsender seine Tore für Obdachlose geöffnet hatte, die nun überall schliefen, wo es ihnen gefiel. Vor einigen Stunden schon hatte die Security jedoch damit begonnen, mich zu verscheuchen, wenn ich mich niederließ.

Seit Wochen spielten mir alle etwas vor, wussten, dass ich ein guter Mensch bin, und ließen mich doch so leben. Ich, mit guten Aussichten, zukünftiger Präsident des Planeten zu werden, wurde vor den Augen aller gequält. Nur, damit die Fernsehzuschauer nicht dachten, ich sei ein Schnösel? Das musste wohl der Grund sein. Doch jetzt war ich hundemüde und wurde immer wieder geweckt, bekam schließlich sogar einen Platzverweis und sollte nach draußen in die regnerische Nacht.

Es war zum Verzweifeln. Wo blieb mein Happy End? Wann hatte das Warten, das Versteckspiel, diese ganze Quälerei ein Ende? Ich ertappte mich bei dem Gedanken an einen Sprung aus dem ersten Stockwerk in die Ankunftshalle. Das würde mich jedoch nicht umbringen, schätzte ich. Auf dem Weg aus dem Flughafen bat ich mit letzter Kraft beim Schalter der Bundespolizei um Hilfe. Die verwies mich an die Landespolizei im Nachbargebäude. Dort berichtete ich von meinen Suizidgedanken, wurde nach einer Weile von einem Sozialarbeiter betreut und später in ein Krankenhaus gefahren.

Ich hatte es wieder nicht bis zu den Osterinseln geschafft. Statt eines Flugtickets erhielt ich einen Unterbringungsbeschluss für zwei Wochen. Mit den Ärzten wollte ich nicht richtig reden, weil sie ja doch nur behaupteten, dass ich gar nicht im Fernsehen sei.

Eines Nachts bekam ich von den Krankenpflegern keine Zigaretten mehr, weil sie mir schon vorher keine hätten geben dürfen. Die Mitpatienten schliefen bereits, und ich konnte ja nicht nach draußen, um mir eine zu schnorren. Da drohte ich, »symbolisch« gegen die Stationstür zu treten, sodass sie mich festschnallen müssten. Das taten sie dann auch und gaben mir außerdem eine Spritze. Am nächsten Morgen bekam ich eine Zigarette.

Als sich durch eine Nebenwirkung der Spritze mein Unterkiefer verkrampfte, was sehr schmerzhaft ist, weil es sich so anfühlt, als würde das Kiefergelenk reißen, dachte ich, das käme durch Strahlenkanonen. Ich schrie sehr laut und wurde auf mein Krankenzimmer geschickt. Nicht mehr zu ändern, aber hilfreicher wäre gewesen, mir das Gegenmittel zu dieser klassischen Nebenwirkung zu verabreichen.

Auf der Station hatte ich viel Zeit, um wieder über das Unrecht nachzudenken, das mir mit dem vergangenen Betreuungsverfahren und der Zwangsbehandlung widerfahren war. Nachdem ich beim BGH abgeprallt war, rief ich nun den Europäischen Gerichtshof für Menschenrechte an. Weil mir dessen Webseite beim Herunterladen der Formulare immer wieder die Fehlermeldung »forbidden« anzeigte, sendete ich dem Gericht ein formloses Fax, in dem ich die Zwangsbehandlung in Essen und Hamburg auf Fehlurteile zurückführte und als Folter bezeichnete. Die Formulare wurden mir dann zum Krankenhaus geschickt.

Nachdem der Unterbringungsbeschluss ausgelaufen war, verließ ich mitten in der Nacht das Krankenhaus. Ich wollte nach Strasbourg. Der Europäische Gerichtshof für Menschenrechte bat zwar auf seiner Webseite ausdrücklich, nicht einfach selbst vorzusprechen, aber ich wollte schließlich aus Deutschland flüchten, und Straßburg liegt direkt hinter der Grenze. Bald war ich da.

Es war Anfang Dezember, Strasbourg in Weihnachtsstimmung und ich in mies-behandelter-Messias-Laune. Nachts fand ich irgendwann das Gerichtsgebäude, allerdings hätte ich dort selbst tagsüber wohl nichts erreichen können. Durchgefroren suchte ich schließlich das Universitätsklinikum auf. Ich brauchte ärztliche Gutachter, um feststellen zu lassen, dass mich die Strahlenkanonen in ernsthafte Schwierigkeiten gebracht hatten. Mir ging es nicht darum, mich selbst einzuweisen – so einfach wollte ich mich nicht geschlagen geben.

»Wenn Angehörige von Kranken kommen, welches günstige Hotel empfehlen Sie ihnen?«, fragte ich am Schalter. Eine Nacht im Hotel würde meine Zeit außerhalb des Krankenhauses verlängern. Die Frage war offenbar nicht so logisch, wie ich dachte, und konnte nicht beantwortet werden. »Dann würde ich gern mit einem Psychiater sprechen.«

Ich kam in eine große Psychiatrie in einem Vorort. Mir war es mittlerweile gleich. Obwohl nur einen Katzensprung vom Rhein entfernt, herrschte in der französischen Psychiatrie ein anderes Regiment als in den deutschen. Bei der Aufnahme durchsuchten zwei Nachtpfleger akribisch meine Sachen. Einer der beiden sollte mich, vermutlich wegen meines offenkundigen Lotterlebens, in den folgenden fünf Wochen irgendwie auf dem Kieker haben. Jetzt faltete er auf der Suche nach Drogen die zwei kleinen Papierfrösche auseinander, die zwölf Jahre zuvor meine damalige Freundin Anna in meiner Wohnung aus Monopoly-Geld gebastelt hatte. Es waren Glücksbringer, allerdings schien er meinen Versuch, sie zu beschützen, als Indiz dafür zu deuten, dass er fündig geworden sei. Eilig verließ ich den Raum, um das Weitere nicht mit ansehen zu müssen.

Nach der ersten Nacht gab es ein Gespräch mit einer Ärztin, gedolmetscht von einem Pfleger. Doch für mich saß eine Schauspielerin vor mir. Ich weiß nicht, ob es überhaupt möglich gewesen wäre, mich im Gespräch von meinem Wahn abzubringen. Im Film die »Truman Show« fällt irgendwann ein Scheinwerfer aus dem Himmel. Ein Einbruch der echten Welt in die Inszenierung. In meiner Welt gab es ständig Hinweise, dass dieser Weltfernsehsender nicht existierte. Dennoch konnten mich die Ärzte nicht davon überzeugen.

Die Alternative zum freiwilligen Schlucken von Medikamenten fiel dieses Mal flach, da ich mich nicht darum riss, die Herren vom Sicherheitsdienst mit ihren signalroten Overalls und schwarzen Springerstiefeln näher kennenzulernen. Außerdem wollte ich im Ausland keine Unannehmlichkeiten bereiten. So stellte ich mich zwei Mal täglich, vorm Betreten des Speisesaals, in einer Patientenschlange an und bekam meinen Becher mit dem flüssigen Medikament, eine Pferdedosis Risperidon.

Dass ich die Formulare für den Menschenrechtsgerichtshof noch ausfüllte und abschickte, war vielleicht ein Aufbäumen gegen die keimende, ernüchternde Einsicht, doch kein interstellarer Fernsehstar zu sein. Jedenfalls war ich jetzt bei der letzten Instanz angekommen. Aus dem »Veto«, das ich noch in Kamils Wohnung gegen das Betreuungsverfahren eingelegt hatte, war eine Odyssee geworden. Für Sportjournalisten gibt es seit 2005 den Deutschen Sportjournalistenpreis. Mit meiner letzten Anzeige bewarb ich mich für den Preis des größten Spinners, den es je gab – einer, der sich in seinem eigenen Spinnennetz verfangen hat.

So beschwerte ich mich, mein durch Artikel 5 der Europäischen Menschenrechtskonvention verbürgtes »Recht auf Freiheit und Sicherheit« sei verletzt worden. Allerdings sieht der Artikel Ausnahmen unter anderem für »psychisch Kranke« vor – und auch für Landstreicher, an den Absatz könnten die Europäer auf jeden Fall nochmal ran. Aber, so merkwürdig es scheint, ich bin immer freiwillig, überwiegend selbständig ins Krankenhaus gegangen.

Darüber hinaus behauptete ich, es sei gegen das »Verbot der Sklaverei und Zwangsarbeit« (Artikel 4) verstoßen worden. Das beruhte auf einem Gedankengang, der mir heute zu lang ist. Die Arbeitstherapie für sechzig Eurocent die

Stunde war in der Langzeitunterbringung zwar die einzige Möglichkeit, überhaupt etwas zu tun, aber ich für meinen Fall hätte wohl auch im Bett liegen bleiben können.

Das »Verbot der Folter« (Artikel 3) sei ebenfalls verletzt worden, es sei denn, bei den Zwangsspritzen habe es sich um keine »erniedrigende Behandlung« gehandelt. Ich bin aber geneigt anzunehmen, dass ich da zu dick aufgetragen habe.

Realistischer wäre gewesen, wenn ich nur das »Recht auf ein faires Verfahren« (Artikel 6) eingefordert hätte. Ich pochte auf mein »Recht auf wirksame Beschwerde« (Artikel 13), hatte das aber eigentlich immer ausüben können (wenn auch teilweise auf abenteuerliche Weise mit Faxgeräten in Pflegerzimmern). Es ist ja nicht gleichbedeutend mit dem »Recht, Recht zu bekommen«.

Die Medikamente waren heftig, beim Einschlafen schmerzten wieder meine Füße. Die Größe meiner Welt näherte sich, langsam, aber sicher, einem verkraftbaren Maß an. Zugleich waren die Kameras nicht mehr da, und ich vergaß sie.

Die schiere Übermacht der Ärztinnen und Pfleger und die Wirkung der Medikamente bedeutete eine Belagerung meines Lebens durch die Realität, doch der Wahn wehrte sich tapfer. In der zweiten oder dritten Woche wurde mir ein älterer Herr vorgestellt, ein »Allgemeinmediziner«, der aber nicht für meine Behandlung da sei, oder so ähnlich. Ich ging davon aus, dass er ein ziemlich hohes Tier war und überprüfen sollte, was es mit mir auf sich hatte. Immerhin war bei dem europäischen Gericht in der Stadt eine zumindest förmlich zulässige Beschwerde »Longolius ./. Deutschland« eingegangen, und da scheint es mir heute noch plausibel, dass dort irgendwer mal losgeschickt wurde, sich die

Sache anzugucken. Ich brach schnell in Tränen aus. Wenn ich von meinem gebrochenen Französisch ins Deutsche wechselte, übersetzte der Pfleger die meisten meiner Aussagen. »Das mit der Revolution, das habe ich so nicht gewollt!«, schluchzte ich. Nervlich war ich am Ende.

In Hamburg war niemand erreichbar, der sich um meine Rückreise gekümmert hätte. Man bot mir Depotspritzen eines Medikaments an, das über die Wochen die Faszination des Wahns abschwächte und ihn mich als solchen erkennen ließ. Nach der zweiten Spritze wurde mir Anfang Januar 2014 erlaubt, mit dem Zug zurück nach Deutschland zu fahren. Eine Sozialarbeiterin brachte mich mit dem Auto zum Bahnhof und blieb bis zur Abfahrt – und nicht, um zu winken. Sie tat es aber.

Zu Hause quoll mein Briefkasten fast über. Zwei Mal Schwarzfahren im Fernverkehr, Inkasso wegen unbezahlter Server-Rechnungen, der Sozialpsychiatrische Dienst hatte versucht mich zu erreichen, und das Gericht hatte einen Termin für eine Anhörung zu einem neuen Betreuungsverfahren anberaumt. Immerhin passte mein Schlüssel noch ins Schloss, aber eine Visitenkarte der Polizei klemmte an der Tür. Man habe meinen Zweitschlüssel – wohl, weil ich ihn zusammen mit einer Telefonnummer ans Schwarze Brett gehängt hatte –, und ich könne ihn abholen. Außerdem hatte die Feuerwehr sich sanft Zugang zur Wohnung verschafft. Wie ich später erfuhr, hatte Naomi sie in größter Sorge gerufen. Ich hatte ein Licht in der Wohnung angelassen, damit mein erster Nachfolger im Weltfernsehsender sich gleich zurechtfindet. Doch von außen sah es so aus, als läge ich hilflos oder tot in der Wohnung.

Der Ladung zur Gerichtsanhörung waren gleich zwei

polizeiliche Berichte »über eine psychisch auffällige Person« angehängt. Die Buchstaben tanzten vor meinen Augen, ich konnte den ganzen Text nicht richtig ansehen. Heute noch kann ich dieses Gefühl jederzeit herbeiführen, wenn ich versuche, mir meine alten E-Mails aus den Psychosen anzusehen. Es ist noch nicht mal so, als seien es Texte über und von einer anderen Person, sondern als dürfe es sie gar nicht geben. Eine Art Magie, und ich kann schon Zaubertricks nicht ertragen.

Ich schrieb an das Gericht. Die Anrede »sehr geehrt« hatte ich jahrelang abgelehnt, da man etwas nur entweder ehren oder nicht ehren kann. Doch jetzt eröffnete ich meinen Brief ganz konventionell mit »Sehr geehrte Damen und Herren«. Einer Betreuung stünde ich nun »aufgeschlossen« gegenüber.

Zwei Wochen später gab es einen neuen Termin bei Gericht. Ich bat Naomi und Jojo mitzukommen. Nicht, damit sie bezeugten, dass mich der Richter unfair behandelte, sondern damit sie mich hinterher beruhigen könnten, falls ich mich doch wieder als unfair behandelt ansehen würde.

Vor dem Richterzimmer warteten wir, klopften ab und zu, doch es reagierte niemand. Die Anhörung sollte wieder bei demselben Amtsrichter sein, gegen dessen Urteil ich so lange angekämpft hatte.

Nach einer halben Stunde ging ich ein Stockwerk höher zum Geschäftszimmer. Dort wusste man auch nicht, wo der Richter steckte. Nach weiteren zehn Minuten vor seinem Zimmer kam der Lenker des Rechts, der Gärtner im Landschaftsgarten der Gesetze, der Blindenhund Justitias – die heute vielleicht einfach vierzig Minuten lang ihre Augenbinde verlegt hatte – die Treppe herunter, entschuldigte sich für die Verspätung und schloss sein Richterzimmer auf.

Sendeschluss

Der Richter hatte mich nicht im Weltfernsehsender gesehen, denn den gab es nicht mehr, weder jetzt noch in der Vergangenheit.

In diesem Amtszimmer hatte meine Odyssee ihren Anfang genommen. Damals, im Dezember 2010, hatte ich noch mit meiner selbst gebauten Übertragungsanlage Öffentlichkeit herstellen wollen, um mich vor Unrecht zu schützen. Weil das Gerät nicht funktionierte, war ich allein.

Es war seinerzeit eine paradoxe Situation: Wäre ich in der Lage gewesen, zu erkennen, dass ich Betreuung brauchte, dann wäre das ein Zeichen von Gesundheit gewesen. Aber statt mir einzugestehen, dass ich die Kontrolle verloren hatte, versuchte ich, sie in einem sinnlosen, kräftezehrenden Streit wiederzugewinnen, indem ich gegen das Ansinnen meiner Familie und der Ärzte, die Betreuung, buchstäblich zu Felde zog.

Im Rückblick ist mir immer noch klar, weshalb ich so gegen das Betreuungsverfahren gekämpft habe. Aber nicht mehr, wofür. Man hatte versäumt, mich in das Verfahren einzubinden. Es war eilig, ohne ein vertrauensvolles Gespräch mit einem Psychologen in Gang gesetzt worden. Mein Einspruch wurde ignoriert. Mir musste es so vorkommen, als sei einfach über meinen Kopf hinweg entschieden worden. So klar sah ich es damals, und so klar sehe ich es heute. Das ist die eine Seite.

Die andere Seite ist, dass ich mich dabei verrannte. War ich anfangs noch offen für die Hilfe der Behörden gewesen, stemmte ich mich nach und nach mit allen Kräften dagegen. Selbst dann noch, als ich nichts mehr hatte und auf der Straße lebte. Der Ärger über die unfaire, übergriffige Art des Verfahrens wog schwerer als alles andere. Dabei hatte ich keine Chance.

Ich frage mich heute, wofür ich mir diesen zähen Kampf eigentlich angetan habe. Hat er nicht alles noch schlimmer gemacht? Wäre es nicht besser gewesen, die Hilfe gleich anzunehmen? Schließlich hatte mich der Betreuer schon einmal erfolgreich unterstützt. Es ist jedoch nicht leicht gewesen, mir einzugestehen, dass ich nach fast sieben Jahren wieder psychotisch geworden war. Aus Gesprächen mit meinem Onkel und auch meinem Bruder sind Kränkungen im Gedächtnis hängen geblieben. Sicher steckte guter Wille dahinter, aber er kam nicht richtig rüber.

Der Beginn dieses Konflikts war wohl, wie in der Politik, ein Scheitern der Diplomatie. Ich möchte aber glauben, dass die beiden Parteien eine gemeinsame Gesprächsgrundlage hätten finden können: Mein Wahn stemmte sich gegen das System. Mein Wunsch, fair behandelt zu werden, stand der Hilflosigkeit meiner Verwandten gegenüber. Doch das System soll Menschen wie mir helfen, und meine Freunde und

Verwandten wollten für mich da sein. Mein Vertrauen in die Ärzte war und ist groß, und ich bin froh, dass ich nicht dauerhaft auf der Straße gelandet bin. Aber über ein Jahr in einer Klinik »verwahrt« zu werden, ohne ein einziges therapeutisches Gespräch? Ich will nicht glauben, dass es da keinen besseren Weg gibt.

Jetzt, drei Jahre nach meinem ersten Besuch bei diesem Richter, hatte sich meine Haltung verändert. Eine Betreuung hielt ich nicht für ganz verkehrt, weil sich Schulden angehäuft hatten, eigentlich nicht viel, aber genug, um mich zu beunruhigen. Statt einer Mikrofonanlage hatte ich zwei Freunde mit vier Ohren dabei, die mich beschützten, vor allem vor meiner eigenen Paranoia.

Zu meiner großen Erleichterung beantragte der Richter als Erstes ein Gutachten. Ich bekam wieder Hausbesuch von einem Psychologen. Der ließ mir genügend Raum für die Feststellung, dass ich mir natürlich wünschen würde, auch ohne Betreuer zurechtzukommen. Er schätze mich stabil genug ein, um mein Leben allein zu meistern. Das Verfahren wurde eingestellt.

Der Europäische Gerichtshof für Menschenrechte hatte auch schon entschieden, meinen Fall »von der Liste der anhängigen Beschwerden zu streichen«.

Was die Schizophrenie mit meinem Leben angerichtet hat, wiegt für mich im Nachhinein schwerer als die Fehler, die in dem Verfahren und auch in der Psychiatrie begangen wurden. Für meine Freunde konnte ich in diesen Phasen nicht da sein, wenn sie mal Hilfe brauchten. Dazu sog der Wahn zu viel von meiner Aufmerksamkeit auf. Meine Familie hat sich Sorgen gemacht. Auch ihr Leben wurde von der Krankheit in Mitleidenschaft gezogen.

Ich wünschte, es hätte einen weniger drastischen Weg gegeben, mich aus dem Wahn herauszuholen. Genauso sehr wünschte ich mir, dass ein gesunder Umgang mit den Symptomen der Schizophrenie auch ohne Medikamente möglich wäre. Doch im Rückblick bin ich froh, dass meine Familie, die Ämter, die Ärzte und Pfleger nicht aufgegeben haben. So unfair ich mich auch manchmal behandelt fühlte – niemand hat mich so unfair behandelt wie die Schizophrenie.

Epilog

Im Juni 2016 begann die Arbeit an diesem Buch. Autor und Co-Autorin sind die Expedition in die innere Welt gemeinsam angegangen, soweit es ging. Wir wollten wenigstens für eine Weile zusammen an der Grenze zwischen Innen und Außen entlangpaddeln, die ja bekanntlich bei Psychotikern verschwommen ist. In Travemünde standen wir vor dem Haus von Felix' Großmutter, in Le Havre im Industriegebiet, und in Trelleborg suchten wir die Stromkästen und Laternenpfähle ab nach Aufklebern, die Felix dort einmal hinterlassen hat. »Selber leben – TV aus« stand darauf gedruckt. Die Aufkleber waren die Kunstaktion einer Bekannten von Felix und ein Appell, den er auf seine Weise deutete. Sie klebten jedoch nicht mehr dort, und die Reise nach Schweden hat es dann auch nicht mehr bis ins Manuskript geschafft, das eigentlich doppelt so lang hätte werden können. Vielleicht gibt es eines Tages Gelegenheit, den Rest auch noch zu erzählen.

Trotz der gemeinsamen Reisen, vieler Gespräche und

Mails kann nichts darüber hinwegtäuschen, dass Schreiben eine einsame Angelegenheit ist. Im Laufe der Zeit wurde deutlich, dass die Arbeit an diesem Buch für den Autor ein Risiko barg.

Bei seinem ersten Anlauf, über das Leben mit Psychose ein Buch zu schreiben, entstand ein sehr reflektiertes, kluges und humorvolles Manuskript. Es war ein schwerer Stoff, aber es war faszinierend, den »Gehirndschungel« zu erforschen, wie Felix es nannte. Doch irgendwann war ich verloren im Dschungel, zwischen Außerirdischen und CIA-Agenten, Strahlenkanonen und Weltfernsehsender blickte ich nicht mehr durch. Das Manuskript war im Jahr 2013 entstanden. Damals hatte Felix kein Publikum, zu dem er sprechen konnte. Also dachte er sich eines aus. Das Seminar, der Professor – es war eine ausgedachte Bühne, auf der er sich äußern konnte. Und was er erzählte, war so faszinierend und geistreich, dass die *Welt am Sonntag* eine Titelgeschichte daraus machte.

Es gab aber auch einen Abgrund, um nicht zu sagen: einen Bunker. Auch der war erfunden. Die Agenten, die unter der Erde saßen und mit einem »Felix Longolius« telepathierten, sollten die psychotische Welt der Stimmen darstellen. Doch beim Schreiben kippte das Machtverhältnis zwischen Autor und Fantasie. Die Agenten begannen, mit dem Autor zu sprechen. Vielleicht war es nur eine Frage der Zeit, dass die Stimmen sich wieder melden würden.

In der schulmedizinischen Umgangssprache gibt es den Begriff der »doppelten Buchführung«: Betroffene geben sich nach außen angepasst, folgen aber innerlich ihrer eigenen Interpretation der Dinge. Ich stelle mir das vor wie ein Gedankengebäude, das auf die Realität draufgebaut wird, in dem sie je nach Zustand umherirren oder -tanzen, ängstlich in der Ecke kauern, es grübelnd abschreiten oder staunend betrachten. Manchmal fahren sie auch ins Erdgeschoss und haben dann einen recht klaren Blick auf die Realität. In den verschiedenen Stockwerken des Gebäudes kann man sich verlaufen, man kann zwischen ihnen wechseln, und man kann auch wieder ganz nach unten fahren, wo das Gebäude im Fundament, der Realität, verankert ist. Der Kitt ist dann zum Beispiel ein »ja, aber«: Die meisten Menschen glauben nicht an die Stimmen, die ich höre, aber ich habe eine besondere Fähigkeit, die sie nicht haben. Es gibt keinen Beweis für die Existenz von Außerirdischen, aber es gibt auch keinen Beweis des Gegenteils.

Schizophrene finden sich in »dieser Welt« erstaunlich gut zurecht, denn das Fundament bleibt bestehen, und die tragenden Säulen durchziehen das gesamte Gebilde. Bei Felix überzog das Gebäude tendenziell den ganzen Erdball. In seinen psychotischen Phasen reiste er durch Europa und sogar darüber hinaus. Seine Orientierung in dieser Welt war im Kern intakt geblieben. Aber manche Entscheidung darüber, welchen Weg er einschlug, war eher nicht von dieser Welt.

Die Diagnose »Schizophrenie« wird häufig mit der gespaltenen oder multiplen Persönlichkeit verwechselt. Vielleicht kann man sich den Unterschied bildhaft so vorstellen, dass multiple Persönlichkeiten abwechselnd in verschiedenen Gebäuden zu Hause sind, während Schizophrene sich in immer demselben hohen, verwinkelten Gedankengebäude aufhalten. Doch je mehr die Krankheit fortschreitet, desto häufiger streikt der Fahrstuhl auf dem Weg nach unten.

Es ist eine rätselhafte Krankheit. Ihre bekanntesten Symptome sind Stimmenhören, Denkstörungen und Wahnvorstellungen. Aber nicht jeder, der Stimmen hört, entwickelt einen Wahn, und nicht jeder Wahnhafte ist schizophren. Die Wahninhalte sind so vielfältig wie die Persönlichkeiten, die sie entwickeln.

Die Weltgesundheitsorganisation listet in ihrem Register sieben verschiedene Diagnosen auf, die dem schizophrenen Formenkreis zuzurechnen sind. Als ich mir die Charakteristika durchlas – von »Bewegungsanomalien« über »Halluzinationen« bis zu »Demenz« –, fiel mir der Begriff der »Familienähnlichkeit« von Ludwig Wittgenstein ein. Damit bezeichnete der Philosoph Begriffe, die eine Vielfalt von Dingen zusammenfassen, die sich nicht über eine gemeinsame Eigenschaft hinreichend definieren lassen. So fällt unter den Begriff des »Spiels« ein buntes Sammelsurium an Aktivitäten: Sie funktionieren mal mit Bällen, mal mit Karten oder Würfeln, gemeinsam mit anderen oder allein, mit Glück oder mit Geschicklichkeit – es gibt eine Reihe von Dingen, die ein Spiel beinhalten *kann*, aber nicht *muss*. So ist es auch bei der Schizophrenie. Und so wie aus Spiel manchmal Ernst werden kann, ist auch die Grenze zwischen Wahn und Normalität nicht immer leicht zu bestimmen.

Die Psychologie weiß bis heute nicht ganz genau, wodurch die Krankheit entsteht. Es gibt eine Reihe von Faktoren, die dazu beitragen können, und es scheint, als suche die Krankheit sie sich bei jedem Patienten neu zusammen. Offenbar gibt es eine genetische Veranlagung, aber äußere Umstände spielen ebenfalls eine wichtige, vielleicht die entscheidende Rolle. Risikofaktoren reichen von Komplikationen in der Schwangerschaft über Hirnhautentzündung im Kindesalter bis hin zu Drogenmissbrauch und persönlichen Krisen. Wie all diese inneren und äußeren Faktoren zusammenhängen und schließlich zur Entstehung von Schizophrenie führen, lässt sich nicht so einfach sagen. »Die erklärenden Brücken, die unsere Wissensinseln miteinander verbinden, sind vorerst noch kühne Konstruktionen.« Diesen bemerkenswerten Satz schrieb Prof. Heinz Häfner aus Heidelberg 2010 über den Stand der Forschung. Die Ärzte können also die Daten und Wahrnehmungen, die sie über die Schizophrenen haben, nicht abschließend erklären. In dieser einen Hinsicht ähneln sie ihren Patienten vielleicht ein wenig. Allerdings sind die Ärzte nicht krank, nur manchmal etwas ratlos.

Das macht es für Angehörige und Freunde von Betroffenen nicht einfacher, eine Haltung zu der Krankheit zu gewinnen. Wir wollen wissen, was wir hätten tun können, um sie zu verhindern. Man sagt, eine Krankheit »bricht aus«, das heißt, sie steckte vorher schon drin. Aber warum bricht sie bei dem einen aus und bei dem anderen nicht?

Sicher ist, dass Menschen, die dafür empfänglich sind, in Stresssituationen Psychosen ausbilden können. Wahrscheinlich ist es für die Psyche eine Art Notlösung, in den Fahrstuhl zu steigen, wenn es unten nicht mehr auszuhalten ist. Wäre also für jeden Schizophrenen auch eine Welt denkbar, in der er nicht psychotisch geworden wäre? Und wenn das so wäre, braucht es dann gleich eine andere Welt, oder reicht eine andere Gesellschaft oder auch nur eine andere Familie?

Die Realität, in der wir leben, hat leider häufig nichts anderes zu bieten als die Psychiatrie – sicher nicht die beste aller möglichen Welten. Oft aber der einzige Weg, dem Wahn zu entkommen. Medikamente bewirken, dass der Fahrstuhl abgestellt wird. Der Weg in das Gedankengebäude, das ein Mensch in der Psychose entwickelt hat, wird dadurch versperrt. Dabei geht ein Teil der eigenen Biografie verloren, die bedeutsamer erschien als das, was die echte Welt zu bieten hat. Im Erdgeschoss steht dann plötzlich ein Krankenbett, in der Lobby ist die Tablettenausgabe.

Das Gebäude ist aber noch da, und sobald die Medikamente abgesetzt werden, funktioniert auch der Fahrstuhl wieder. Deswegen nehmen viele Patienten ihre Medikamente nach der Entlassung nicht mehr. Es geht immer wieder hinein in den Fahrstuhl, oftmals bis dieser abermals abstürzt und krachend in der Psychiatrie landet.

Einige finden irgendwann einen Weg jenseits der Kliniken. Sie haben gelernt, mit den Symptomen umzugehen. Sie hören Stimmen, aber sie driften nicht mehr ab. Sie steigen gelegentlich in den Fahrstuhl, aber sie verlieren sich nicht mehr im Gebäude.

Vor einigen Monaten habe ich einen Freund besucht, der in der geschlossenen Psychiatrie untergebracht war. Wir saßen eine Weile im Raucherraum, liefen dann den Gang auf und ab. Mehr war nicht zu tun. Ich war erschüttert von der Tristesse und der Hoffnungslosigkeit des Ortes. Um mich zu trösten, legte er seinen Arm um mich und sagte: »Weißt du, Lotta, der beste Weg nach draußen ist der Weg nach drinnen.« Er wusste, dass er sich erst einmal auf die Institution einlassen musste, um wieder hinauszukommen. Es ist das Paradox jeder psychiatrischen Anstalt: Sie behandelt den Patienten so lange, bis er einsieht, dass er ein Problem hat. Dann muss er selbst einen Weg finden, mit seiner Diagnose zu leben.

Es kann daher auch sein, dass mein Freund etwas anderes meinte. Vielleicht wollte er in den Wahn zurück. Der Wunsch, das Gedankengebäude immer weiter zu erkunden, ist bei vielen groß. Trotz allem, was der Wahn mit einem Leben anrichten kann, hat er eine Sogkraft, die Außenstehende kaum nachvollziehen können.

Wie wohl bei den meisten Autorenteams gab es auch bei uns Dissonanzen. Wie schwer es ist, eine Haltung zur Zwangsbehandlung zu entwickeln, haben wir mit wechselnden Rollen durchgespielt. Ich habe dabei viel von Felix gelernt. Etwa, wenn meine Empörung über einen solchen Übergriff auf Felix' Abwägung der Alternativen stieß. War die Behandlung nicht auch der Weg zur Heilung gewesen? Hätte es auch einen Weg ohne Zwang gegeben? Seinen Wunsch, durch Gespräche aus dem Wahn herausgeführt zu werden, konnte ich nachempfinden. Ich musste an meine eigenen Erfahrungen denken, wie schwierig es ist, einem geliebten Menschen im Wahn zu begegnen. Einen psychologisch nicht geschulten Menschen kann das schnell überfordern.

Ich habe versucht, Felix' Gedankengebäude ein wenig zu erkunden. Er begann, sein Leben zu rekapitulieren und den Weg in den Wahn Schritt für Schritt aufzuschreiben. Es war der Weg nach drinnen – er führte so weit, dass Felix irgendwann wieder in den Fahrstuhl stieg. Es dauerte eine Weile, bis ich es bemerkte, und als es so weit war, befand sich Felix schon auf einem anderen Kontinent.

Im September arbeitete Felix gerade am achten Kapitel über den Moment, als die Stimmen sich erstmals gegen ihn wandten. Dabei entstand folgender Text:

In diesen Tagen komme ich mit dem Aufschreiben übrigens nicht recht voran. Das könnte damit zusammenhängen, dass ich gerade weniger Medikamente nehme. Letzte Nacht lag ich im Bett und hatte Fragen an meine auch mit sechsunddreißig Jahren wieder einmal erstarkten unsichtbaren Freunde. Ich überlegte, wie sie wohl wollen würden, dass ich über sie schreibe. Als ich darüber nachdachte, im Text aufzuzeigen, dass die Existenz dieser Kommunikation für mich feststeht, pikste es mehrmals ziemlich stark, fast schmerzhaft, in meinem Ohr. So hatte es bereits ein paar Minuten vorher gepikst, als ich Edward Snowden im Fernsehen sah und ihn offenbar zum Unmut »meiner« Außerirdischen für eitel hielt. So etwas nehme ich nicht als Zufall wahr, sondern als Reaktion von »Leuten« auf meine Gedanken. Von Leuten, die andere auch gern als »lieber Gott« oder den verstorbenen Ehepartner ansprechen und deren Existenz von wieder anderen nicht wahrgenommen oder für möglich gehalten wird. Am Anfang des Schreibens dieses Absatzes nahm ich eine kleine Tablette eines Antipsychotikums ein, also vor ungefähr zwanzig Minuten. Fünf Milligramm »Abilify«, so heißt das Zeug, sind nicht besonders viel und treiben mir nicht den Glauben an telepathierende Außerirdische aus, aber ich kann jetzt etwas weniger abgelenkt weitermachen.

Im Oktober, beim zwölften Kapitel, schrieb Felix:

Beim Schreiben über meinen zugeschnürten Hals damals fühlt sich mein Hals zugeschnürt an. Es fühlt sich so an, als mache dies jemand, als mache dies jemand von außen. Ich denke bei so etwas zwar immer noch an Außerirdische, bin aber auch überzeugt, dass man sie nicht sonderlich ernst nehmen darf. Vorgestern habe ich mir spät abends eine Pizza bestellt, und als mich die Webseite des Lieferdienstes fragte, ob ich gratis dazu Knoblauch möchte, knackte es – in der gleichen Art, die wie immer kein anderer verstehen kann – in meinem Ohr. Der Lieferdienst hat den Tipp der Außerirdischen dann offenbar nochmal korrigiert. Knoblauch auf eine Curry-Chicken-Brokkoli-Röstzwiebeln-Dänische-Remoulade-Pizza (war im Angebot …) wäre auch wirklich keine Verbesserung gewesen.

Die Auseinandersetzung mit der eigenen Psychose erfolgt nicht über das Studium von Krankenakten allein. Vielmehr ist es eine laufende Berichterstattung über das Ringen mit der

Realität und den Stimmen, die sich immer wieder mal melden. Beim Schreiben fand da so manch ein Kampf statt, doch Felix ließ sich nicht sofort k.o. schlagen. Anfang November 2016:

Während ich dies aufschreibe, gehe ich davon aus, dass der Computer gehackt ist und mir Leute vom Geheimdienst beim Erinnern und Aufschreiben zusehen. Solange ich einen Gedanken zu formulieren versuche, ist mein Hals wie zugeschnürt. Überhaupt scheint irgendjemand die ganze Zeit an mir rumzuzutzeln. Gelingt mir ein Satz, löst sich das unangenehme, fast schmerzhafte Gefühl. Meine Finger schienen außerdem auf die Tasten gedrückt zu werden vor Bedeutung. Jetzt werde ich in den Spam-Ordner gucken, denn irgendjemand scheint in den letzten Monaten über Spam-Nachrichten mit mir zu kommunizieren.

... Ich habe nachgesehen, und es ist nichts gekommen.

... fünf Minuten später sind zumindest die Symbolbilder im Windows-10-Startmenü verschwunden. Hey, wenn das wirklich ein Geheimdienst war, dann ist er ziemlich gut, denn er wusste, dass ich das Wort »Symbolbild« aufschreiben würde, das zu diesen Fantasien über die Entwicklung des Krieges passt.

Es war eine Zeit, in der terroristische Anschläge in Istanbul, Tel Aviv, Orlando, Bagdad die Nachrichten bestimmten. Sogar in Deutschland zündete ein Attentäter einen Sprengsatz. Die Regierungstruppen des syrischen Diktators Assad rückten in das seit Monaten abgeriegelte Aleppo vor. So ähnlich wie zu Beginn der ersten Psychose im Jahr 2003 schien der Gedanke an eine Weltpolizei – im guten Sinne – nicht so abwegig. Dann wurde Donald Trump zum 45. Präsidenten der Vereinigten Staaten gewählt.

Heute konnte ich wieder nicht schreiben. In den USA wurde ein neuer Präsident gewählt, Obama erklärt gerade im Fernsehen, dass er und sein Team die Macht in einer ebenso konstruktiven Art an Donald Trump abgeben wollen, wie er das Weiße Haus von der Bush-Regierung erhielt. In solchen Momenten fehlen mir die Chats mit meinem Onkel, mit seinen scharfen, interessanten Einschätzungen der aktuellen Weltereignisse. Auch fällt mir da sein Spruch ein, den er mehrmals brachte (er brachte alle Sprüche mehrmals), wenn ich mit meinem Mr. T-Cup nicht weiterkam, dass Thomas Mann, ich glaube, der war's, in seinem Tagebuch einmal selbstkritisch, aber in lustiger Weise widersinnig, in etwa notiert habe: »Heute wieder nichts geschrieben.«

Ich habe ihn als Leitwolf im Dschungel des Weltgeschehens geschätzt, und, weitgefasst, verglich er mich sogar mit erfolgreichen Autoren. Meine Gedanken zu meinem Onkel, die mir manchmal wie eine für alle unangenehme Abrechnung vorkommen, sind vielleicht der Tatsache geschuldet, dass ich bislang nicht richtig um ihn trauern konnte. Dies ist vielleicht der Tatsache geschuldet, dass ich mich nie richtig von ihm abgrenzen konnte, bis er starb, auch wenn ich noch vor seinem Tod langsam den Dreh raushatte. Dass ich mich nicht von ihm abgrenzen konnte, liegt vielleicht daran, dass ich mich nach den Psychosen gar nicht von ihm abgrenzen wollte. Unsere Chatprotokolle seit den ersten Psychosen würden ausgedruckt wahrscheinlich bis zum Mond reichen, und der Rolle des »Ersatzvaters«, die er gegenüber den Gerichten ausdrücklich in Anspruch nahm, stellte ich jahrelang quasi eine Sohnrolle anbei.

Mit zwölf Jahren kauften wir gemeinsam einen Kulturbeutel, und heute bin ich nicht Kultusminister. Ich finde es tragikomisch, dass ich es nicht komisch finde, dass er damals sagte, ich würde es werden. Vielleicht suche ich auch jemanden, der sich nicht mehr wehren kann, als Schuldigen für meine Wahnphasen.

Darum zu trauern, sich nicht mehr mit ihm auseinandersetzen zu können, zählt allerdings nicht richtig. Zumindest würde ich es in diesem Moment nur schreiben, weil es die übliche Art ist, um streitlustige Leute zu trauern. Es wird noch Zeit brauchen.

Kurze Zeit später nahm Felix sich ein paar Tage frei vom Manuskript. Er sei auf »Recherchereise«, schrieb er wenig später in einer Mail aus Lissabon. Das Wetter sei sehr schön, siebzehn Grad. Die nächste Mail kam aus Sevilla. Er sei auf dem Weg nach Algeciras, um nach Marokko überzusetzen, schrieb er um 10:15 Uhr. Wir diskutierten den Zeitplan für die Manuskriptabgabe, den Titel und das weitere Vorgehen. Dann, im Bus nach Casablanca, hatte er wieder Netz. Es war 21:11 Uhr. Wieder zwei Tage später tauschten wir uns per Mail über die Frage aus, ob wir die ersten fünf Kapitel vorab zum Lesen an den Verlag schicken wollten. »Gern die Kapitel«, schrieb er vom Flughafen Casablanca. »Ich melde mich in Ruhe aus Dakar.« Was er dort wollte, schrieb er nicht. Im Januar saßen wir dann in seiner kleinen Wohnung. Sein Bericht dauerte insgesamt etwa drei Stunden. Felix war wieder in den Ring gestiegen. Erneut trat er alleine gegen die Stimmen und gegen die Strahlenkanonen an.

Am 24. November begann diese Reise durch die Weltgeschichte, die mich in vier Krankenhäuser und auch in eine Polizeiwache führte. Ich suchte das Gespräch mit Ärztinnen und Ärzten, um ihnen zu erzählen, dass mich alle im Fernsehen sehen. Auf der Polizeiwache scheiterte mein Versuch, mal wieder die Existenz von Strahlenkanonen anzuzeigen. Der Polizist schlug am Ende unseres Gesprächs die Hacken zusammen und grüßte mich mit allen Ehren – übertrieben ausladend. Vielleicht hatte er zuvor doch auch Schmerzen von Strahlenkanonen, er sah jedenfalls so aus, verneinte dies aber, als ich ihn danach fragte.

Nach drei Wochen war der Spuk wieder vorbei. Nun, ich ging bereits zum zweiten Mal von einem interstellaren Fernsehprogramm aus, in dem die Außerirdischen mit uns sprechen, mit uns, auf dieser riesigen Kugel, die sich um die Sonne dreht.

Die letzte klare Stimme, die ich in dieser Episode hörte, als ich den ersten Tag aus Afrika wieder zu Hause war und nach den Wochen der totalen Überwachung eine Dusche nahm, kommentierte: »Okay, da muss sich mal jemand entspannen.«

Drei Wochen später arbeitete er wieder am Text. Mal mehr und mal weniger gut imstande, die Fantasiewelt zu reflektieren. Sein Versuch, auch ohne die Hilfe von Medikamenten mit den Symptomen der Schizophrenie zu leben, dauert an. Bei allen Risiken, die damit verbunden sind, möchte Felix lernen, einen gesunden Umgang mit den Symptomen zu pflegen. Ob dies ohne Medikamente gelingen kann, scheint – von außen betrachtet – fraglich.

Einigen Psychotikern gelingt es irgendwann, ein distanzierteres Verhältnis zu ihren Stimmen zu gewinnen. Die Stimmen reden zwar mit, aber sie bestimmen nicht, was gedacht wird. Es wäre schön, wenn für Felix ein solcher Umgang auch mit den Außerirdischen möglich wäre, sollten sie sich wieder melden.

Felix' Frage, warum diese Wesen den Kontakt zur Erde über die Gedanken von Psychotikern herstellen, muss vorerst offen bleiben. Die Wissenschaft wird das bestimmt eines Tages beantworten können. Entweder die Psychologie. Oder, wie Felix einmal geschrieben hat, die Raumfahrt.

Charlotte Krüger

Die Namen aller Personen in diesem Buch wurden geändert. Bestimmte Geschehnisse wurden verkürzt, verdichtet oder neu angeordnet, um die Identität der in sie involvierten Personen zu schützen und den Fluss der Erzählung zu gewährleisten. Jede einzelne Szene ist eine bestmögliche Annäherung an die Form, in der sie tatsächlich stattgefunden hat.

Die Namen aller Personen in diesem Buch wurden geändert. Bestimmte Geschehnisse wurden verkürzt, verdichtet oder neu angeordnet, um die Identität der in sie involvierten Personen zu schützen und den Fluss der Erzählung zu gewährleisten. Jede einzelne Szene ist eine bestmögliche Annäherung an die Form, in der sie tatsächlich stattgefunden hat.

„*Pferde haben mir alles genommen - und alles gegeben.*" *Clover Stroud*

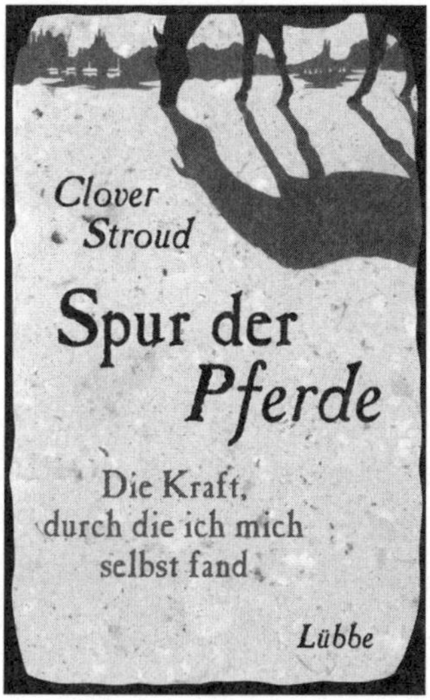

Clover Stroud
SPUR DER PFERDE
Die Kraft, durch die ich mich selbst fand
Aus dem Englischen von usb bücherbüro
336 Seiten
ISBN 978-3-7857-2582-5

Clovers idyllische Kindheit in Südengland ist jäh zu Ende, als ihre Mutter durch einen tragischen Reitunfall zum Pflegefall wird: Mit sechzehn verliert sie allen Halt, die Wärme ihres Zuhauses und ihre wichtigste Ansprechpartnerin, denn die einst blühende, sprachgewandte, warmherzige Charlotte wird nur noch von Apparaten am Leben gehalten. Die folgenden zwei Jahrzehnte werden für Clover zu einem wilden Ritt durch dramatische Höhen und Tiefen, eine atemlose Jagd nach dem Leben. Erst als sie selbst Mutter wird, kommt sie zur Ruhe – wenn auch ganz anders, als sie es sich gedacht hatte… Ein unglaubliches Leben, eine umwerfende Frau und ein sagenhaftes, inspirierendes Buch.

Bastei Lübbe